AF894562

Anerkendelse af *Stramt Tungebånd*

Jeg har undersøgt og behandlet alle aldersgrupper, fra nyfødt til voksen, for orale restriktioner siden 1980'erne, og jeg har aldrig før set et så komplet og gennemarbejdet opslagsværk på området. Dr. Baxter har dækket det hele! Hans egen personlige oplevelse var en fantastisk motivator for at gøre denne bog til en, der bare må læses af forældre, læger, tandlæger, ammevejledere og behandlere af enhver art.

Greg Notestine, DDS, AAACD
Medstifter af, og tidligere direktør for, International Affiliation of Tongue-Tie Professionals (IATP)

Der findes ingen bedre følelse end at se, at jeg har påvirket mennesker som Dr. Baxter til at føje til den grundlæggende viden, som er nødvendig for at dygtiggøre sundhedsvæsenet, såvel som forældre, om vigtigheden af at undersøge stramme tunge- og læbebånd i forhold til de mange potentielle problemer, der er associeret med tungens funktion. Tungen er ikke bare en muskel, men en del af vores krop, som kan have indflydelse på mange af vores kropsfunktioner, spædbarnets vækst og udvikling, udtale og meget mere. Tillykke med at have skrevet denne fremragende bog.

Larry Kotlow, DDS
Pionér og internationalt anerkendt ekspert i stramt tunge- og læbebånd (TOTS)

Stramt Tungebånd er en revolutionerende ressource for forældre, patienter og professionelle i alle faggrupper. Sådan et detaljeret, omfattende og researchbaseret opslagsværk har ikke eksisteret før nu! Som audiologopæd (tale-hørepædagog) og uddannet OMF-terapeut vil jeg sætte denne bog øverst på min boghylde, og den vil blive en ressource, jeg vil anbefale til mine kolleger, patienter og studerende. Tak for at udfylde dette tomrum!

Autumn R. Henning, MS, CCC-SLP, COM
Grundlægger, TOTS Training

Hvor er det forfriskende at have en ressource til forældre og professionelle, som er baseret på klinisk ekspertise og den nyeste forskning! Stramt Tungebånd har en direkte tilgang, ikke så meget udenomssnak, til den indflydelse, som restriktivt, oralt væv kan have på både udtale og udviklingen af spisefærdigheder.

Melanie Potock, MA, CCC-SLP
***Forfatter til bogen* Adventures in Veggieland *og medforfatter til* Raising a Healthy Happy Eater**

Med tæt på 20 år som specialkirurg og klinisk forsker i feltet for stramt, oral væv, har jeg ventet på et omfattende værk omhandlende det her emne. Stramt Tungebånd er en kærkommen tilføjelse, som skulle have været lavet for længe siden. Den bør fungere som en komprimeret guide til både fagfolk og familier, som søger mere viden om emnet. Tak, Dr. Baxter, for at bringe vores felt et skridt fremad!

Scott A. Siegel, MD, DDS, FACS, FICS, FAAP, DABLS
Mund- og Kæbekirurg og Pionér inden for Laserbehandling af Læbe- og Tungebånd

Dr. Baxter og hans medforfattere har lavet et bemærkelsesværdigt stykke arbejde med at samle al nuværende, tilgængelig information om restriktivt, oralt væv, og dets indvirkning på vores sundhed, sammen på ét sted. Denne bog er den manglende brik i puslespillet og vil hjælpe alle os, der er involveret i den omfattende patientpleje af alle, fra spædbørn til underdiagnosticerede voksne. Fantastisk arbejde, Dr. Baxter og team!

Martin A. Kaplan DMD, DABLS
Børnetandlæge og Director of Laser Dental Surgery for the American Board of Laser Surgery

STRAMT TUNGEBÅND

Hvordan en Lille Streng Under Tungen har Indflydelse på Amning, Udtale, Spisning og Meget Mere

RICHARD BAXTER, DMD, MS
med
Megan Musso, MA, CCC-SLP, **Lauren Hughes**, MS, CCC-SLP, **Lisa Lahey**, RN, IBCLC, COMS, **Paula Fabbie**, RDH, BS, COM, **Marty Lovvorn**, DC og **Michelle Emanuel**, OTR/L, NBCR, CST
Forord af **Rajeev Agarwal**, MD, FAAP

Oversat til dansk af **Charlotte K. Johannsen**

Tongue-Tied: How a Tiny String Under the Tongue Impacts Nursing, Speech, Feeding, and More

Udgivet af Alabama Tongue-Tie Center www.TongueTieAL.com
Yderligere oplysninger fås ved kontakt til: Alabama Tongue-Tie Center
Info@TongueTieAL.com
2480 Pelham Pkwy, Pelham, AL 35124

1. Udgave, 2018 (Dansk oversættelse: 2021)

Forsidelayout: Kostis Pavlou
Indholdslayout: Allan Ytac
Redaktører: Barbara Stark Baxter, Christine Ekeroth, Michael McConnell og Taylor McFarland, Forfatterportrætter af Christine Ekeroth
Dansk oversættelse: Charlotte K. Johannsen (www.StramtTungebånd.dk)

ISBN-13: 978-1-7325082-5-5

Printet i USA

Forlagets katalogiseringsdata:

Navne: Baxter, Richard Turner, forfatter. | Musso, Megan, forfatter. | Hughes, Lauren, forfatter. | Lahey, Lisa, forfatter. | Fabbie, Paula, forfatter. | Lovvorn, Marty, forfatter. | Emanuel, Michelle, forfatter. | Agarwal, Rajeev, forfatter til forord.

Originaltitel: Tongue-tied : how a tiny string under the tongue impacts nursing , feeding , speech , and more / Richard Baxter, DMD, MS ; with Megan Musso, MA, CCC-SLP ; Lauren Hughes, MS, CCC-SLP ; Lisa Lahey, RN, IBCLC ; Paula Fabbie, RDH, BS, COM ; Marty Lovvorn, DC ; and Michelle Emanuel, OTR/L, NBCR, CST ; foreword by Rajeev Agarwal, MD.

Beskrivelse: Pelham, AL: Alabama Tongue-Tie Center, 2018

Identitetsmarkør: ISBN 978-1-7325082-5-5 | LCCN 2018907841

Emner: LCSH Tungen. | Pediatrisk otolaryngologi. | Tungebånd. | Amning. | Udtale. | Udtaleproblemer hos børn | Taleundervisning for børn. | Mistrivsel og fejlernæring hos spædbørn. | Mistrivsel og fejlernæring hos børn. | Pedodontics. | Børn--Tandbehandling. | BISAC MEDICINSK / Børn | MEDICINSK / Tandlæge | MEDICINSK / Audiologi & Udtale Patologi | MEDICINSK / Perinatologi & Neonatologi

Klassifikation: LCC RF47.C4 .B39 2018 | DDC 618.92/09751--dc23

Forfatterens indtjening (royalties) på denne bog vil blive doneret til Foreningen for Mundmotoriske Problemer (FOMP) eller andre velgørende formål.

Ansvarsfraskrivelse:

Denne udgivelse er lavet med en intention om at give generel information om det afdækkede område og kan ikke erstatte klinisk eller medicinsk rådgivning. Forfatteren af denne bog har gjort alle anstrengelser for at benytte kilder, som anses for troværdige i forhold til generelt accepterede standarder på udgivelsestidspunktet. Bogen sælges under en forudsætning om, at forfatteren og udgiveren ikke gennem denne bog søger at sælge professionel behandling til læseren.

Viden og sædvane (best practice) på dette felt er i konstant udvikling. Ny forskning og praksiserfaring udvider vores forståelse af problematikken, og vil muligvis ændre på den måde, vi behandler på i vores professionelle virke. Undersøg altid den nyeste forskning og særlige, kliniske retningslinjer, før du udfører nogle former for medicinske eller kliniske procedurer. Det kan ikke garanteres, at indholdet i denne bog er korrekt, komplet eller opdateret.

Praktiserende fagpersoner og forskere skal altid stole på deres egen erfaring og viden ved evaluering og brug af metoder, diagrammer, tabeller, procedurer eller andre oplysninger, der er beskrevet i denne bog. Ved brug af bogens oplysninger, skal de være opmærksomme på deres egen og andres sikkerhed, herunder parter som de har et fagligt ansvar for. Hvis lægehjælp eller anden ekspertbistand er påkrævet, bør læseren søge hjælp fra en professionel. Oplysningerne i denne bog er ikke beregnet til at erstatte rådgivning fra en erfaren fagperson.

Til Hannah, Noelle og Molly,
og til alle de patienter, vi har fået privilegiet af at behandle.

INDHOLDSFORTEGNELSE

Anerkendelse af *Stramt Tungebånd* i

Ansvarsfraskrivelse:. v

Tak til.... xiii

Forord
Rajeev Agarwal, Børnelæge (MD, FAAP) . . . .*xix*

Introduktion: Hvorfor Skrive en Bog Om Stramt Tungebånd? xxiii

Kapitel 1: Hvad er et Stramt Tungebånd Overhovedet?. . 1

Kapitel 2: Det' Kompliceret - Det Misforståede Stramme Tungebånd 11

Afsnit 1: Amning 17

Kapitel 3: Stramt Tungebånd og Babyer 21

Kapitel 4: Ammevejlederens Rolle
Lisa Lahey, sygeplejerske og internationalt certificeret ammevejleder (RN, IBCLC, COMS) *39*

Kapitel 5: Undersøgelsen Ved Den Fagperson, Som Skal Klippe. 57

Kapitel 6: Omsorgsfuld Behandling 69

Kapitel 7: At Løsne et Stramt Tungebånd 73

Kapitel 8: Efter Indgrebet. 87

Kapitel 9: Forskningen Bag 95

Afsnit 2: Spisning **113**

Kapitel 10: En Kort Oversigt Over Spisning
Megan Musso, audiologopæd (MA, CCC-SLP) *115*

Kapitel 11: Flydende Føde (Flaske, Kop og Sugerør)
Megan Musso, audiologopæd (MA, CCC-SLP) *123*

Kapitel 12: Puréret Mad (Grød og Mos)
Megan Musso, audiologopæd (MA, CCC-SLP) *131*

Kapitel 13: Fast Føde
Megan Musso, audiologopæd (MA, CCC-SLP) *135*

Kapitel 14: Undersøgelse, Klip og Aftercare på Børn
Richard Baxter, børnetandlæge og laserkirurg (DMD, MS) og Megan Musso, audiologopæd (MA, CCC-SLP) *147*

Kapitel 15: Forskningen Bag 155

Afsnit 3: Sprog **165**

Kapitel 16: Hvordan Former Vi Vores Sprog?
Lauren Hughes, audiologopæd (MS, CCC-SLP) *167*

Kapitel 17: Stramt Tungebånd og Udtale
Lauren Hughes, audiologopæd (MS, CCC-SLP) *175*

Kapitel 18 Forskningen Bag 183

Afsnit 4: Andre Problemer **193**

Kapitel 19: Mandler, Polypper og Dræn, Århh Manner! 195

Kapitel 20: Søvn og Problemer med Luftvejene 201

Kapitel 21: Tandproblemer 207

Kapitel 22: Andre Sammenhænge med Stramt Tungebånd 221

Kapitel 23: Orofacial, Myofunktionel Terapi (OMFT)
Paula Fabbie, RDH, BS, COM og Lorraine Frey, RDH, LDH, BAS, COM, FAADH *231*

Kapitel 24: Kiropraktisk Behandling
Marty C. Lovvorn, kiropraktor (DC) *245*

Kapitel 25: Kropsbehandling, Nervesystemets Udvikling og Mavetid!
Michelle Emanuel, blandt andet uddannet børneergoterapeut, kranio sakral terapeut og skaber af TummyTime!™ Metoden (OTR/L, NBCR, CST, CIMI, RYT200) . . . *253*

Kapitel 26: Voksne 271

Afsnit 5: Hvad Så Nu? 277

Kapitel 27: Sådan Vælger Du en Behandler 279

Kapitel 28: Konklusioner og God Praksis 289

Kapitel 29: Casestudier 299

Kapitel 30: Næste Skridt For Professionelle 319

Få Mere Viden 321

Kildehenvisninger 327

Appendix 339

Om Forfatterne 347

Tak til...

Richard Baxter, børnetandlæge og laserkirurg (DMD, MS)

Først og fremmest vil jeg gerne takke min kone, Tara, for hendes støtte til det her projekt og for hendes kærlige arbejde med at opfostre vores tvillingepiger, som begge havde ammeproblemer på grund af stramt tunge- og læbebånd. Tak til Dr. Taylor McFarland, Dr. Bobbie Baxter, Christine Ekeroth, Michael McConnell og Lynn Richardson for de utallige timer, de har brugt på at redigere denne bog og komme med forslag til ændringer, som har fået vores tanker omkring dette projekt til at stå tydeligere frem og gøre det bedre på utallige måder. Jeg vil gerne takke pionererne på feltet omkring stramt tungebånd, som har gjort det nemmere for behandlere som mig at tage mig af disse familier. Tak til Dr. Larry Kotlow, som har været behjælpelig med at besvare spørgsmål, og undervise i, og rådgive om, behandling, både til mig og tusinder af andre behandlere. Tak til Dr. Marty Kaplan for hans støtte, opmuntring og hjælpsomme kurser om stramt tungebånd. Tak til Dr. Bobby Ghaheri for at skrive sine tankevækkende blogindlæg, gennemgå manuskriptet og for at række ud til tandlæger og, i kraft af sin uddannelse som ØNH-læge, at samarbejde og hjælpe med at uddanne os. Mange af tankerne og idéerne i denne bog udspringer fra samarbejder med, og foredrag af, disse mennesker, samt den viden, vi har fået af hver dag at se patienter i vores lokaler, som kæmper med de her problemer. Tak til Megan, Lauren, Lisa, Paula, Marty, Michelle og Rajeev, som har bidraget til denne bog og har dedikeret mange, mange af deres timer for at gøre denne bog til en realitet. Jeg takker Herren for, at han gjorde vores personlige problemer med stramt tungebånd til en katalysator for at hjælpe andre med denne tilstand.

Megan Musso, audiologopæd (MA, CCC-SLP)

Jeg vil gerne udtrykke min taknemmelig overfor Dr. Baxter for at give mig mulighed for at hjælpe med denne bog og for hans tålmodighed og støtte, mens jeg jonglerede med skriveriet og privatlivet. Til Courtney Gonsoulin, Diane Bahr, Melanie Potock, Autumn Henning, Kristie Gatto og Dana Hearnsberger — tak for at give mig et stærkt fundament på dette område og opfordre mig til at tale på mine patienters vegne, hjælpe når ordene ikke ville komme til mig og for at være modige pionerer i vores verden af spisefærdigheder. Til Kacie Peterson og Danielle Robinson — tak for at være en del af holdet og hjælpe mig til at være en bedre behandler for vores patienter.Jeg kunne ikke udføre mit arbejde uden nogen af jer. Til min mand — tak for at tro på mig og støtte mig i alle mine bestræbelser og for aldrig at brokke dig, når jeg tager arbejde med hjem. Til de familier, jeg har haft æren af at hjælpe — tak for at kæmpe for jeres børn og være deres bedste advokater. Til sidst, jeg skylder alle mine muligheder og færdigheder til Gud, og jeg er taknemmelig for, at Han valgte mig til at udføre Hans arbejde gennem dette ekstremt givende arbejde.

Lauren Hughes, audiologopæd (MS, CCC-SLP)

Først og fremmest vil jeg gerne takke Dr. Baxter, ikke bare for at inkludere mig i dette projekt, men også for al den hjælp, han har givet mig, mens jeg har arbejdet for at få min praksis op og køre. Jeg ville ikke have den erfaring og viden om stramt tungebånd, jeg har i dag, hvis han ikke, siden vores første møde, havde involveret mig i sin proces. Tak til Autumn Henning for at introducere mig for stramt tungebånd fra en talepædagogs perspektiv og for at give mig muligheden for at bruge noget af hendes værdifulde viden i mine kapitler. Tak til mine venner og familie for at støtte mig på vejen, når jeg nu kaster mig håbefuldt ud i at etablere min egen, private praksis. Vigtigst af alt vil jeg gerne takke Gud for at bruge Dr. Baxter, og alle andre, der har bidraget til denne bog, til at skabe opmærksomhed om et emne, som påvirker flere familier, børn og voksne, end mange af os er klar over.

Lisa Lahey, sygeplejerske og IBCLC-ammerådgiver (RN, IBCLC, COMS)

Tak til dig, Dr. Baxter, for din dedikation til at skrive denne bog og for at spørge mig om at bidrage. Jeg brænder for at dele mine erfaringer, undervise og hjælpe forældre og andre professionelle til at udvide deres forståelse for, og viden om, amning og orale funktioner ved alle aldre. Jeg vil gerne udtrykke min taknemmelighed over for de familier, børn og voksne, jeg arbejder med, som hver dag lærer mig mere om komplekse spiseproblemer og vedholdenhed. Jeg vil gerne anerkende de mentorer, som opmuntrede mig til at lære mere om oral dysfunktion og rehabilitering. Jeg er særligt taknemmelig for min elskede mand og vores fem børn, som har støttet mig undervejs og har haft forståelse for, at jeg har ofret min tid og mine talenter. Jeg er taknemmelig for, at Gud har givet mig begavelse, færdigheder og et meningsfyldt kald, som gør mig i stand til at hjælpe andre til at opnå sundhed og velvære.

Paula Fabbie, OMFT-terapeut (RDH, BS, COM)

Tak til Dr. Baxter og alle lægerne og sundhedspersonalet for deres tillid og opbakning gennem årene. Deres støtte gjorde mig i stand til at udvikle og vækste min interesse og muligheder som myofunktionel terapeut (OMFT-terapeut). Jeg er taknemmelig overfor mine kolleger, som deler min høje grad af uselvisk næstekærlighed, og som med succes har arbejdet sammen med mig på mange cases hen over årene. En særlig tak til dig, Lorraine Frey (RDH, LDH, BAS, COM, FAADH), min medforfatter, for hendes bidrag, vedvarende støtte og fremragende arbejde i dette vigtige og udviklende felt. Til min mand, Joe, min søn, Marc og hans kone, Laura, for at give mig lov til at tage tid væk fra min familie for at være på denne passionerede mission. Endelig, til alle børn og voksne, som har haft gavn af denne yderst vigtige terapiform, tak for at lade mig hjælpe jer på vejen til velvære.

Marty Lovvorn, kiropraktor (DC)

Jeg har stor respekt for Dr. Baxter og hans evne til at skabe forbedringer for fremtidige generationer gennem hans arbejde. Jeg er meget beæret over at være en del af hans bog. Jeg værdsætter meget Dr. Baxters vilje til sammen at udvikle vores viden i bestræbelsen på at hjælpe, og jeg er taknemmelig for at muligheden for at dele viden om stramt tungebånd fra et kiropraktisk perspektiv. Jeg vil gerne takke min fantisk støttende kone, Lindsey, for at hun, uden at tvivle, deler min passion for kiropraktikken og at hjælpe andre. Hendes kærlighed til Kristus, hendes generøse hjerte og hendes helligelse til at opfostre vores to skønne børn, inspirerer mig hver eneste dag. Vigtigst af alt vil jeg takke min Herre og Frelser, Jesus Kristus, for at velsigne alle, som har bidraget til denne bog, med gaven til at forbedre livet for andre og hjælpe dem til at opnå det bedst mulige helbred.

Michelle Emanuel, ergoterapeut (OTR/L, NBCR, CST)

Jeg er taknemmelig for mine 3 børn, Eric Henry, Marin Elise og Ella Ann, og for de tusinder af babyer, jeg har vurderet og behandlet i løbet af de seneste cirka 22 år. Både det at være forælder og at være neonatal-/børneergoterapeut har formet og styrket den ekspertise, jeg har. Jeg er taknemmelig for mine andre lærere, Loren "Bear" Rex, Stephen Porges, Sue Ricks, de mange, mange yngre læger, neonatallæger og neurologer, jeg har mødt i løbet af min karriere på hospitalet samt terapeut-kollegaer, som har udfordret min måde at tænke på og opfordret mig til selv at udvikle mine tanker, og hvad jeg kan byde ind med. Tak til dig, Dr. Baxter, for at sætte det her "team" sammen, så vi kan give babyer og deres familier de bedste muligheder for at navigere gennem denne verden af TOTs (stramme, orale bånd).

Charlotte K. Johannsen, oversætter (Jour.BA, CertBBM, OMFT)

Først og fremmest vil jeg gerne takke Richard Baxter, og alle de andre forfattere, for at have skrevet denne bog. Det er en vigtig bog, som burde være grundbog for alle, der beskæftiger sig med små børn. Tak til alle dem, der står i frontlinjen og tager slagene, som kommer, når man bevæger sig inden for det her felt. Jeg vil også gerne takke alle mine kollegaer og, ikke mindst, læserne på min hjemmeside, som har heppet på mig hele vejen, mens jeg oversatte denne bog. Tak til de dygtige fagfolk, der har hjulpet mig med oversættelsen; Bente Dalsgaard (IBCLC og sygeplejerske), Mie C. Søndergaard (ergoterapeut og OMFT), Hanne Bundgaard (ergoterapeut og OMFT) samt jer, der ikke ønsker at blive nævnt ved navn. Til sidst vil jeg sende en kæmpe tak til min mand og mine to dejlige drenge. De er mine største støtter og læremestre, og de er hele grunden til, at jeg overhovedet beskæftiger mig med stramt tungebånd i dag. De steder i bogen, der afviger fra den originale, engelske tekst (som for eksempel antallet af artikler på PubMed, som er steget siden bogens engelske udgivelse i 2018), er aftalt med forfatteren.

Overskuddet fra denne bog vil blive doneret til velgørende projekter både lokalt og i de fattigste områder på jorden. Vi ønsker brændende, at denne bog kan være med til at give viden til forældre og sundhedspersonale. Del gerne denne bog med din behandler, læge eller andre forældre, som måske kan have gavn af at vide mere om denne ganske ofte forekommende lidelse, og vid at overskuddet går til en værdig sag.

Forord

Rajeev Agarwal, Børnelæge (MD, FAAP)

Det er en stor ære og et privilegium at blive bedt om at skrive forordet til denne tiltrængte, omfattende og lærerige bog, som omhandler de udfordringer, der er omkring evaluering, diagnosticering og behandling af stramt, oralt væv. Jeg har arbejdet indenfor dette felt i mere end 10 år, og jeg har ofte ønsket, at der fandtes et samlet, uddybende og balanceret dokument, jeg kunne dele med mine børnelægekollegaer, patienter og familier, som skitserer de tidligere, nuværende og fremtidige problemer, der kan hænge sammen med denne ofte forekommende diagnose.

Børnelæger sidder med det kæmpe ansvar, det er, at de hurtigt og præcist skal kunne identificere forandringer i de mest vitale, biologiske funktioner hos en nyfødt, inklusiv vejrtrækning, spisefærdigheder, vækst og udvikling. Spisning er en dynamisk proces, som inkluderer mange facetter af både fysiologisk og anatomisk art, spædbarnets mundmotoriske evner samt udfordringer for den primære omsorgsperson, som ofte er den ammende mor. Min egen interesse i, hvilke afledte effekter der er af stramt, oralt væv, blev vakt af det overvældende antal af ammende mødre og spædbørn (dyader), som ikke formåede at opnå en god amning.

Over de seneste mange årtier er det, at skifte til at give flaske, blevet et acceptabelt svar fra børnelægerne, når man står med problemer som for eksempel langsom vægtøgning og ammeproblemer hos spædbørn. Selvom supplering (med donormælk eller modermælkserstatning) ofte er effektivt i forhold til at øge vægten og til at forebygge komplikationer efter fødslen, der forlænger opholdet på hospitalet, ville en tidlig opsporing af det, der forhindrer en god amning, uden tvivl øge succesraten for ammende dyader. Tid er essentielt i perioden lige efter fødslen, og ammeproblemer bør undersøges grundigt for at hjælpe mødrene til at få etableret en god amning.

Min interesse i stramt, oralt væv er rodfæstet i dette uopdagede territorium gennem de seneste 20 års arbejde som børnelæge, og det er først indenfor de sidste par år, at andre fagpersoner, fra en bred vifte af fagområder, er begyndt at anerkende, at orale restriktioner kan være medvirkende til, at amningen ikke fungerer. Selvom min interesse startede ved spædbørn, som ikke effektivt kunne fjerne mælk fra brystet, har det været let at se, hvordan stramt, oralt væv kan have indflydelse på en person gennem hele hans eller hendes levetid samt at se de kompenserende mekanismer, som somme tider hjælper personen nok til, at et indgreb ikke bliver vurderet nødvendigt, men som ofte ikke hjælper nok, og dermed giver et liv med funktionelle begrænsninger.

Jeg reflekterer ofte over, hvad jeg lærte i starten af min medicinske uddannelse. Jeg blev undervist i meget komplicerede algoritmer for diagnosticering og behandling af sjældne sygdomme, men det tilsyneladende simple problem med stramme, orale væv og spisning blev overset eller ignoreret. Desværre gør det sig stadig gældende i dag for de fleste uddannelsesprogrammer for børnelæger, på trods af den overvældende evidens, som påviser fordelene ved amning i forhold til spædbørns helbred og trivsel.

Gennem årene er disse diagnoser også blevet belastet af en række myter, mysterier og højrøstede påstande, som har skabt splittelse blandt standen af børnelæger. Fordi så mange faggrupper har "taget patent" på diagnosen, og har tilført den deres eget spin,er det blevet ligesom ordsproget om de blinde mænd og elefanten![1] Alle har noget at sige om det, men ingen har endnu effektivt vist det fulde billede i et større perspektiv.

1 "De blinde mænd og elefanten" er et engelsk ordsprog, hvis morale er, at hver persons sandhed afgøres af deres individuelle perspektiv.

Der er opstået modstand, primært på grund af misforståelser, fra børnelæger i forhold til evaluering, diagnosticering og behandling af stramme, orale væv, særligt i forhold til det mere drilske, posteriort stramme tungebånd. Manglen på standardiserede kriterier for diagnosticering og behandlingsmetoder, primært relateret til manglen på offentliggjorte, kvantificérbare resultater, har hæmmet forståelsen for disse forhold og har givet plads til tvetydighed og variationer i, hvilke teknikker man bruger i behandlingen. Bekymringen blandt børnelæger er, at "for mange" spædbørn får foretaget en frenektomi, og at de ikke "har brug for dem". Hvordan indentificerer vi et behov? Hvordan vurderer vi forbedringer? Hvordan udvikler vi standardiserede procedurer til at kunne lave passende og sikre inklusionskriterier? Er stramt tungebånd et "nyt problem", eller har det været et uopdaget, underdiagnosticeret problem? Den pludselige stigning i tilfælde af diagnosticerede, stramme tungebånd har, sammenholdt med en støt stigning i antallet af fagpersoner, der foretager disse indgreb, ført til stor uenighed mellem dem, der arbejder i den medicinske del af sundhedsvæsnet, og dem, der rådgiver indenfor amning.

Forhåbentlig vil denne bog hjælpe til at undersøge, samle og klargøre information, og dermed være en værdifuld ressource for både forældre og sundhedsprofessionelle. Denne bog er grundigt, organiseret og godt skrevet, men vigtigst af alt er den afbalanceret. Den kan være et redskab til at øge kendskabet til, viden om og berøringen med stramt, oralt væv, samt associerede problemer, blandt børnelæger, i håndteringen i praksis og som en del af uddannelsen af sundhedsprofessionelle. Som jeg ofte siger ved mange af mine foredrag: "Dine øjne kan ikke se, hvad din hjerne ikke ved . . . men når du først har set det, er det umuligt ikke at få øje på det."

Introduktion: Hvorfor Skrive en Bog Om Stramt Tungebånd?

Forestil dig, at du blev født nærsynet (hvilket alle nyfødte bliver), men at din nærsynethed (myopia) ikke rettede sig af sig selv med tiden, som det normalt sker. Nogle læsere behøver måske ikke at udfolde deres fantasi ret meget for at forestille sig det, eftersom det er deres virkelighed. Når du som lille barn er nærsynet, virker alt til at være godt; legetøj, mad og dem, du elsker, er alt sammen tæt på. Men i det skjulte gør denne begrænsning stille og roligt dagligdagens opgaver mere udfordrende. Barnet lægger dog ikke mærke til det, fordi han går ud fra, at hans oplevelse er den samme, som alle andre har, og at det derfor er "normalt", ligesom en person, som er farveblind, går ud fra, at den måde, han ser på, er normal. Det nærsynede barn vil begynde at tilpasse sine handlinger for bedre at kunne fungere med sine uopdagede begrænsninger, for eksempel ved at sætte sig tættere på fjernsynet eller sætte sig forrest i klasselokalet for bedre at kunne se, hvad der står på tavlen. Selvom diagnosen oftest stilles, før barnet bliver 12 år, går det for mange først op for dem, at de behøver briller, når de som 16-årige dumper synsprøven ved lægen i forbindelse med, at der skal tages kørekort![2] Ved hjælp af en simpel diagnosticering med en øjentest, og en nem løsning i form af et par briller, ser de nu endelig verden knivskarpt. For første gang kan barnet nu se bladene på træerne! Vidunderlige synsoplevelser venter forude!

2 I USA kan man begynde at tage kørekort allerede som 16-årig.

Et udiagnosticeret og ubehandlet stramt tungebånd (også kendt som ankyloglossia) kan følge en nogenlunde samme udvikling som udiagnosticeret og ubehandlet nærsynethed. Oftere og oftere bliver et stramt tungebånd opdaget tidligt på grund af problemer med amning, spisning eller udtale, men nogle gange bliver diagnosen alligevel ikke opdaget før i teenage- eller voksenårene. Mange voksne, som læser med her, oplever måske vejrtrækningsproblemer under søvn, migræne, smerte i nakke og skuldre, problemer med at synke eller udtaleproblemer. Sammenholdt med en sygehistorie med spise- og/eller taleproblemer som barn, kan bare et af disse symptomer retfærdiggøre at få undersøgt, af en specialuddannet behandler eller læge, om der er restriktion af tungens bevægelser på grund af et stramt tungebånd.

Selvom uddannelse inden for feltet omkring stramt tungebånd udvikler sig, er der stadig mange, som ignorerer eller bortforklarer den indflydelse, sådan en restriktion kan have. Ved spiseproblemer kan man for eksempel få at vide, at ens barn er "let at distrahere" eller "bare er kræsen". Ved ammeproblemer kan mor få fortalt, at "Det kan godt gøre ondt de første seks uger" eller "Du får hård hud på brystet med tiden, så det ikke gør så ondt længere" eller "Dit barn er bare dovent ved brystet". Disse råd er ofte velmente og bliver givet for at støtte og opmuntre, men de ignorerer, eller formår slet ikke at belyse, problemet, der ligger bag en svær amning. Det virkelige problem kan meget vel være, at tungebåndet er stramt. En person kan måske leve i årevis med kompenserende adfærd, som gør, at man kan tilpasse sig den uopdagede restriktion, selvom processen med at diagnosticere og behandle et stramt tungebånd kan være sikkert, simpelt og ligetil, meget lig hvad der skulle til for at hjælpe det nærsynede barn fra før. Ligesom det nærsynede barn, som ikke aner, hvad han går glip af ved ikke at kunne fokusere skarpt, kan et liv med en tunge, der kan bevæge sig frit, åbne dørene til en helt ny verden af ord, mad og andre værdifulde oplevelser.

Processen med at diagnosticere et stramt tungebånd kræver, at man tager et grundigt kig på patientens sygehistorie, at man laver personlig, forberedende behandling og kigger på hele mundhulen og strukturen i hoved og nakke. Denne omfattende proces kan være forvirrende for både forældre og behandlere. Vores mål med at skrive den her bog er at gøre processen med at diagnosticere og behandle et stramt tungebånd sikkert, simpelt og ligetil for behandlere, samt lettere at finde rundt i for forældrene, nu hvor udbuddet af behandlere, der kan hjælpe, begynder at vokse.

Både på et personligt og et professionelt plan er mit liv dybt påvirket af stramme tungebånd. Jeg har selv haft stramt tungebånd, som ikke blev diagnosticeret, før jeg blev voksen, og mine tvillingedøtre havde begge stramt tungebånd. Jeg har lært, at det ikke burde være kommet som en overraskelse for mig - stramt tungebånd er genetisk arveligt, og det forekommer ofte. Da det blev opdaget, at jeg havde stramt tungebånd, var jeg ved at uddanne mig til tandlæge, og det blev kun nævnt for mig som en mulig årsag til, at mit tandkød var en smule tilbagetrukket. Selv efter jeg tog tandlægeeksamen, fra en god skole, anede jeg ikke, hvilke andre problemer et stramt tungebånd kunne give, men jeg lærte senere, at jeg døjede med rigtig mange af dem.

Nogle forskere anslår hyppigheden af stramt tungebånd i befolkningen til at ligge mellem 4-10%, men det reelle tal er muligvis højere, fordi de fleste studier ikke beskæftiger sig med *posteriort stramt tungebånd* (som vil blive forklaret senere). Det er meget muligt, at du kender nogen, som døjer med denne lidelse uden overhovedet at vide det. Et stramt tungebånd kan være den bagvedliggende årsag til ammeproblemer hos babyer, spiseproblemer hos tumlinge, taleproblemer hos børn og endda migræne eller nakkesmerter hos voksne. Skal stramt tungebånd have skylden for alle verdens onder? Nej. Men det bliver ofte overset, fejldiagnosticeret og affejet af mange sundhedsprofessionelle. Mit håb er, at denne bog, og dens historier, vil opmuntre flere i sundhedssektoren, undervisere, forældre og patienter til at anerkende, at denne lidelse er værd at forstå og behandle. Lad os starte den rejse sammen.

KAPITEL 1

Hvad er et Stramt Tungebånd Overhovedet?

Jeg voksede op med et stramt tungebånd uden at vide, at jeg havde det (og måske gjorde du, eller en du kender, også). Jeg afsluttede tandlægeskolen og min videreuddannelse til børnetandlæge uden nogensinde at være blevet undervist i noget omkring stramt tungebånd. Et stramt tungebånd er nok ikke særlig vigtigt, hvis man intet lærer om det hverken på tandlægeskolen, medicinstudiet eller på videreuddannelserne, vel? Er det hele i virkeligheden bare en myte? Er diagnosticering og behandling af stramt tungebånd bare en modedille eller en lukrativ måde for visse kirurger at tjene penge på? Denne bog er mit ydmyge forsøg på at hjælpe sundhedspersonale, forældre til børn med stramt tungebånd og også voksne med at forstå de problemer, et ubehandlet eller underbehandlet stramt tungebånd kan give. Hvis du er behandler, og er skeptisk, så spring frem til Kapitel 9 for at læse om forskning og evidens omkring stramt tungebånd og amning. Ellers vil jeg opfordre dig til at læse videre med et åbent sind og se det nye paradigme, som er ved at blive skabt omkring stramt tungebånd.

Lidelsen, kendt som *ankyloglossia*, har eksisteret i tusinder af år. Der har været foreslået et hav af definitioner på, hvornår et tungebånd var stramt, og de fleste har indeholdt nogle af de samme elementer, blandt andet visuelle kriterier, menneskets udviklingsmæssige oprindelse og funktionelle restriktioner. For nylig er *the International Affiliation of Tongue-Tie Professionals* (IATP, som betyder "den internationale sammenslutning af professionelle, der arbejder med stramt tungebånd" og ja, det er en rigtig organisation!) blevet enige om en kort og klar definition, som sammenfatter de forskellige indikationer, man ser ved stramt tungebånd. Den lyder, at et stramt tungebånd er "en embryonisk rest af væv i midterlinjen mellem undersiden af tungen og mundgulvet, som forhindrer tungens normale bevægelighed."[1] Hvad det betyder er, at et stramt tungebånd er en stram streng af væv under tungen, som kan forhindre tungen i at fungere korrekt. De fleste mennesker har et frenum, en streng af en art, under tungen, og derfor anser mange sundhedsprofessionelle et stramt tungebånd for at være normalt eller en variant af normalen. Det er derfor, definitionen inkluderer stykket, som man bør lægge særligt vægt på, om det "forhindrer tungens normale bevægelighed." Der skal både være en funktionel restriktion og en anatomisk indikator, når du kigger under tungen, hvis der skal være tale om stramt tungebånd. Hvis det ligner, at der er stramt tungebånd, er det vigtigt at undersøge, hvordan det påvirker funktionaliteten. Nedsat funktion er måske blevet tillagt andre faktorer ("Han bliver bare distraheret under amning" eller "Han er bare kræsen", når han faktisk har haft problemer med basale, funktionelle bevægelser af tungen), så det er vigtigt at stille specifikke spørgsmål. Ofte kan det se ud som om, en patient klarer sig helt fint trods restriktion af tungens bevægelser, og en baby kan tage fint på i vægt, så forældrene får at vide, at "Han har det fint" (også selvom en lang række af andre symptomer på stramt tungebånd nedsætter livskvaliteten betydeligt). Vi vil have, at babyer, børn og voksne ikke bare overlever eller har det "fint", men at de faktisk trives og lever uden restriktioner og kompensationer ved amning, spisning, udtale og meget mere. Ingen forældre har lyst

Der skal både være en funktionel restriktion og en anatomisk indikator, når du kigger under tungen, hvis der skal være tale om stramt tungebånd.

til at tage til takke med nogenlunde, når det kommer til deres barn. Vi ønsker, at de kan være den bedste udgave af dem selv og udleve deres fulde potentiale. Nogle gange kan noget så simpelt som at klippe et stramt tungebånd være en del af hjælpen til, at et barn kan nå sit potentiale og udvikle sig normalt.

På den anden side er det ikke sikkert, at tungen har en tydelig restriktion, selvom babyen, barnet eller den voksne har symptomer på, at tungebåndet er stramt. I sådan nogle tilfælde er det vigtigt at undersøge nærmere, fordi det muligvis er en restriktion, der kaldes *posteriort stramt tungebånd*[3]. Vi har set utallige patienter, som har lidt af mange af symptomerne på stramt tungebånd, men som er blevet fortalt af sundhedspersonale, at der ikke var noget; og alligevel har vi set forbedring af symptomerne, når det posteriort stramme tungebånd er blevet løsnet. Amningen forbedres, spisning forbedres, udtale forbedres og søvnen bliver bedre, og ofte kommer ændringerne med det samme og kan ikke tilskrives andre faktorer. Andet væv kan også være restriktivt eller betegnet som stramt, hvilket kan give problemer i munden. Eksempler på den slags væv inkluderer et labial frenum (som, når der er restriktion, kaldes et stramt læbebånd) eller buccal frena (som, når der er restriktion, kaldes stramme kindbånd). Disse andre restriktioner, eller stramheder, bliver, sammen med stramt tungebånd, gennemgået senere i denne bog.

Nu, da vi forstår, hvad et stramt tungebånd er, er det på tide at undersøge, hvad et stramt tungebånd fører med sig. Forestil dig, hvis dit allerførste par løbesko havde snørebåndene fra hver sko bundet sammen. Du prøver at løbe en runde på banen, men du kæmper. Kommer du nogensinde i mål? Ja, højst sandsynligt. Men ville du falde undervejs, løbe langsomt eller nogle gange miste balancen? Det er næsten helt sikkert. Når nogen endelig påpeger, at snørebåndene er bundet sammen, og enten binder dem op eller klipper dem over, kan du løbe hurtigere og uhindret, og du anede

3 Herhjemme ofte betegnet som "bagvedliggende, stramt tungebånd" eller "skjult, stramt tungebånd", eller forkortet PTT efter den engelske betegnelse *posterior tongue tie.*

ikke engang, at det ikke var meningen, at de skulle være bundet sammen! Denne analogi illustrerer den indvirkning, et stramt tungebånd kan have. Ofte opdager man først alle fordelene ved at få klippet et stramt tungebånd, når man har fået foretaget indgrebet og fjernet restriktionen, men klippet kan ikke stå alene i behandlingen, hvis man skal få mest muligt ud af det. Vores fiktive løber, som nu har fuld bevægelighed i sine fødder, vil løbe lidt akavet i starten, men med træning og tid vil hun hurtigt finde en ny, god rytme. Kirurgisk behandling kombineret med taletræning, spisetræning og OMFT-træning for patienter i alle aldre, samt ammevejledning til babyer, er elementer, der kan give bedre resultater. Hvis du har gået rundt med dine sko bundet sammen ved snørebåndene, er dine muskler og færdigheder ikke fuldt udviklet, og den kompenserende adfærd, du har tillært dig, skal ændres. Din tunge er en muskel, og lige så vel som at dine ben skulle genoptrænes til at lære en ny måde at gå på, skal musklerne i tungen også lære at bevæge sig på en ny måde, så den laver korrekte bevægelser og udvikler nye mønstre med hensyn til at tygge, tale og synke.

Tungen er et komplekst organ, som består af i alt otte muskler, der alle er involverede under spisning, vejrtrækning, tale, søvn, kropsholdning og mange andre vigtige funktioner. Det er vigtigt, at tungen bevæger sig korrekt og ligger korrekt i ganen, når man hviler, da det giver et godt udgangspunkt for korrekt vækst og udvikling af tandbuerne, kraniet og luftvejene. Efter de orale strukturer er dannet i fosterstadiet, sidder en tynd membran, kaldet frenulum, frenum eller tungebånd, tilbage under tungen. Vævet, som har form som en streng, varierer i længde, tykkelse, placering og elasticitet. Hvis tungebåndet er for kort, for tykt, sidder for højt fæstnet på tungen eller er for uelastisk (eller ofte en kombination af disse faktorer), kan babyen, barnet eller den voksne opleve problemer med at spise, med udtale og meget mere. Nogle stramme tungebånd er "gemt" bag det yderste slimhindelag og er ikke umiddelbart synlige. Munden er naturligt også en mere mystisk del af kroppen, fordi mange af dens dele er skjulte for os. Når kroppen har et ydre, medfødt problem, som for eksempel sammenvoksede fingre, er det typisk lettere at diagnosticere og modtage behandling for end ved en medfødt fejl i mundens strukturer. Nogle anatomiske defekter i munden er der masser af viden om, og retningslinjerne for undersøgelse og behandling er bredt anerkendt. For eksempel genkender de fleste sundhedsfaglige en ganespalte og ved, at det kan give problemer med amning, spisning og udtale. Når det kommer til anatomiske defekter ved tungen, er der til gengæld ikke mange, der ved, hvordan de skal diagnosticere det, og heller ikke hvilke funktionelle problemer sådan en anatomisk defekt kan medføre.

Embryologi

Et stramt tungebånd stammer fra en fejl i opløsningen af vævet under tungen under udviklingen i fosterstadiet, hvilket er en proces, der er kendt som apoptose (programmeret celledød), som sker omkring 12. uge i graviditeten.[2,3] Tungebåndet dannes, når tungen bevæger sig posteriort (bagud) fra den primitive kæbeknogle, og dets funktion er at sørge for, at tungen holdes i den rigtige position. Efter uge 12 er det meningen, at det forsvinder af sig selv.[2] Et andet eksempel på apoptose er den delvise nedbrydning af den haletudselignende hale, som man ser i den tidlige udvikling af fosteret. En fejl i apoptose-processen kan efterlade en streng under tungen, som fæstner for højt på gummen og under tungen. En anden variation af en fejlslagen apoptose er, hvis strengen er næsten helt forsvundet, men det tilbageværende væv er strammere eller mindre elastisk, end det burde være. Dette mere restriktive væv kan give de samme problemer, som man ser ved det klassiske, stramme tungebånd. Eksemplet fra før med de sammenvoksede fingre, også kendt som syndaktyli, er også et resultat af fejlslagen apoptose i vævet mellem fingrene.

En Kort Historisk Gennemgang af Stramt Tungebånd

Lidelsen kaldet stramt tungebånd, og proceduren med at klippe det, er noteret i tidlige, japanske skrifter, andre historiske dokumenter og endda Biblen. Det siges, at Moses havde stramt tungebånd, eftersom der (i den engelske oversættelse af bogen) står i Exodus 4:10, at han var "langsom i tale og tunge" (ESV). Mark 7:35 fortæller om en døv mand, som Jesus helbredte, som havde talevanskeligheder. Der står, at "hans ører blev åbnet, hans tunge blev løst og han talte tydeligt" (ESV). Nogle oversættelser nævner endda "det bånd, der bandt hans tunge" (KJV).

I en lang periode blev et stramt tungebånd løsnet uden at blinke og blev set for, hvad det var - et restriktivt stykke væv, som holder tungen nede i munden og forhindrer den i at udføre dens vigtige arbejde. I 1600-tallet var frenotomi (klip af tungebånd) bredt anerkendt. En obstetrisk lærebog fra 1609 angiver følgende: "Man bør blidt føre fingeren under tungen for at undersøge, om de har båndet...kirurgen, som skal udføre indgrebet, vil uden risici fjerne det med spidsen af en saks."[4] Louis XIII, konge af Frankrig, født i 1610, fik foretaget indgrebet. "Da det blev bemærket, at han havde problemer med at amme, kiggede vi ind i hans mund. Det blev konstateret, at tungestrengen var årsagen. Klokken fem om aftenen blev det klippet tre steder af M. Guillemeau, kongens kirurg."[4] På denne tid, og tidligere, lod jordemødrene en fingernegl være skarp, så de kunne skære tungebåndet over på spædbørn, som blev født med restriktion, uden brug af instrumenter (som de ikke havde lov til at bruge)[5] Der findes træudskæringer fra 1620, som viser Fabricius' teknik til at løsne tungen, hvor en baby er svøbt i et klæde og med et lommetørklæde under tungen. I 1666 opfandt Scultetus en "tungeløfter", som blev forbedret af Mauriceau i 1680. I 1774 (lige inden den amerikanske revolution), lavede Petit endnu en forbedring af disse to designs og udviklede en "tungegaffel" (*grooved director*), som stadig bruges i dag.[4]

At løsne tungen ser ud til at være et af de ældste, kirurgiske indgreb, som stadig bliver udført i dag.

At løsne tungen ser ud til at være et af de ældste, kirurgiske indgreb, som stadig bliver udført i dag, omend det plejede at være meget mere normalt at få gjort i forhold til i dag. Ammeproblemer og udtaleproblemer, som blandt andet stammen, taleforsinkelse og læspen, blev også set som problemer med et stramt tungebånd og blev uden tøven behandlet ved at klippe tungebåndet.[5]

Fra 1830 til 1841 skyllede en kæmpe bølge af kirurgiske indgreb ind over Frankrig, Tyskland og England, [5] hvilket fik mange mennesker til at opsøge kirurger for at finde en løsning på alverdens problemer. Nogle indgreb hjalp virkelig, mens andre var knap så nyttige. Da folk opdagede, i 1850'erne, at kirurgi ikke var den bedste løsning i alle tilfælde, begyndte de at mene, at det slet ikke var hensigtsmæssigt at få foretaget nogle indgreb overhovedet. Ordsproget "Man skal ikke kaste barnet ud med badevandet" opstod, og kirurgisk indgriben overfor stramme tungebånd blev, desværre, ikke længere ønsket - ikke på grund af manglende evidens, men på grund af en kulturel overbevisning.

I gammel tid ville familien hyre en amme til at amme babyen, hvis moderen ikke selv kunne få amningen til at fungere, og babyen ikke skulle risikere at dø som følge af underernæring. Historisk set er amning i nogle tidsaldre blevet set på, som noget "pøblen" gjorde, og derfor hyrede de kongelige og eliten ammer til deres babyer frem for selv at amme dem. Skikken med at hyre kvinder til at amme ebbede ud i 1800-tallet, men mange hyrede fortsat kvinder til at made deres børn. Da modermælkserstatning blev udviklet, og det i starten af 1900-tallet blev stadig mere sikkert at give til sin baby, begyndte firmaer som Nestlé® at markedsføre deres produkter med indikationer af, at det skulle være bedre end brystmælk. Firmaerne forsynede hospitalerne med deres erstatningsprodukter, så de kunne give babyer den bedst mulige start i livet. Når babyerne drak fra en flaske, kunne mælken falde direkte ind i munden på dem, uden de behøvede at arbejde ret meget for det, og ammeproblemer blev derfor løst ved hjælp af en flaske og modermælkserstatning. I takt med at erstatningsprodukter blev mere udbredt, stoppede man med at gøre noget ved de stramme tungebånd, som fulgte babyerne ind i tumlingealderen, barndommen og som voksne. Eftersom et stramt tungebånd i mange tilfælde kommer som et dominerende, genetisk træk, begyndte der at komme flere og flere tilfælde af stramt tungebånd, fordi flere babyer overlevede, takket være flasker og erstatning.

Gennem de seneste årtier er amning igen blevet populært, blandt andet fordi der er, og stadig bliver, lavet en masse forskning omkring fordelene ved at amme sit barn.[6–8] Fordelene inkluderer blandt andet reduktion i risikoen for at udvikle mellemørebetændelse, astma, eksem, fedme, børneleukæmi og vuggedød.[6] Vi ser flere mødre påbegynde, men også have problemer med, at amme deres spædbørn. En flaske fortæller dig ikke, om det gør ondt på den, eller baby ikke får ordentligt fat, men som mor ved du med det samme, om det er smertefuldt eller føles forkert, når du ammer din baby. Mange mødre oplever smertefuld amning med blødning og sår på brystvorterne, mens deres babyer måske ikke tager ret meget på, har luft i maven, refluks og ikke at kan få godt nok fat, når de bliver lagt til brystet. Svaret på de problemer er fra mange sundhedsfaglige at tilbyde barnet en flaske med modermælkserstatning og måske noget medicin mod refluks. Nogle sundhedsfaglige genkender muligvis ikke problemerne eller afviser dem blankt, hvilket tvinger patienterne til at søge efter information andre steder.

En flaske fortæller dig ikke, om det gør ondt på den, eller baby ikke får ordentligt fat, men som mor ved du med det samme, om det er smertefuldt eller føles forkert, når du ammer din baby.

I de senere år har der været en støt stigning i antallet af personer, der spørger om hjælp i online forummer eller på sociale medier. Mødre, som har problemer relateret til amning, har oprettet store, online støttegrupper, hvor de deler erfaringer og information med hinanden. Som et resultat af det, er der opstået en fornyet interesse i diagnosticeringen og behandlingen af stramt tungebånd. Behandlingen af stramt tungebånd er en kirurgisk procedure, som kan give store fordele og har meget få risici for patienten. Jeg opfordrer alle, der beskæftiger sig med behandling af stramt tungebånd, ligegyldigt hvor skeptiske de end måtte være, til at læse videre. For patienterne er derude og leder efter et svar på de problemer, de kæmper med, og et stramt tungebånd kan meget vel være en medvirkende årsag, som du kan lære at genkende og behandle eller henvise videre til behandling andetsteds.

KAPITEL 2

Det' Kompliceret - Det Misforståede Stramme Tungebånd

Til dato er der publiceret mere end 600 artikler om stramt tungebånd i fagfællebedømte tidsskrifter, ifølge en søgning på PubMed. Forskning i stramt tungebånd har historisk set altid været genstand for uenigheder omkring definitionen, undersøgelsen og diagnosen af, hvornår det er stramt, hvordan man kan måle effekterne af at få det klippet og kompleksiteten af de etiske aspekter i at arbejde med sårbare spædbørn. Der er stadig stærke holdning på begge sider af debatten, når det kommer til værdien af at løsne et stramt tungebånd. Som nævnt tidligere, er stramt tungebånd sammenligneligt med syndaktyli, også kendt som sammenvoksede fingre. Syndaktyli er en medfødt misdannelse af sammenvokset væv, som kan give en restriktion, der kan have negative, funktionelle konsekvenser hele livet igennem. Ligesom det er helt normal praksis at operere fingrene fra hinanden på patienter, der er født med syndaktyli, så mener jeg heller ikke, at behandlingen af et stramt tungebånd bør anses som værende kontroversielt. Den største forskel på de to lidelser er, at et stramt tungebånd er forholdsvis skjult og derfor svært at undersøge for en, der ikke er trænet i det. Når baby begynder at få tænder, kan det, at løfte tungen og undersøge baby grundigt i munden, udgøre en risiko for at miste en finger, eller som minimum at blive bidt! Desuden har nutidens medicinske faggrupper ikke lært om diagnosticering og behandling af stramt tungebånd på deres uddannelser.

Ammevejlederne, som ofte er den første sundhedsfaglige gruppe, som har mulighed for at opfange problemet, har ikke lov til officielt at diagnosticere, om der er tale om et stramt tungebånd, ifølge deres retningslinjer. Talepædagoger checker ikke rutinemæssigt inde i munden og skal have særlig tilladelse for at kunne udføre en undersøgelse af munden på de skolebørn, de har i forløb. Ammevejledere, talepædagoger og andre sundhedsfaglige grupper har også varierende viden om, og erfaring med, stramt tungebånd. Mange træningsprogrammer udelader eller udelukker idéen om, at et stramt tungebånd giver problemer. Tandlægen er ekspert i munden og burde diagnosticere et stramt tungebånd ved en undersøgelse af det bløde væv, men uden grundig uddannelse og træning bliver stramme tungebånd også ofte overset af tandlægerne.

Som autoriseret og aktivt praktiserende børnetandlæge ser jeg rutinemæssigt patienter, som er mellem 7 og 15 år gammel, hvor jeg er den første person, der siger til forældrene, at deres barn har et signifikant og funktionelt restriktivt tungebånd. Forældrene undrer sig ofte over, hvorfor ingen nogensinde har fortalt dem, at deres barn har et stramt tungebånd. Efter at have hørt dette mange gange, begyndte jeg at føle et ansvar for i det mindste at forsøge at spille en rolle i at reducere antallet af udiagnosticerede, stramme tungebånd, som giver funktionelle problemer hos børn. Jeg tror ikke, det er et udtryk for manglende vilje til at tage sig godt af sine patienter eller manglende arbejdserfaring; jeg tror nærmere, det handler om, at der er et hul i undervisningen af læger og tandlæger. Læger lærer meget mindre om patologiske tilstande i munden end tandlæger, og på tandlægernes uddannelse fokuserer man ofte intenst på tænder og gummer. På tandlægeskolerne læser de studerende i utallige timer om unormale tilstande i munden og bliver eksamineret i meget sjældne sygdomme, som måske rammer en ud af en million, mens de intet lærer om noget, som måske rammer 1 ud af 10. Mit håb er, at denne bog kan hjælpe fagpersoner, forældre, undervisere og patienter til at se, at denne tilsyneladende ubetydelige lidelse kan forårsage store problemer. Når hele sundhedssystemet en dag anerkender denne lidelse og forstår, hvordan man skal diagnosticere og behandle den, vil utallige liv blive forandret til det bedre. Det er bestemt en mulighed, at enhver behandler, som får tilbudt grundig undervisning i denne medfødte anormalitet, har muligheden for at kunne gå ud i sin praksis dagen efter og identificere, hvornår et stramt tungebånd giver funktionelle restriktioner!

Mange fagpersoner har stærke og forskelligartede meninger om stramt tungebånd.[9] Nogle børnelæger er af den overbevisning, at intet stramt tungebånd har indflydelse på amningen, mens andre mener, at det kun er det "klassisk stramme tungebånd" (som hæfter på eller tæt ved spidsen af tungen), som påvirker amning. Andre igen har set de fordele, det kan give, når man klipper et anteriort og posteriort (eller "submukøst", som betyder "under slimhinden") stramt tungebånd. Ammevejledere kan have varierende grader af træning, når det kommer til stramt tungebånd, hvilket gør, at de ofte stiller sig på hver sin side i "klippe eller ikke klippe"-debatten. Nogle tror, at et klassisk (anteriort) stramt tungebånd skal løsnes, hvis det skaber funktionelle problemer, men at et posteriort stramt tungebånd ikke findes. Nogle ammeeksperter mener, at et stramt tungebånd og ammeproblemer kan løses udelukkende ved hjælp af at bedre ammestillingen, og at et klip af tungebåndet kun sjældent, eller endda aldrig, kan komme på tale.

> ***Når hele sundhedssystemet en dag anerkender denne lidelse og forstår, hvordan man skal diagnosticere og behandle den, vil utallige liv blive forandret til det bedre.***

Men jeg ser, at mange af de forældre, hvis babyer jeg har behandlet for posteriort stramt tungebånd (efter de har udtømt alle andre muligheder), melder tilbage, at de har oplevet forbedringer i amningen umiddelbart efter klippet. En baby med posteriort stramt tungebånd og stramt læbebånd spiste kun 2 oz, cirka 57 mL, brystmælk på 45 minutter ved en vægtkontrolleret amning (hvor man vejer babyen umiddelbart før og efter amningen). Straks efter klip af tunge- og læbåndet - og det var den eneste forskel - drak han 4 oz, cirka 114 mL, på en 10 minutter lang amning (se billedet på næste side af det stramme tungebånd, som i øvrigt blev klippet med laser). Det er en forbedring fra 1,3 mL/minut til 11,4 mL/minutter efter indgrebet. En vægtkontrolleret amning er et objektivt måleredskab, men det er også værd at lægge mærke til, at moderen helt subjektivt oplevede markant mindre smerte under amningen. Dette eksempel er repræsentativt for patienter, hvor klip af tungebåndet er udført korrekt. Når man sammenslutter objektive måleenheder, som for eksempel tal for, hvor meget og hvor hurtigt baby har spist, eller at man ikke længere hører kliklyde under amningen, og subjektive måleenheder, som for eksempel at mor oplever mindre smerte, og at baby får bedre fat om brystet, må man konkludere, at der var et posteriort stramt tungebånd, og at det gav problemer. Billedet gentager sig selv på daglig basis i mange af de klinikker, der udfører klip på babyer med posteriort stramme tungebånd, og andre behandlere ser de samme resultater.

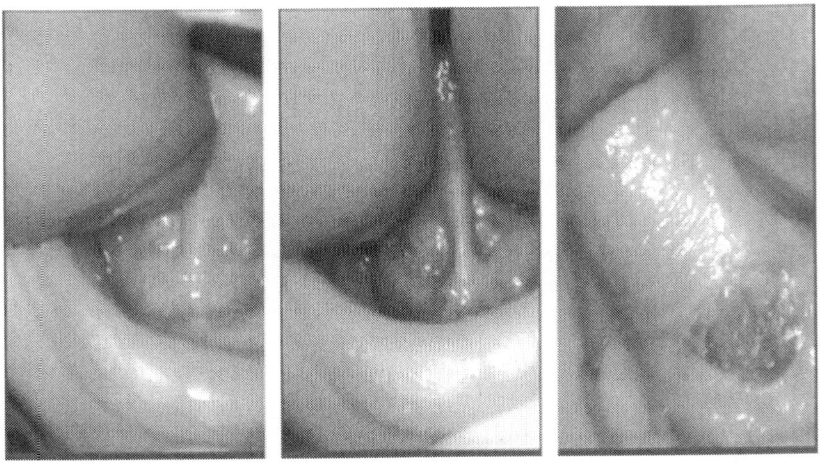

Førnævnte baby med posteriort stramt tungebånd: et korrekt løft og undersøgelse med to fingre afslører det tykke, restriktive tungebånd..

Vi skylder vores patienter at benytte os af den nyeste viden og vores bedste kliniske skøn, når vi hjælper en mor-barn-dyade, som kæmper med smertefuld og utilstrækkelig amning. Der findes flere studier og lodtrækningsstudier (kontrollerede, randomiserede forsøg eller RCT-studier), som viser, at det at løsne tungebåndet kan hjælpe med ammeproblemer.[10–20] Faktisk findes der ikke noget evidensbaseret forskning, som påviser det modsatte, altså at det ikke skulle hjælpe spædbørn, som kæmper med at amme effektivt. De eneste bivirkninger, som er rapporteret ved disse indgreb, er mindre blødning, omend større blødning er en risiko, hvis der klippes med saks, eller hvis der klippes for dybt, hvilket blot understreger behovet for ordentlig oplæring i at klippe korrekt. Størstedelen af de tilgængelige studier støtter Buryk's gennemgang i tidsskriftet for børnelæger, *Pediatrics,* i at indgrebet er "hurtigt, simpelt og uden komplikationer"[10] Den amerikanske børnetandlæge Dr. Kotlow refererer ofte til en artikel, som på parodisk vis gennemgår evidensen for sikkerheden af en faldskærm,[21] og ynder at spørge tilhørerne, når han underviser: "Hvem melder sig til at deltage i et lodtrækningsforsøg for at finde ud af, om faldskærme egentlig virker?" Han bliver selvfølgelig mødt af en mur af tavshed. Ved de ting, som helt tydeligt virker, behøver vi ikke at skade nogen, bare for at vi kan få et forskningsresultat til at bekræfte det. Det er også derfor, det er svært at få godkendelse fra etiske udvalg til at udføre lodtrækningsforsøg på spædbørn; den potentielle bedring ved et klip af et stramt tungebånd gør det uetisk at nægte behandling til en gruppe bare for at kunne lave et studie på udfaldet. Såkaldte "blindede" RCT-studier samt case-studier er dog lavet på dette område, og det er mit håb, at denne bog vil overbevise skeptikerne om, at den rette diagnosticering og behandling af stramt tungebånd kan være en kæmpe fordel for deres patienter.

Konsekvenserne af at leve med et stramt tungebånd kan fortsætte gennem hele livet. Nogle af de personer, der har gennemlæst denne bog før udgivelsen, har fortalt, at det har fået dem til at genopleve traumatiske minder om at blive drillet i barndommen, og at de syntes, det var svært at læse om. Hvis det er dig, skal du vide, at det aldrig er for sent at få klippet sit stramme tungebånd, og det at læse denne bog måske vil give dig en bedre forståelse af din situation. Kildelisten til sidst i bogen kan måske hjælpe dig til at finde den rigtige behandler eller støttegruppe, som kan hjælpe dig videre.

Denne bog giver et overblik over den nuværende forståelse for, og forskning i, stramt tunge- og læbebånd, og hvordan det gennem livet påvirker patienten at leve med restriktionerne. Vi håber, at du, når du har læst denne bog, ikke er i tvivl om vigtigheden af at behandle et stramt tungebånd, og at du vil være klædt på til at yde endnu bedre hjælp til patienter, forældre og måske endda din egen familie. I forordet mindede Dr. Agarwal os klogeligt om, at "øjnene ser ikke, hvad hjernen ikke ved." Når du har den nyeste viden om stramt tungebånd tilgængelig, er det meget muligt, at du vil kunne analysere dine patienters problemer ud fra en helt ny kontekst. Så nyd opdagelsesrejsen, som vi nu tager dig med på. Mødre og børn venter på svar fra sundhedspersonalet omkring problemer, som relaterer sig til amning, spisning, udtale og mange andre dele af livet, som kan blive påvirket af disse unormale, anatomiske strukturer.

Afsnit 1: Amning

Det følgende eksempel er en sammenskrivning af mange af mine patienters rutsjebaneture af følelser og lægebesøg, og så er det den slags historie, som bliver genfortalt oftere i vores praksis, end vi ville ønske.

Lille Maggie blev født til tiden ved 40 uger, med en vægt på 3685 gram, af en førstegangsmor, som havde besluttet sig for at ville amme. På hospitalet virkede alt til at være helt normalt, når Maggie blev lagt til brystet. Ammevejlederen kom på besøg, og mor fortalte, at det nev lidt, når Maggie suttede. Eksperten i amning forsikrede hende om, at hendes baby bare var ved at lære at die, og at alt så fint ud. Da Maggie kom hjem fra hospitalet, gylpede og bøvsede hun konstant. Hun virkede mere urolig, end hvad der var normalt, og hun så ud til at være utilpas. Ved Maggies første besøg hos børnelægen fik hendes mor at vide, at nogle babyer bare er mere urolige end andre.

Men hver eneste måltid var en kamp, og Maggie gylpede stadig rigtig meget. Smerten blev værre, og da Maggie var tre uger gammel, var hun stadig ikke kommet op på hendes fødselsvægt. Mor opsøgte igen en ammevejleder, som konstaterede, at det udefra så ud til, at Maggie fik godt fat om brystet, og at hun så ud til at kunne overføre nok mælk fra brystet, så hun gav mor en ammebrik for at lette smerterne.

Maggies mor var stadig frustreret og ledte videre efter svar. Hun lavede et opslag på facebook, og en ven foreslog, at hun meldte sig ind i en støttegruppe og fandt en behandler fra en liste over fagfolk, som kunne undersøge for stramt tungebånd. Som et sidste forsøg, inden hun gik over til kun at give flaske i stedet for at fortsætte amningen, besluttede mor sig for at køre den fire timer lange vej for at komme til den nærmeste behandler på listen. Da de kom til behandlerens klinik, spurgte han ind til både mors og Maggies symptomer, undersøgte grundigt babys mund, fra en optimal vinkel og med en pandelygte med forstørrelsesglas, og han tog billeder og viste mor, hvor restriktionen var. Mor fik detaljerede svar på alle sine spørgsmål.

Efter at have gennemgået selve proceduren, risici, fordele, den efterfølgende sårbehandling og behovet for opfølgende behandling hos et hold af fagpersoner, som arbejder med stramt tungebånd, brugte behandleren en ultrapræcis laser for at fjerne det restriktive væv ved læben og under tungen, med minimal eller ingen blødning og uden behov for at sy efterfølgende. Det var hverken nødvendigt at lægge Maggie i narkose eller at give sløvende midler. En lille smule lokalbedøvende gelé var nok til at lindre smerten ved indgrebet. Straks efter behandlingen fik mor og Maggie lov at komme ind i et andet rum, hvor de kunne at forsøge at amme i fred. Mor lagde mærke til, at Maggie nu kunne få mere af brystet ind i munden og bedre holde grebet, og at der var mindre smerte, selvom det virkede til, at hun ikke helt var klar over, hvad hun skulle gøre med den nye, frie bevægelse i hendes tunge. Efter amningen virkede hun gladere og mere mæt. Hun lavede ikke længere kliklyde, og de havde haft en roligere amning, frem for tidligere, hvor Maggie var blevet frustreret ved brystet.

Over den følgende uge havde mor flere konsultationer med en ammevejleder, som hjalp med de rigtige ammestillinger, at få lagt Maggie rigtigt til brystet, så hun fik ordentligt fat, og med følelsesmæssig støtte. Syv dage efter indgrebet blev Maggie vejet, og hun havde taget knap et halvt kilo på! Der var stadig nogle udfordrende amninger ind imellem de gode, men alt i alt oplevede mor en fremgang, som blev ved. Det hårdeste ved det hele var at lave den efterfølgende sårbehandling (aftercare) 4-6 gange om dagen, så såret lukkede sig rigtigt. Selvom øvelserne var hurtige at komme igennem, og udført med så meget leg som muligt, brød Maggie sig ikke om at have mors fingre i munden. Mor oplevede mere selvtillid i forhold til, at hun nu kunne amme sin datter, og den smerte og stress, de begge havde oplevet, var nu væk. Maggie blev ved at stige i vægt, og var ved tre måneder et godt stykke over gennemsnitsvægten for hendes alder og længde (75. percentil på WHO's skala).

Dette afsnit er muligvis det mest kritiske, af mange årsager. Vi lægger ud med at forklare, hvordan et stramt tungebånd påvirker moderen, og dernæst hvordan det påvirker babyen. Herefter kommer vi ind på stramt læbebånd og andet restriktivt, oralt væv. Vi kommer også til at diskutere, hvilken rolle ammevejlederen spiller, hvordan undersøgelsen bør foregå, hvorfor der skal laves en helhedsorienteret behandlingsplan, selve klippet af tungebåndet, og hvad man skal gøre bagefter klippet. Vi slutter afsnittet med en gennemgang af den tilgængelige forskning på området. Hvis tungebåndet bliver klippet allerede i spædbarnsalderen, kan man potentielt undgå en række problemer i fremtiden.

KAPITEL 3

Stramt Tungebånd og Babyer

Hvordan amningen fungerer, er grundlæggende for forholdet mellem en mor og hendes baby, og de problemer, de måtte opleve, kan risikere at få indflydelse både på deres bånd til hinanden og på babys helbred i en kritisk fase af barnets udvikling. Mange mødre til børn, der har stramt tungebånd, oplever en intens smerte, når de ammer, fordi baby ikke kan få godt nok fat på brystet. Vi ser mødre i vores klinik næsten hver dag, som fortæller om denne voldsomme smerte under amningen. Mødre kender til fordelene ved at amme, og de vil gerne gøre det, men for nogle kan det være så smertefuldt, at de ikke kan holde ud at gøre det i længere tid. De bliver mødt af en række velmenende mennesker tæt på dem, som, i et forsøg på at afhjælpe problemet, foreslår dem at opgive amningen, give modermælkserstatning eller pumpe ud og give modermælken via flaske. Mødrene forsøger at kæmpe sig igennem smerten, og opsøger hjælp hos fagpersoner for at få hjælp. Ofte er der voldsomme smerter, som giver problemer, og den mest sandsynlige årsag til det er, at baby bider ned på brystvorten eller danner et voldsomt vakuum i sit forsøg på at få mælken ud af brystet. Den mest sandsynlige grund til, at det sker, er, at tungen ikke har sin frie bevægelighed.

Babyer har en refleks, som får dem til at bide sammen, hvis der er et objekt (brystvorte, flaske, finger, sut) mellem deres gummer, og tungen ikke samtidig stikker ud over den nederste gummekant.

Hvis der er restriktion i tungen, så den ikke er i stand til at bevæge sig fremad og svøbe korrekt om brystet, hvor den hviler på den nederste gummekant, vil baby instinktivt bide sammen. Og det gør ondt. Smerte er dog ikke altid en indikation for, at tungebåndet er stramt, og mange babyer med stramt tungebånd forårsager overraskende nok slet ingen smerter hos deres mor under amning. I stedet har de andre symptomer, som for eksempel at de har svært ved at få ordentligt fat på brystet, svøber dårligt om brystet, spilder mælk ud af mundvigene og kløjes i mælken. En fagperson, som klipper tungebånd, vurderer alle symptomerne i en helhed og vurderer ud fra det, hvad der er den bedste løsning for både mor og barn, og udfører først et indgreb, når alle andre muligheder er afprøvet uden held. Hvis du har ammeproblemer, er det derfor vigtigt, at du får en evaluering hos en ammevejleder, som har videreuddannet sig til IBCLC-ammevejleder (International Board Certified Lactation Consultant), og som har træning og erfaring i stramt tungebånd.

Hvis der er restriktion i tungen, så den ikke kan komme ud over den nederste gummekant, vil baby instinktivt bide sammen.

Når der er blevet kigget på amningen, og de tiltag, ammevejlederen har sat i værk, ikke ser ud til at virke tilstrækkeligt, eller der er blevet konstateret stramt tungebånd, kan man overveje at opsøge en behandler, som har en særlig uddannelse i stramt tungebånd.

Mors Symptomer

- » Smertefuld amning
- » Baby kan ikke svøbe ordentligt om brystet
- » Sår, rifter eller brystvorter, der bliver trykket flade under amning
- » Blødende brystvorter
- » Læbestiftformede brystvorter efter amning
- » Svært ved at få tømt brystet

» Tilstoppede mælkegange, overfyldte bryster, brystbetændelse
» Svamp på brystet
» Er nødt til at benytte ammebrikker
» Følelsen af, at det er et fuldtidsarbejde at give baby mad

Undersøgelsen i klinikken bør inkludere en gennemgang af sygehistorie, ammeforløbet op til konsultationen og samtlige symptomer hos mor og baby, så der kan dannes et fuldt overblik over, hvor årsagen til problemet ligger. Disse symptomer er essentielle at inddrage, når man skal vurdere, om der skal foretages et klip af tungebåndet eller ej. Uden denne information er det en udfordring at træffe en velovervejet beslutning om, om man skal klippe tungebåndet. Andre symptomer hos mor inkluderer blødning, sår, rifter og læbestiftformede brystvorter efter amning. Disse er resultater af, at baby får for yderligt fat på brystet, at baby bider eller suger det bedste, hun eller han har lært, for at få mælken ud. Hvis din baby bliver nødt til at bruge læberne eller kinderne for at danne vakuum, ligesom når man suger på et sugerør, vil det ikke malke brystet optimalt, og det kan give omfattende skader på brystvorterne. Skaderne kan give sår på brystvorterne, brystbetændelse eller svamp. Når baby ikke kan få ordentligt fat, kan det desuden give tilstoppede mælkegange og gøre, at brystet ikke bliver tømt for mælk under amningen, så de bliver ved at være fyldte.

En baby med stramt tungebånd vil ofte ikke kunne få nok mælk ud til at blive mæt, hvilket kan gøre, at hun vil spise hver 30-60 minutter. Babyer med restriktion i tungen vil sutte og malke ineffektivt, og kan derfor ligge ved brystet i op mod en time ved hver amning. For at undgå spændte bryster eller brystbetændelse, kan mor have brug for at malke ud efter amningen for tage toppen af presset fra den mælk, barnet ikke kunne indtage, og give mælken i en flaske for at "toppe baby op". Denne tredobbelte spiseproces - først amning, så udmalkning og til sidst enten flaske med udmalket mælk eller brug af SNS (supplemental nursing system) ved brystet

- efterlader ofte moderen udmattet og frustreret over processen, hvilket kan gøre, at hun vælger at stoppe amningen tidligere. Rigtig ofte hører vi fra mødre, at "det føles som et fuldtidsjob bare det at give ham mad!"

Babyer er suveræne til at tilpasse sig og forsøge at få mælk på hvilken som helst måde, de kan. Der findes ikke nogen baby, som "ikke har lyst til at spise" eller som "bare ikke er interesseret i at sutte." De kan uden tvivl være trætte efter at have brugt så meget energi på amning, men at sige, at de ikke ønsker mælk eller at få mad, er ikke rigtigt. Det er babys biologiske behov at blive ammet, både på grund af sundhedsmæssige fordele og for at få tryghed. Udtalelser som "Sådan er der bare nogle babyer, der er," eller "Nogle mødre (eller babyer) kan bare ikke amme(s)," burde få alarmklokkerne til at ringe om, at den fagperson, man sidder overfor, ikke er opdateret på den nyeste viden om enten amning eller stramt tungebånd, og bør få forældre til at søge videre efter et svar. Bare fordi noget forekommer ofte, betyder det ikke, at det er sundt eller normalt.

> ***Rigtig ofte hører vi fra mødre, at "det føles som et fuldtidsjob bare det at give ham mad!"***

Symptomer Hos Babyer med Stramt Tungebånd

- Svært ved at få rigtigt fat på bryst eller flaske
- Falder i søvn under måltidet
- Hopper af og på brystet under amning
- Græder ofte eller er ofte urolig
- Symptomer på refluks (tilbageløb af mælk)
- Kaster ofte op eller gylper meget
- Klikke- eller smaskelyde, når han spiser
- Brækfornemmelse eller ved at blive kvalt, når han spiser
- Luft i maven, bøvser og prutter meget
- Svært ved at tage på i vægt
- Bider eller gumler på brystvorten

» Sut falder nemt ud af munden eller vil ikke blive inde
» Mælk drypper fra mundvigen under måltidet
» Sover korte intervaller
» Mundånding, snorken eller larmende vejrtrækning
» Tilstoppet næse
» Mælk kommer ud af næsen
» Frustreret ved brystet eller flasken
» Bruger mere end 20 minutter på at spise (efter spædbarnsperioden)
» Spiser oftere end hver 2.-3. time

Som nævnt tidligere, så kan en baby med stramt tungebånd opleve at have svært ved at øge vægten, fordi de indtager mindre mælk per sug sammenlignet med en baby, der ikke har stramt tungebånd. De bruger andre muskler end tungen, som for eksempel musklerne i kinderne og læberne, for at få mælken ud, og de bliver derfor mere trætte og forbrænder flere kalorier, når de forsøger at spise, end en baby uden restriktioner gør. Mange (men ikke alle) babyer, vi ser, har problemer med at komme tilbage op på deres fødselsvægt eller at blive på deres vægtkurve. Ideelt set skal en baby have genvundet sin fødselsvægt inden for de første 10 dage efter fødslen, men det tager længere tid for nogle. Vi ser babyer i vores klinik, som stadig ikke er kommet på deres fødselsvægt, eller ikke ligger meget over, selvom de er en måned, i nogle tilfælde endda helt op til to måneder, gamle.

Bare fordi noget er ofte forekommende, betyder det ikke, at det er sundt eller normalt.

Vi vil gerne opfordre forældre til at diskutere problemer med spise- og vægtproblemer med deres læge og til at søge hjælp hos en kompetent IBCLC-ammevejleder. Forældre kan veje deres baby, hvis de mistænker, at der kan være en udfordring med at tage på i vægt. En ammevejleder vil ofte lave en vejning umiddelbart før og efter en amning på en meget nøjagtig digitalvægt, som viser, præcist hvor mange milliliter mælk baby har fået fra hvert bryst under måltidet. Når en baby har problemer med at tage på, bliver der alt for ofte givet modermælkserstatning eller foreslået, at man skifter til at give flaske, uden først at undersøge alle potentielle årsager. En IBCLC er den fagperson, der er bedst til at vurdere mors mælkeproduktion og ammeproblemer og udarbejde en handlingsplan, så man finder frem til den bagvedliggende årsag og herfra kan arbejde på at øge mors mælkeproduktion.

Forældre fortæller ofte, at deres barns læge ikke har vidst, hvordan de skulle hjælpe med ammeproblemerne, og at flaske derfor har været den nemme løsning. En nylig undersøgelse blandt børnelæger afslørede, at de har begrænset, klinisk erfaring, hvad angår mælkeproduktion, samt begrænset træning i at hjælpe med amning. Undersøgelsen viste, at børnelæger ofte har så lidt som 3 timers undervisning om amning per år i løbet af deres uddannelse.[22] Mere uddannelse og oplæring er nøglen. Manglen på uddannelse, sammenholdt med et stigende antal patienter og faldende forsikringsdækning på basale sundhedsydelser, har gjort problemet større, da det mindsker tiden, den enkelte fagperson kan bruge på at grave dybere og spørge ind til problemerne hos patienterne.

Hvis der bliver ved med at være problemer, vil børnelægen anbefale mor at malke ud og give modermælk i en flaske eller at gå over til at give modermælkserstatning på flaske. Nogle babyer med stramt tungebånd vil opleve, at det bliver nemmere at spise, når de får flaske, men mange vil stadig have problemer med luft i maven, at de er pylrede og urolige, har opstød eller opkast. Mange har mælk dryppende ud af mundvigene, når de spiser, hvilket gør, at de kan have brug for at have savlesmæk på, og nogle får udslæt på halsen på grund af det. Nogle babyer har stadig svært ved at tage på og må indlægges på hospitalet, på trods af at mor laver den tredelte proces med at amme, malke mælk ud og give det på flaske. Når det er tilfældet, bliver baby udsat for en lang række invasive undersøgelser og procedurer, som for eksempel synketest, kikkertundersøgelse i maven, ultralydsundersøgelser, røntgenundersøgelser og får lagt ernæringssonde, hvilket koster tusindvis af dollars og timevis af stress og bekymring for forældrene. Alt for ofte sker det, at disse babyer, der gennemgår spise- og ernæringsforløb, enten ikke bliver ordentligt undersøgt, eller slet ikke bliver undersøgt, for stramt tungebånd. Selv hvis de bliver undersøgt, er mange af dem, der foretager evalueringen, ikke klar over de mange måder, restriktionen kan komme til udtryk på. Lægerne kigger desuden ofte kun på baby og spørger ikke til mors symptomer, som blev gennemgået på de forrige sider (se checkliste og spørgeskema til mor under Bilag bagerst i bogen). Ideelt set ville undersøgelsen foregå som en del af et rutinetjek hos lægen, som så ville sende patienten videre til en kvalificeret ammevejleder, hvis der var problemer.

Mange af dem, der undersøger for stramt tungebånd, er ikke klar over de mange måder, restriktionen kan komme til udtryk på.

Andre af de symptomer, der viser sig hos babyer med restriktivt, oralt væv, kommer som følge af, at baby ikke får godt nok fat på brystet. Et stramt læbebånd, eller "restriktivt maxillært frenum", kan i høj grad påvirke amningen, og hvor godt baby kan få fat. Hvis baby ikke kan svøbe effektivt om brystet (eller flasken), vil man kunne høre en klikke- eller smaskelyd, når baby spiser. Lyden er et tegn på, at der kommer luft ind i munden, og at baby derfor sluger luft under måltidet. Disse babyer spiser bogstaveligt talt luft, en lidelse kendt som aerophagia.[23] Hvis det sker, vil baby få en udspilet eller hård mave og vil have meget luft i maven og virke urolig. Luften kommer enten op igen fra maven som store bøvser eller gylp, eller også passerer den gennem tarmsystemet og kommer ud som prutter. Mængden af gylp varierer i størrelsen fra en våd bøvs på størrelse med en teske til store "Jeg tror måske, han lige har kastet alt op, han lige har spist"-mængder af opkast. Gylp giver også en masse vasketøj, fordi man konstant skal vaske gylpeklude, stofbleer, babys tøj eller mors og fars tøj. Dette tilsyneladende ubetydelige problem øger presset på en familie, der kæmper med et stramt tungebånd. Mange forældre nævner for os, at deres baby "prutter som en fuldvoksen mand". Babyerne har overflod af luft i deres tarme og prutter ofte. Disse babyer får beskrivelser som "kolik" eller "pylrede", og behandlingen er ofte sukkervand eller dråber mod luft i maven i et forsøg på at lindre frem for at finde årsagen til den ekstra mængde luft. Der kan uden tvivl være andre årsager til kolik og refluks, men babyer, der udviser disse symptomer, bør bliver undersøgt for, om de har stramt tunge- eller læbebånd.

Den amerikanske mundkirurg Dr. Scott Siegel, MD, DDS, FAAP (Fellow ved *The American Academy of Pediatrics*), har behandlet babyer med stramme tunge- og læbebånd i New York i knap 20 år, og har for nylig udgivet en forskningsartikel omkring luftbetinget refluks (aerophagia-induced reflux (AIR)).[23] I den beskriver han en tilstand, som vi netop har været inde på, hvor en baby med stramt tungebånd slugte eller spiste luft og efterfølgende havde symptomer på refluks. I studiet har Dr. Siegel forbedret tilstanden for 1.000 spædbørn, som havde refluks, blot ved at løsne et stramt tunge- og/eller læbebånd, og 52,6% oplevede så stor forbedring, at de kunne stoppe med, eller mindske dosis af, refluksmedicin (som for eksempel Zantac® eller Nexium®). Forbedringerne blev ofte set inden for en eller to uger efter indgrebet. 19,1% oplevede forbedringer, men havde stadig brug for samme mængde medicin. Den sidste gruppe, 28,3%, oplevede ingen forbedring af deres reflukssymptomer — hvilket altså pegede på, at der var en anden årsag til deres reflukssygdom. Studiet viser effektiviteten af at behandle tilfælde af refluks ved at løsne restriktion af tungen. Der bør undersøges for, om der er tale om konceptet AIR ved alle babyer, som har tegn og symptomer på refluks, før man begynder at overveje at give medicin. Babyer med refluks, eller som kløjes i maden eller kaster op, bør blive undersøgt for, om de har et anteriort (klassisk) stramt tungebånd eller posteriort (submukøst) stramt tungebånd, som forhindrer tungens funktion, og dermed potentielt er årsag til problemet.

Det Svært Genkendelige, Posteriort Stramme Tungebånd (PTT)

Nogle babyer kan have problemer med amning, eller med at spise fra flaske, og have symptomer, der ligner dem, der står oplistet på de forrige sider, selvom det umiddelbart ser ud til, at alt er normalt i munden, når en forælder eller sundhedspersonalet kigger efter. Derfor konkluderer mange sundhedsfaglige ofte, ud fra udseendet alene, at der ikke er et stramt tungebånd. Moderen står forvirret tilbage, fordi hun stadig oplever problemer med amningen, hvilket måske, eller måske ikke, får hende til at søge videre efter råd og vejledning. Løsningen på at opdage de svært genkendelige, posteriort stramme tungebånd (på engelsk forkortet PTT) er simpel — en grundig undersøgelse af munden, som inkluderer, at der bliver mærket efter under tungen.

Nogle læger tror ikke på, at der findes noget posteriort stramt tungebånd. De siger, det ikke eksisterer, eller at det ikke skaber nogle problemer. Navnet "posteriort stramt tungebånd" beskriver ikke præcist, hvad vi har med at gøre (det sidder ikke bagerst i halsen, som navnet indikerer), men det er den mest anvendte terminologi, og det vil derfor blive brugt gennem denne bog. Det er værd at notere sig, at mange babyer måske ser ud til at have et posteriort stramt tungebånd, men hvis der hverken er symptomer eller funktionelle problemer, er det, per definition, ikke et posteriort stramt tungebånd. Det skal give problemer for patienten, før man kan stille diagnosen og udføre den efterfølgende behandling — "Hvis det ikke er i stykker, så lad være med at prøve at fikse det!"

> ***Hvis det ikke er i stykker, så lad være med at prøve at fikse det!***

Eksempler på to posteriort stramme tungebånd, som gav markante problemer, der blev forbedret efter et klip.

Det posteriort stramme tungebånd blev første gang beskrevet af Watson-Genna og Coryllos i 2004, så konceptet er relativt nyt.[24]

Alle typer af stramt tungebånd har en submukøs[4] del, men én type er lokaliseret udelukkende submukøst. Det stramme tungebånd, eller restriktionen, er gemt bag slimhindevævet (mucosa), som udgør overgangen til mundgulvet. Ved første øjekast er der ikke nogen tydelig eller synlig tungebåndsstreng, som det ses ved et anteriort stramt tungebånd. Posteriort stramme tungebånd består generelt af bindevæv, som er strammere, eller mere restriktivt, end normalt [25], hvilket giver funktionelle problemer, selvom det ikke hæfter nær ved eller på tungespidsen.

Det stramme tungebånd består ikke af muskler, men det ligger lige ovenpå den store genioglossus-muskel, som sidder under tungen. Når en behandler skal undersøge for stramt tungebånd, skal vedkommende placere sig selv bag babys hoved og ved hjælp af to pegefingre løfte tungen op for at se, hvor højt den kan komme. Hvis en stram streng kommer til syne eller holder tungen nede, eller du ser en fordybning midt på oversiden af tungen, er det tegn på nedsat mobilitet og indikerer, at der er et posteriort stramt tungebånd. Når behandleren kører sin pegefinger under tungen i en fejende bevægelse (fra side til side), skal mundgulvet føles glat, blødt og svampet. Hvis det føles som om, der er stramt væv ved mundgulvet, som hvis der var et lille fartbump, eller at fingeren skal hoppe over et hegn på midten for at komme over på den anden side, så er det et tegn på, at det er et posteriort stramt tungebånd.

Et posteriort stramt tungebånd kan løsnes fuldstændigt med saks af en erfaren og forsigtig læge, hvis der laves flere små klip under indgrebet, men man får bedre oversigtsforhold og hæmostase (som stopper blødning) ved brug af laser. Hvis en baby har alle symptomer på, at tungebåndet er stramt, men der ikke er en synlig streng, er der højst sandsynligt tale om et posteriort stramt tungebånd. Hvis mor beskriver alle symptomer på et stramt tungebånd, som vi har omtalt tidligere, og behandleren kun kigger hurtigt efter, og ikke laver en grundig undersøgelse, kan man risikere, at et posteriort stramt tungebånd bliver overset. Hvis behandleren

4 Betyder "under slimhinden"

derimod tager gummihandsker på, undersøger babys mund iført en pandelampe, mens han placerer sig bag ved babys hoved, og løfter tungen og lave feje-bevægelsen under tungen, så vil væv, som er mere restriktivt end normalen, ganske givet vise sig tydeligt. Hvis der er symptomer, er der som regel noget, som holder tungen nede og forhindrer spædbarnet fra at få ordentligt fat på brystet eller flasken. Mange babyer, som bliver undersøgt på sygehuset, kan se ud til at have posteriort stramt tungebånd, men hvis det hverken påvirker funktionen eller giver symptomer, skal man ikke gøre noget ved det. Derfor er det også vigtigt, at man følger op på familierne to uger efter, de bliver udskrevet fra sygehuset, for at sikre at der ikke er opstået problemer efterfølgende.

Et par hurtige ord om kropsbehandling (som for eksempel osteopati, kranio sakral terapi og kiropraktik) er værd at nævne her. Kropsbehandling er en vigtig del af den helhedsorienterede behandling, som det er at få klippet et stramt tungebånd. Det kan absolut prøves først og er effektivt ved ensidet smerte (som for eksempel hvis det gør mere ondt at amme på den venstre side frem for den højre), torticollis eller lignende problemer, men hvis det ikke afhjælper ammeproblemerne med det samme, bør man straks tage kontakt til en kompetent behandler, som kan undersøge for stramt tungebånd. Mere information om dette kan findes i Kapitel 25 og 26.

Stramt Læbebånd

Selvom det oftest er det stramme tungebånd, der får mest opmærksomhed, når vi snakker om restriktivt, oralt væv, så spiller læben og dets *frena* (bånd) også en stor rolle, og det er også vigtigt at undersøge, om det kan være stramt. Tilsammen betegner man stramt tungebånd, stramt læbebånd og stramme kindbånd (buccal frena) for TOTs, som er en forkortelse af det engelske udtryk "tethered oral tissues", som oversat til dansk bliver til "restriktivt, oralt væv". Et restriktivt, eller stramt, frenum (bånd) forhindrer normal bevægelse af det orale væv.

Hvad anses så for at være normal bevægelighed i det bløde, orale væv? Som vi tidligere har været inde på, skal der være en restriktion, som har indflydelse på funktionen, sammenholdt med kliniske tegn på stramhed, hvis man skal retfærdiggøre behandling. Et stramt læbebånd kan være med til at give ammeproblemer for baby og kan i sig selv gøre amningen smertefuld og vanskelig for moderen. Det kan være medvirkende til, at baby svøber dårligt om brystet, fordi overlæben ikke kan krænges udad på normal vis. Det er min erfaring, at hvis barnet udelukkende har stramt læbebånd, og restriktionen bliver løsnet, så kan og vil symptomerne forsvinde. I en forskningsartikel, hvor man undersøgte fænomenet "ammeproblemer udelukkende som følge af stramt læbebånd", fulgte man 14 babyer, som kun fik klippet deres stramme læbebånd, og 78% oplevede forbedring.[26] Hvis der også er et stramt tungebånd til stede (hvilket der er i de fleste tilfælde), klipper lægen både det stramme tunge- og læbebånd på samme tid. Selvom der findes et klassifikationssystem (Type 1-4), udarbejdet af Dr. Kotlow, er den største indikator, når man undersøger, om læbebåndet er stramt, om det har indflydelse på funktionen.[18,27] Ingen behandler, familiemedlem eller Facebookven kan diagnosticere et stramt læbebånd alene ud fra et billede (og det samme gælder i øvrigt for et stramt tungebånd). Faktisk ser det hos de fleste babyer ud til, at læbebåndet er stramt, når man blot kigger på frenum, men kun en brøkdel af disse har signifikant indflydelse på funktionen.

> ***Et stramt læbebånd kan være med til at give ammeproblemer for baby og kan i sig selv gøre amningen smertefuld og vanskelig for moderen.***

I følge et studie af Flinck, fra 1994, havde 93,4% af forsøgets deltagende babyer et læbebånd (maxillary frenum), som enten hæfter fast på gummekanten eller ganen.[28] Hvis baby har ammeproblemer, og der et stramt læbebånd ved overlæben, som holder den nede og forhindrer den i at krænge udad på normal vis, er der en god chance for, at et klip af læbebåndet vil hjælpe. Ofte vil baby have både stramt læbe- og tungebånd. Ifølge Dr.

Bobby Ghaheri, en amerikansk ØNH-læge og anerkendt autoritet inden for feltet, er der muligvis tale om stramt læbebånd, hvis der ses hvide områder på vævet, hvor frenum hæfter, når læben løftes (blanching), hvis der er en fordybning på oversiden af læben, hvis der er et indhak i gummevævet eller knoglen mellem fortænderne og/eller hvis ammevejlederen (IBCLC) vurderer, at baby ikke kan svøbe korrekt på grund af et stramt læbebånd. I disse tilfælde bør man overveje at få det klippet.[29]

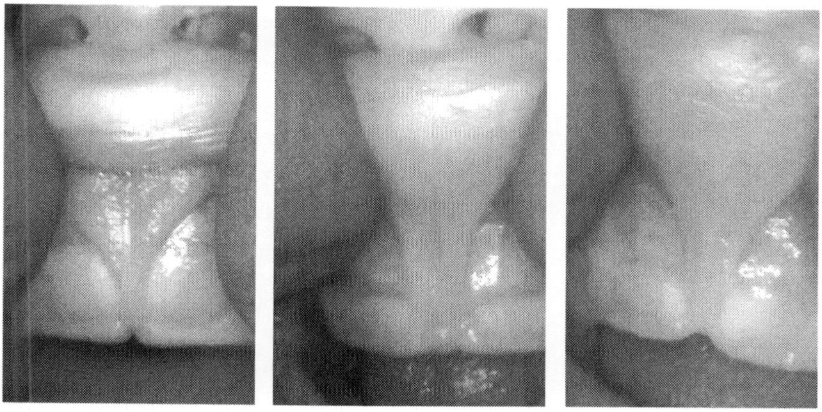

Stramme læbebånd kommer i mange udformninger, tykke og tynde, og nogle forårsager endda indhak i kæbeknoglen.

Hvis det giver barnet smerter eller stærkt ubehag, når man løfter læbebåndet, og der allerede er klippet stramt tungebånd, uden det har løst ammeproblemerne, så er det muligt, at læbebåndet kan have indvirkning på evnen til at svøbe. Nogle læbebånd er særligt tykke, stramme eller brede. De har mange udformninger, men hovedårsagen er, at de påvirker funktionen. Hvis læben ikke nemt kan krænges ud, eller den bliver krøllet indad undervejs i amningen, vil det ofte påvirke, hvordan baby kan svøbe om brystet og gøre, at baby kun får overfladisk fat om brystet. Babyen vil lave kliklyde, han vil måske lide af refluks, og mor oplever måske ubehag.

Det stramme læbebånd kommer i mange former, men hovedårsagen er, at det påvirker funktionen.

Det er vanskeligt at adskille, hvilke problemer der primært skyldes et stramt tungebånd og hvilke, der skyldes et stramt læbebånd, da der ofte er overlap i symptomerne, og der ikke findes nogle gode studier, som specificerer indflydelsen fra hver lidelse. Vi har set mødre og spædbørn, som fortsat oplever svære problemer med amningen, selv efter det stramme tungebånd er blevet løsnet. Vi skylder disse mødre og babyer at bruge den bedste evidens, som er tilgængelig, samt vores kliniske erfaring, til at gøre noget for at hjælpe dem med ammeproblemer. For at hjælpe familierne, som kommer til os, sammensætter vi en unik behandlingsplan tilpasset den enkelte patient, som er baseret på de *god praksis*-anbefalinger, der ligger fra den gruppe af professionelle fagpersoner, der arbejder med at behandle tilfælde, hvor der er fortsatte ammeproblemer. Der er ikke én behandlingsplan, som passer til alle.

Ideelt set bør klip af læbebåndet, hvis det er nødvendigt, ske samtidig med, at man klipper det stramme tungebånd, så baby ikke behøver at gennemgå to indgreb. Hvis der er tvivl om, hvorvidt det er nødvendigt at klippe læbebåndet, kan man vælge at gøre dette ved opfølgningen en uge efter indgrebet. Et nyligt studie viste, at adskillige klinikere ikke kunne blive enige om, hvordan man skulle klassificere et stramt læbebånd ud fra et foto — om det hæftede hele vejen om til ganen, eller om det pludselig bare stoppede.[30] Klinikerne udarbejdede deres eget klassifikationssystem, som er sammenligneligt med Kotlows klassifikationssystem, med den forskel, at de kun inddelte læbebånd i tre typer: Type 1 — hæfter i området mellem mucosa (indersiden af læben) og gingiva (det hårde gummevæv); Type 2 — hæfter midt på gingiva og Type 3 — hæfter på gummekanten eller hele vejen rundt om gummen og ind på ganen. Men i studiets billedeksempel ser det ud til, at læbebåndet hæfter ved gummen mellem fortænderne (inferior ridge) ved både Type 2 og Type 3. De fandt også frem til, at inter-rater reliabiliteten (graden af enighed blandt to eller flere observatører) af deres nye skala kun lå på 38%. Forskerne konkluderede, at fordi det er så svært at bestemme klassifikationen af et stramt læbebånd ud fra et billede, bør et klip af læbebåndet aldrig baseres på udseendet alene,[30] hvilket er en anbefaling, der er bred enighed om. Man kan ikke diagnosticere et stramt læbebånd ud fra et billede alene. I stedet skal man kigge mere på den taktile fornemmelse af vævet og historien om ammeforløbet, som mor fortæller, end på udseendet af læbebåndet. Hvis læben bliver trukket ind, når baby ammer, kan den ikke krænge korrekt, og baby og/eller mor oplever muligvis symptomer; i så fald bør man drøfte med forældrene, om der skal foretages et indgreb. Proceduren har en meget lav risiko, hvis indgrebet bliver foretaget med laser (ud over minimal blødning, let hævelse og ømhed i nogle dage). Det tager cirka 15 sekunder, når det bliver udført korrekt. De forskellige måder at udføre indgrebet på bliver gennemgået i Kapitel 7.

> ***Man kan ikke diagnosticere et stramt læbebånd ud fra et billede alene.***

Det stramme læbebånd kommer i enhver tænkelig form og størrelse. Som sagt har de fleste babyer (mere end 90%) et frenum, som hæfter tæt ved eller på ganen. Det kan være tykt eller tyndt, kødfyldt eller fibrøst, trekantet eller strenget, men det er kun, hvis det hæmmer funktionen *og* baby har problemer med at blive ammet, at det sandsynligvis behøver at blive klippet. Hvis der ikke er nogle ammeproblemer, behøver man ikke at foretage et indgreb. I vores klinik besvarer vi mange telefonopkald fra forældre, som er bekymrede for, om deres barn har et stramt læbebånd. Hvis vi, når vi undersøger barnet, ikke finder nogen restriktion, som hæmmer funktionaliteten og/eller problemer med amningen, så klipper vi ikke læbebåndet. Vi behandler ikke babyer for problemer, som måske vil opstå i fremtiden, som for eksempel mellemrum mellem tænderne eller problemer med tandbørstning (se Kapitel 22). Vi behandler kun ud fra de aktuelle problemer, barnet måtte have, den bedst tilgængelige information, en klinisk undersøgelse og behandlerens bedste vurdering.

Nogle læger mener ikke, at et stramt læbebånd spiller noget særligt ind i forhold til ammeproblemer, mens andre har konkluderet, at et stramt læbebånd sagtens i sig selv kan give store problemer med amningen. Nogle gange bliver der diagnosticeret et stramt læbebånd, men forældrene vælger kun at få klippet det stramme tungebånd; i andre tilfælde dækker sygeforsikringen kun én behandling om dagen[5], hvilket får forældrene til at starte med kun at få klippet tungebåndet og vente med læbebåndet. Det er en god idé at starte med tungebåndet, hvis man kun har mulighed for at få klippet ét af de restriktive væv, fordi der er størst sandsynlighed for, at det er det stramme tungebånd, som har den primære skyld for ammeproblemerne. Sårhelingen af tungebåndet tager omkring tre uger, mens læbebåndet er cirka to uger om at hele. Hvis forældrene udfører stræk af såret (aftercare-øvelser, se Kapitel 8) efter tungebåndet er blevet løsnet, kan man komme til en opfølgende konsultation en uge senere for at få undersøgt, om såret lukker sig rigtigt. Hvis der stadig er symptomer, kan læbebåndet blive klippet ved den undersøgelse, uden at det vil forlænge den totale helingsperiode. Når læbebåndet bliver behandlet en uge efter tungebåndsklippet, melder mødrene ofte tilbage, at de oplever signifikant mindre smerte og at baby får meget bedre og dybere fat på brystet. Klinisk gør det en forskel — og vi ser ofte resultaterne med det samme efter indgrebet, før mødrene forlader klinikken.

En Sidste Type: Stramme Kindbånd (Buccal Frena)

Der findes ingen forskningsbaserede studier, som omhandler et stramt kindbånds indvirkning på amning eller oralmotoriske færdigheder, men mange af de behandlere, som rutinemæssigt behandler restriktivt, oralt væv, anerkender deres berettigelse og ser, at det kan være nødvendigt at løsne dem også. Stramme kindbånd har været omdrejningspunktet ved en række forelæsninger, og har været diskussionsemnet ved adskillige fagkonferencer. Der findes fire slags stramme bånd (buccal frena) ved kinderne, hvilket er,

5 Sådan fungerer sygeforsikringerne ofte i USA, sådan er det typisk ikke i Danmark.

hvad navnet *buccal* (udtales "båkkel") refererer til — ved kinden. To findes i den øverste mundbue og to findes i den nederste mundbue.

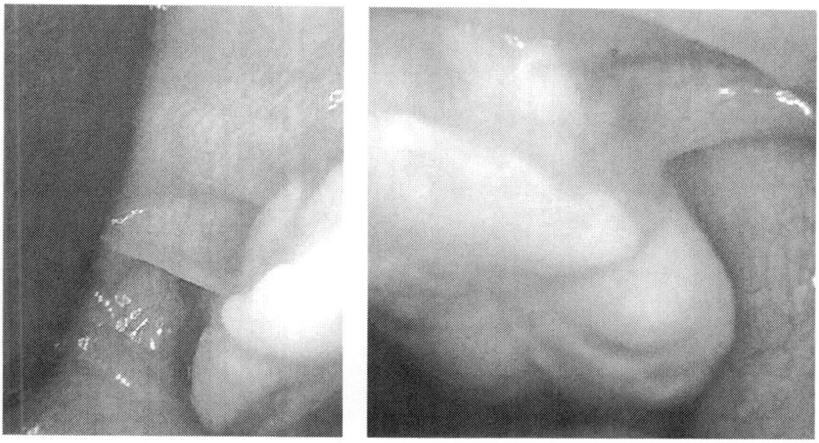

Stramme kindbånd (buccal frena) kan give problemer med mobiliteten i kinderne.

De nederste kindbånd giver som regel ikke problemer. Det øverste kindbånd, derimod, kan være stramt, forhindre baby i at bevæge kæberne eller kinderne særlig godt og medvirke til ammeproblemer. Under den indledende undersøgelse kigger jeg først uden på munden og herefter inde i munden. Først kigger jeg på, om læben kan krænges udad, og om der er stramt læbebånd, herefter undersøger jeg tungens bevægelighed, og om tungebåndet er stramt, og til sidst tjekker jeg kinderne for at mærke, om det føles glat og blødt, når jeg gnubber min finger fra forrest til allerbagerst mellem kinderne og gummerne. Hvis kindbåndet er stramt, vil det føles som om, der er et lille fartbump i vævet, ligesom ved et posteriort stramt tungebånd, men ved kinderne øverst i munden. Vi opkræver ikke ekstra betaling for at klippe kindbånd i min praksis, og jeg løsner dem meget sjældnere end læbe- og tungebånd.

Selvom det er mindre udbredt sammenlignet med stramt læbe- eller tungebånd, er det vigtigt at undersøge for stramme kindbånd, fordi de kan nedsætte bevægeligheden i kinderne og læberne. Vi har også set en klinisk forskel, når vi har klippet stramme kindbånd på babyer, som havde vedvarende ammeproblemer efter klip af læbe- og tungebånd. Da kindbåndene blev klippet, oplevede mødrene en forskel i babys evne til at svøbe om brystet samt mindre smerte. Jeg har også observeret, at når det øvre læbebånd er blevet klippet, og læben stadig ikke virker til at have fuld mobilitet, kan et eller begge kindbånd løsnes med laser på cirka 5 sekunder per side. Resultatet er, at læben ofte nemmere vil kunne krænges op, med mere frihed og mindre anstrengelse.

Landets ammevejledere har førstehåndserfaring i, hvordan stramme kindbånd kan forhindre kinderne i at kunne fungere optimalt, og de ser en øjeblikkelig ændring i, hvordan baby får fat på brystet, når kindbåndene bliver klippet, fordi baby herefter kan bevæge kinderne bedre og dermed malke mere effektivt. Andre læger her i USA, som beskæftiger sig med at klippe stramt tungebånd, ser også de stramme kindbånd og oplever lignende resultater, når de løsnes.

KAPITEL 4

Ammevejlederens Rolle

Lisa Lahey, sygeplejerske og internationalt certificeret ammevejleder (RN, IBCLC, COMS)

I USA er der i dag flere kvinder, som ammer, end der tidligere har været. Den seneste opgørelse (2016) viser, at 81% af mødrene påbegynder amning, men at det ved 6 måneder kun er 22%, som stadig fuldammer, det vil sige uden at supplere med hverken erstatning eller mad.[31] Mange sundhedsorganisationer, inklusiv de amerikanske børnelægers forening, *the American Academy of Pediatrics*, anbefaler fuldamning i de første 6 måneder af babys liv og herefter delvis amning, suppleret med fast føde, indtil barnet er 2 år gammel, eller så længe mor og barn ønsker det.[32] Fordelene ved at amme er, at barnet får den optimale næringssammensætning og påvirkning af immunforsvaret, det hjælper til at skabe tilknytning og social interaktion, og så hjælper amning med at stimulere til optimal vækst og udvikling af luftvejene og strukturerne omkring munden og ansigtet. Amning er en grundlæggende, mundmotorisk færdighed, som lægger kimen til andre mundmotoriske færdigheder som for eksempel det at tygge, synke og tale.

Flere forældre ønsker, at amningen skal fungere optimalt, og ønsker at give deres barn modermælk, så hvorfor er det, at mødrene ikke kommer i mål med det? Der er mange grunde til, at vi som samfund bør stræbe efter at adressere og forsøge at forbedre succesraten for amning, hvis vi vil opfylde vores mål, sådan som de er defineret i *Healthy People 2020.*[31] Målene omfatter en stigning i antallet af spædbørn, som bliver ammet, forbedring af ammemuligheder på jobbet for udearbejdende mødre, en reducering i antallet at ammede spædbørn, som får suppleret med modermælkserstatning i løbet af de første to levedøgn, og en øgning i antallet af fødsler på særlige hospitaler (*Baby Friendly hospitals*).[31] Vi har brug for fødselsforberedende kurser og konsultationer forud for fødslen for at give mødrene styrke og selvtillid, og vi skal undervise familierne i fordelene ved, og det grundlæggende i, amning. Dernæst har vi brug for retningslinjer og procedurer på hospitalerne, som støtter en optimal fødsel og start på amning, for eksempel med fokus på færre indgreb under fødslen, mere og længere tid med hud-til-hud-kontakt, at man tidligt og ofte taler om fordelene ved amning, undgår unødvendig brug af modermælkserstatning og giver optimal ammevejledning og støtte i den første tid, hvor forældrene skal lære, hvordan man gør det bedst.[32] Vores samfund har brug for kulturer og arbejdspladser, som opfordrer til amning og støtter den ammende mor ved at give hende tid i løbet af dagen til at pumpe ud. Det er almindeligt kendt, at en af de mest almindelige grunde til, at mødre stopper med at amme, er, at de kommer dårligt fra start med amningen (for eksempel problemer med overhovedet at få den i gang), smerter i brystet/brystvorten, problemer med at få baby til at tage godt fat, svigtende mælkeproduktion (indbildt eller faktuelt), manglende støtte og tilbagevenden til arbejdspladsen.[33] En internationalt certificeret ammevejleder (IBCLC) kan hjælpe med disse udfordringer og foreslå tiltag, som kan optimere amningen, og forældrene kan komme i mål med deres ønsker for, hvor længe de vil amme.

Måske er det her første gang, du hører om en IBCLCammevejleder. En IBCLC er en yderst kompetent, sundhedsprofessionel samarbejdspartner, som har gennemgået grundig undervisning og har gode forudsætninger for at hjælpe med amningen, som de bliver eksamineret i med 5 til 10 års mellemrum, og som holder sig opdateret løbende gennem klinisk opkvalificering. Certifikationen som IBCLC adskiller sig fra andre former for ammevejledere eller hjælpere, som hjælper og underviser familier, der oplever problemer med amningen. Uddannelsens krav, kliniske kompetencer og tilgangen til at hjælpe, er for en IBCLC fokuseret på klinisk undersøgelse og støtte.

En IBCLC-ammevejleder inkluderer i sin tilgang blandt andet barnets udvikling, ernæring, fysiologi og patologi (sygdomshistorie); dette inkluderer spisemønstre på forskellige alderstrin, introduktionen af fast føde, fødevareintolerancer eller -allergier, spædbarnets anatomi og den orale anatomi, neurologiske forandringer, muskeltonus, reflekser og vægt- og højdeskalaer. En IBCLC foretager også undersøgelse, undervisning og rådgivning omkring mødres ammeproblemer, som for eksempel brystets udvikling, udfordringer, som kommer enten af anatomi eller fra kirurgiske indgreb, brystinfektioner, styring af mælkeproduktionen, mors ernæringsmæssige tilstand, hvordan brystmælk er sammensat, donormælk og det endokrine hormonsystems indflydelse på dannelsen af brystmælk. En IBCLC har viden om, og forståelse for, tilstande som for eksempel diabetes, infertilitet, ubalancer i stofskiftet eller hormonerne, autoimmune sygdomme, farmakologi (viden om lægemidler), galaktagoga (midler som fremmer mælkeproduktionen) og medicinske urters indflydelse på at øge mælkeproduktionen. Desværre er der nogle sundhedsprofessionelle, som sjældent har tiden, eller den udvidede ekspertise omkring amning, til at vurdere den ammende mor-barn-dyade[6] sammen og i sin helhed. Når man skiller vurderingen af mor og barn ad, negligerer man det forfinede, biologiske samspil, som foregår under amningen, hvor mors problemer også er babys problemer og omvendt. En IBCLC tager sig tiden til at vurdere mor og baby sammen og spiller en vigtig rolle i at støtte familien, mens de navigerer i udviklingen af spisefærdighederne, og udfordringerne, samtidig med at der er opmærksomhed på mors psykiske velbefindende, når hun skal falde til i sin nye rolle og lære, hvordan man ammer. Ydermere involverer

6 Dyade = relation eller forhold bestående af to parter, som betragtes som en helhed.

IBCLC-ammevejlederen sig i psykologi, sociologi, forskning, den offentlige sundhed, antropologi og den generelle ammekultur. IBCLC-ammevejlederen promoverer, støtter og forsvarer den ammende dyade/familie i mange sammenhænge, for eksempel på hospitalet, ammeambulatorium, hos lægen eller i deres egne private klinikker.

Ammevejledere har en løsningsorienteret tilgang til at lave en klinisk vurdering, undervise, give anbefalinger, ammehjælp, spiseplaner og henvisninger til andre sundhedsprofessionelle. IBCLC-ammevejledere håndterer ammeproblemer, som rangerer fra de helt gængse til de meget komplekse. Særligt dygtige IBCLC-ammevejledere er en naturlig del af det TOTs-hold[7], der skal hjælpe den ammende mor-barn-dyade med at rette op på en dysfunktionel suttevane og med den opfølgende behandling efter klip af tungebåndet. Et dysfunktionelt suttemønster kan skyldes, at baby ikke får godt fat om brystvorten, forkert positionering under amningen, ukoordinerede primitive reflekser og muskler eller strukturelle og posturale[8] problemer, som påvirker funktionen under spisning. Der er mange ting, IBCLC-ammevejlederen skal vurdere og optimere hos den ammende dyade, og hver eneste behandlingsplan er yderst detaljeret og individuelt tilpasset. Vi arbejder ofte med babyer, som har problemer med et dysfunktionelt suttemønster og stramt tungebånd, men også babyer som er stoppet med at amme og skal have hjælp til at spise fra flasken.

Et af de store problemer for dem, der har specialiseret sig inden for stramme, orale væv, blandt andet IBCLC-ammevejledere, er, at der generelt mangler på fokus på mundmotoriske dysfunktioner og stramt tunge- og læbebånd, både i offentligheden og hos det sundhedsfaglige personale. Der er i høj grad brug for flere, som er gode til at vurdere, mere erfaring og flere muligheder for at uddanne

7 TOTs er forkortelsen for den amerikanske betegnelse "tethered oral tissues", som betyder "restriktivt, oralt væv", hvilket er den officielle, amerikanske fællesbetegnelse for stramt tungebånd, stramt læbebånd og stramme kindbånd.

8 Problemer med kropsholdning

sig inden for området, sådan så flere sundhedsfaglige er opmærksomme på, hvordan man sammensætter den optimale behandling. Af denne grund er der mange amerikanske IBCLC-ammevejledere, som enten underviser i, eller skriver bøger om, emnet.

Den næste udfordring er det meget omdiskuterede spørgsmål om, hvem der kan undersøge og diagnosticere. Vi IBCLC-ammevejledere kan beskrive og informere patienten og lægen/tandlægen om, hvad vi observerer, og vi kan undersøge spisemønstrene og lave en oral undersøgelse. Den bedste måde at gøre det på er ved at gå ud fra et grundigt skema, skrive rapporter eller lave journalnotater samt fortælle, hvad vi finder frem til i undersøgelsen til forældre og sundhedsfagligt personale. Vi er klar over, at stramme bånd i munden kan give komplekse og varierende tegn og symptomer. Jeg siger ofte, at stramme, orale bånd er som fingeraftryk. De er forskellige rent anatomisk og funktionelt, og derfor skal vores tilgang til dem tilpasses individuelle behov, og vi er nødt til at skræddersy både undersøgelse, forskellige terapiformer og behandlingsforslag til hver enkelt patient.

Der er i høj grad brug for flere, som er gode til at vurdere, mere erfaring og flere muligheder for at uddanne sig inden for området, sådan så flere sundhedsfaglige er opmærksomme på, hvordan man sammensætter den optimale behandling.

Fagpersoner, som har specialiseret sig inden for emnet (stramme orale bånd) arbejder på at udvikle bedre uddannelse til ammevejledere og andre sundhedsprofessionelle, så de kan blive klædt på til at foretage en grundig undersøgelse og diagnosticering, til at kunne lave fuldstændige klip samt give den bedste sårbehandling efterfølgende. IBCLC-ammevejledere, som har brugt tid på at blive fortrolige med problematikkerne omkring stramt tunge- og læbebånd og orale funktioner, ved, at der i høj grad er brug for grundigt tilrettelagt forskning for at bekræfte de forbedringer, som er helt åbenlyse for dem, der i øjeblikket arbejder inden for feltet.

Indtil disse forskningsstudier bliver lavet, vil vi fortsætte med at tilbyde undervisning, oplysning og tværfagligt samarbejde, som har patienterne i fokus.

Forældre, som opsøger hjælp ved en ammevejleder, undrer sig ofte over, hvorfor deres baby ikke kan få godt fat om brystvorten eller ammes uden problemer. IBCLC-ammevejlederen vil drøfte teknikker, så baby kan få bedre fat eller blive placeret bedre, samt hvordan et stramt tungebånd kan påvirke tungens bevægelighed og være et problem, som spiller en afgørende rolle, når man oplever problemer med amningen. IBCLC-ammevejlederen kender til tungens anatomi og fysiologi, samt hvordan tungen fungerer og bevæger sig under amningen. Munden åbnes, læberne og tungen får kontakt med brystet, og tungen strækkes ud for at gribe om areola og brystvorten for at stabilisere brystvævet i babys mund. Herefter svøbes tungen tæt om brystvorten, tungen løftes og presses mod ganen, hvorefter den nederste kæbe trækkes nedad for at danne det vakuum, som er nødvendigt for at trække mælken ud af brystet.[12] Den midterste og bagerste del af tungen kontrollerer bevægelsen af den flydende væske, så der kan laves et godt synk og en optimal beskyttelse af luftvejene, mens ganen og tungen arbejder for at lukke af for svælget op mod næsen (nasopharynx), når baby sutter, synker og trækker vejret. Tungen hjælper også med at forme ganen og tandbuerne, og den giver signaler til hjernen, som regulerer det autonome nervesystem.

En IBCLC-ammevejleder Må Vurdere Med Sans For Detaljen

Lad os kigge på, hvordan en IBCLC-ammevejleder vurderer spisningen og den orale funktion. Når en IBCLC møder en mor første gang, enten fysisk eller over telefonen, benytter vi os af en række værktøjer til aktiv lytning for at spore os ind på bekymringer og ammeproblemer, hvor vi har fokus på symptomer hos både mor og baby. Dernæst stiller vi mere dybdegående spørgsmål for at sikre os, at vi har et fyldestgørende overblik over sygdomshistorie og ammeforløb. Det indledende interview tager ofte 1 time eller længere og inkluderer tiden før graviditeten, selve graviditeten og fødselsforløbet. Vi spørger ind til tidligere ammeforløb, hvad mor spiser, medicin, og om der er nogle kroniske eller akutte sundhedsproblemer hos mor eller baby. Vi snakker om ammerutiner og -mønstre, babys urin og afføring, hvordan baby tager på og vokser, hvad mor ønsker at opnå med amningen, og hvordan vi bedst kan støtte dyaden. IBCLC-ammevejlederen laver en aftale med mor om en konsultation, enten i hjemmet, i en klinik eller på et ammeambulatorium, hvor vi kan observere, når baby spiser, tilbyde at undersøge mors bryster, hjælpe med at få lagt baby rigtigt til ved brystet, vurdere, hvor meget mælk baby formår at få ud af brystet, ved at veje baby på en højsensitiv digitalvægt før og efter en amning samt lave en undersøgelse af sutteevnen, mundmotorikken og tungen, kinderne, læberne, ganen og kæberne.

En korrekt, funktionel undersøgelse for stramt læbe- og tungebånd starter med en undersøgelse af, hvordan barnet spiser. Hvordan svøber barnet om brystet, hvordan kommer det til brystet? Er mor nødt til at lave mange justeringer eller gøre en heroisk indsats for at få amningen til at fungere? En IBCLC undersøger, om barnet kan åbne munden godt op, kan krænge læberne udad, om der bliver dannet vakuum, og om tungen kan komme ud over den nederste gummekant for at finde og svøbe om brystvorten uden at slippe sit vakuum. Kinderne skal se runde og fyldige ud, ikke suges indad eller have smilehuller. Kæberne skal bevæge sig blødt og rytmisk for at kunne give et godt sug, synk og en korrekt vejrtrækningsteknik. Sutterytmen skal afbrydes af tilstrækkelige synkelyde ved hvert 1-3 sug, som skal være stille, men stadigvæk energiske, mens mælken løber til og bliver fjernet fra brystet. Din baby skal være opmærksom og afslappet ved brystet og have godt med kræfter hele vejen igennem amningen, indtil hun slipper brystet, tilfreds og fuld af mælk. Gennem amningen observerer vi mor for at vurdere, om hun er komfortabel med at amme og kan gøre det uden at føle smerte. Vi beder hende beskrive, hvordan det føles, når baby svøber om brystet, og nøjes ikke kun med at kigge på, hvordan det ser ud udefra.

De problemer, der ofte kommer under amningen, falder typisk i en af to kategorier: sug med lav tonus (muskelstyrke) eller sug med høj tonus. Babyer med lav tonus vil søge febrilsk efter brystvorten, men vil ikke kunne få godt nok fat om den. Efter adskillige forsøg vil baby måske give op og glide af brystet, eller kun sutte overfladisk og i kort tid, og formår muligvis ikke at få noget at spise, selvom mælken løber til flere gange. Babyen med lav tonus falder i søvn ved brystet, fordi han har overanstrengt sig eller vælger måske at give op, før der er fjernet nok mælk fra brystet. Babyen kan godt lide at småspise ved brystet og sutter stille og ofte. Mor har sjældent ondt, og disse babyer risikerer at have en langsom vægtøgning, eller at de slet ikke tager på i vægt. Forældrene kan blive narret af, at baby spiser ofte og uden smerter hos mor. Andre babyer vil udvikle høj muskeltonus og suge endnu mere for at få mælk ud på enhver tænkelig måde, så de bider eller trykker gummerne sammen for at få mælken til at flyde, eller de suger hårdere med spændte læber og øget aktivitet i kinderne. En baby med høj tonus forårsager ofte mere smerte og ødelæggelse af brystvorterne på grund af ubalance i brugen af, eller styrken fra, læberne og kinderne. Når baby slipper brystvorten, kan der nogle gange ses en hvid linje eller mørke, læbestiftformet brystvorte, en vasospasme (pludselig, smertefuld indsnævring af et blodkar) på huden og, ved gentagne gange at blive udsat for beskadigelse (traume) med få timers mellemrum, vil vævet på brystvorten blive ømt og få sår, revner, vabler eller begynde at bløde.

Babyer med submukøst stramme tungebånd har ofte store problemer med at løfte den midterste del og siderne af tungen, og det gør, at de synker forkert. Disse babyer laver nogle gange klikke- eller smaskelyde, når de spiser, og kan også gylpe, hoste, kløjes i maden og lave bræklyde. Babyer bør stort set ikke lave lyde, når de spiser. Babyer med de førnævnte problemer kan ikke ret godt håndtere mælkestrømmen, de sluger ofte meget luft, når de spiser, og de har symptomer som refluks (aerophagia) og stille refluks/ halsbrand. Mødrene melder ofte om overproduktion af mælk og et voldsomt nedløb af mælk i starten af amningen. En baby med posteriort stramt tungebånd vil ofte ikke tage en sut eller spise fra flaske. Min teori er, at moderens bryster og krop instinktivt mærker, at baby ikke sutter optimalt og, hjulpet på vej af overstimulering fra hyppige amninger, derfor udskiller mælken hurtigt og hidsigt. Babyen vil ofte svaje i ryggen og tippe hovedet bagud, spænde op i hele overkroppen og blive så stiv som en soldat, der står ret. Babyen kæmper for at holde luftvejene åbne under spisningen og kan have problemer med at lukke af til luftvejene. Som et resultat af det, vil baby falde af brystet, og dermed slippe sit sug, og ser ikke ud til at kunne slappe af, så kroppen kan fordøje mælken. Ofte har en baby med luft i maven eller ubehag i kroppen brug for at blive holdt oprejst eller blive båret rundt i lang tid efter hver amning. Mor vil sige, at hendes baby hader at blive ammet eller kun kan ammes i bestemte stillinger, for eksempel liggende, eller når baby er døsig eller sover. Jeg har også observeret, at det er disse babyer, som er i risiko for at stoppe amningen fra den ene dag til den anden og for at udvikle orale aversioner. De har typisk også brug for mere støtte og behandling, både før og efter klip af tungebåndet, for at opnå optimale sutte- og spisefærdigheder.

Vores mål som IBCLC-ammevejledere er at støtte amningen, mens vi samtidig sørger for, at baby får nok næring og at mors mælkeproduktion bliver øget eller vedligeholdt, indtil problemerne løser sig, og/eller man får foretaget et klip af tungebåndet (hvis det er nødvendigt). Afhængigt af omstændighederne kan vi i nogle tilfælde anbefale en suttebrik og/eller at supplere under amningen med enten mors udpumpede mælk, donormælk eller modermælkserstatning gennem en lille slange på mors bryst (SNS-ammesystem).

IBCLC-ammevejlederens Undersøgelse af Stramme, Orale Bånd

IBCLC-ammevejledere bruger ofte et funktionelt undersøgelsesværktøj, som er en protokol, de kan gå ud fra, når de undersøger for stramhed i de orale bånd. De tre bedst validerede protokoller, der er tilgængelige i øjeblikket, er *the Hazelbaker*

Assessment Tool for Lingual Frenulum Function (HATLFF),[34] *the Frenotomy Decision Rule for Breastfeeding Infants* (FDRBI) af Dobrich[35] og *the Martinelli Lingual Frenulum Protocol.*[36]

Disse protokoller kan hjælpe i evalueringen af udseende og funktion, men de har hver især deres begrænsninger, så IBCLC-ammevejlederen bruger desuden også sin samlede kliniske erfaring og forskellige metoder til undersøgelsen, så man får tegnet det fulde billede ved den orale undersøgelse. IBCLC-ammevejlederen kan vælge at starte ud med at lade baby sutte på sin finger. De kan også starte med at prikke blidt på babys læber, for at se, når fingeren (med blommen vendt opad) bliver suget op til der, hvor den hårde og den bløde gane mødes, hvor stærkt eller svagt babys sug er, hvor tungens bevægelse udspringer fra samt hvordan tungen former sig om fingeren, bevæger sig bagtil, løfter sig mod ganen, strækkes frem og trækkes tilbage. Vi lægger mærke til formen og højden på ganen, ganens længde, brækrefleksen og sutteevnen i forhold til muskeltonus, rytme og svøb. Vi bruger måske en engangssprøjte med buet spids for at tilføje mælk, mens vi laver undersøgelsen af strukturerne i munden for at vurdere, hvordan baby reagerer på mælken og sammenligne sutteevnen med og uden flydende væske. Murphy-øvelsen (opkaldt efter Dr. Jim Murphy, en børnelæge, IBCLC og specialist i forskning om amning) udføres også under den orale undersøgelse, ved at man fører pegefingeren blidt frem og tilbage i en fejende bevægelse under tungen for at mærke, om der er et bånd af væv, som er stramt eller trukket opad, og som forhindrer en glidende fejebevægelse hen over mundbunden.

Herefter undersøger vi andre områder, som kan have indvirkning på sutteevnen, synk, vejrtrækningen og evnen til let at kunne svøbe om brystet og komme i den rigtige ammestilling, herunder babys kropsholdning. Babyer med lidelser som torticollis, skæv hovedform (plagiocefali), asymmetri i ansigtet eller spændinger i kroppen kan føle ubehag, som gør det sværere at svøbe om brystet, komme i bestemte ammestillinger og spise godt. En IBCLC lægger babyen eller barnet på et fladt underlag for at kigge på, hvordan hun ligger i side-, mave- og rygliggende stilling. Vi observerer overordnet på kroppen, holdningen og muskeltonus ved bevægelse, som kan være lav, høj, øget, overspændt eller afslappet eller normal. Hvordan bevæger nakken, skuldrene, armene og hofterne sig, og hvordan reagerer de på berøring og bevægelse? Hvordan leddene strækker og bøjer bliver også analyseret, mens vi leger med babyen. Buer baby i kroppen, eller forbliver den på en lige linje? Dernæst kigger vi på symmetrien i ansigtet, øjnene og kæben/hagen. Vi vurderer hovedformen — foran, bagpå, siderne, fontanellerne og kraniepladerne — og bemærker, om der ses anormaliteter som for eksempel skæve former, forhøjninger eller flade områder. En baby, som foretrækker at dreje hovedet mod venstre, eller har spændinger i venstre side af nakken, kan for eksempel have let ved at svøbe om det højre bryst, men kan ikke komme ordentligt på det venstre bryst. I sådan et tilfælde, kan det være en idé med manuel behandling, eller kropsbehandling, som for eksempel hovedmassage eller kranio sakral terapi udført af en fagperson med uddannelse til at gøre det (osteopat, kiropraktor, fysioterapeut, ergoterapeut, massør eller sygeplejerske) for at hjælpe til at afslappe muskler, der giver problemer med at amme. Dette kan være nok til at afhjælpe problemerne for nogen, men hvis der ikke opleves nogen forskel, kan man konkludere, at de stramme bånd i munden er en medvirkende årsag til dysfunktionel spisning og de observerede spændinger i ansigtet. Hvis det er tilfældet, er det tid til at henvise videre med henblik på at få klippet tungebåndet.

Undersøgelse for Stramme Bånd i Munden

Behandleren, som laver undersøgelsen, ofte en IBCLC-ammevejleder, vil placere babyen i den korrekte knæ-mod-knæ-position eller lægge baby på ryggen på en undersøgelsesbriks med babys hoved tættest på sig selv og fødderne pegende væk fra sig. Behandleren står eller sidder bag babys hoved, ligesom hvis man var til undersøgelse ved tandlægen. Man lægger sine hænder om babys hoved og, ved hjælp af begge pegefingre, trækker man læben op mod næsen. Vi lægger mærke til, om der er nogle spændinger eller besvær med at løfte læben, ser om den let krænges op mod næseborene, ser om der er indtræk ved overlæben eller små folder ved philtrum, undersøger om læbebåndet er tykt eller tyndt og vurderer, hvor læbebåndet hæfter på gummen. Desuden kigger vi på, om vævet på den øvre alveolærkam[9] bliver hvidligt, eller der er et indhak. Vi kører også en finger langs gummen for at se, om der er stramme kindbånd. Et stramt kindbånd, som enten bremser den fejende bevægelse med fingeren, som hæfter lavt på gummen eller under den mucogingivale grænse, eller som gør, at vævet på gummen bliver hvidligt, kræver en nærmere undersøgelse for at se, om der er symptomer, som spændinger i læberne og problemer med at danne vakuum under spisningen.

For at kunne undersøge restriktionen i tungen, må behandleren bruge begge pegefingre til at komme ned under tungen og presse ned mod mundgulvet, for derefter forsigtigt at løfte tungen så højt som muligt samt bagud mod svælget, mens de midterste fingre bruges til at holde på kæben for at give stabilitet. Vi lægger mærke til spændinger og elasticitet, længden på tungebåndet, hvis det er stramt, samt hvor det hæfter henne, og om det er tykt eller tyndt. Vi rører ved tungebåndet for at mærke, om der er spændinger, kigger om vævet bliver hvidligt, undersøger tungespidsens udseende og fortæller, om der er hjerteform eller indtræk, og lægger mærke til, om den ser firkantet ud, eller der er hvide belægninger. Behandleren bruger også tid på at kigge på den hårde og den bløde gane. Vi tager ofte billeder af tungebåndet, eller får forældrene til at gøre det, og hjælper dem med at få placeret telefonen eller kameraet i den bedste vinkel og sætte blitzen til, så de kan få et billede af det stramme tungebånd til deres journal.

IBCLC-Ammevejlederen vil herefter effektivt formidle og forklare forældrene, hvad hun har set ved undersøgelsen, og hvordan disse ting kan påvirke funktionen og amningen. Vi deler ofte billeder, patient-venlige artikler med yderligere information eller brochurer, vi har lavet målrettet til de problemer, som måske kræver

9 Den indvendige, øvre gummekant

en nærmere forklaring. IBCLC-ammevejlederen spiller en vigtig rolle i forhold til at forklare og vejlede i, hvad man kan forvente at opleve under klip af tungebåndet eller andre af de orale bånd. Vi forklarer, hvordan indgrebet foretages, og fortæller om fordele og risici. Herefter snakker vi om, hvad man kan forvente i forhold til heling og sårbehandling, kommer med bud på, hvordan man kan trøste med teknikker og almindelige, homøopatiske eller konventionelle medikamenter, som kan bruges ved ubehag, ligesom vi kommer med tips til, hvordan man kommer sig bedst muligt oven på indgrebet.

Ammevejleren kigger på mundøvelser, der skal laves før klippet, instruktioner til den efterfølgende sårbehandling (aftercare) og ser på den generelle behandlingsplan, som er individuelt tilpasset til mor og barn for at forsøge at afhjælpe problemerne inden, der bliver henvist til en frenektomi[10], for eksempel ved at forsøge at øge babys vægt eller mors mælkeproduktion. Noter fra undersøgelsen samt ammeplan gives til forældrene og babys læge, og der gives en henvisning til kropsbehandling og/eller et klip af tungebåndet. Opfølgende konsultationer bliver aftalt for at holde øje med, om amningen bedres, for at hjælpe med mundøvelser, aftercare efter klippet og følelsesmæssig støtte i helingsprocessen. Forældre har ofte brug for at blive mindet om, at et klip af tungebåndet ikke er en mirakelløsning, og at de stramme bånd har hindret funktionen og amningen i en længere periode. Derfor er tålmodighed, tid og terapeutisk hjælp nødvendigt for at opnå en succesfuld genopretning af mundens funktion, hvor baby lærer at bevæge hans eller hendes tunge og læber på en helt ny måde. Efter indgrebet vil baby have brug for, at moderen tilretter sin teknik i forhold til at lægge til brystet og amme. Hun skal måske have lært nye teknikker, som at få baby til

> ***Tålmodighed, tid og terapeutisk hjælp er nødvendigt for at opnå en succesfuld genopretning af mundens funktion.***

10 Klip af tungebåndet

at få fat om brystet uden at bruge ammebrik, hvordan hun vælger en ammestilling som ikke længere kræver, at hun kompenserer, og hvordan hun effektivt former brystet og laver kompressioner. Mundøvelserne og suttetræningen hjælper til at genskabe bevægelse og funktion i tungen, kæberne, læberne og kinderne. IBCLC-ammevejledere, som har taget ekstra uddannelse og specialiseret sig i at hjælpe med komplekse ammeudfordringer, har tydeligvis forudsætninger for at yde en stor støtte og at hjælpe mor-barn-dyaden til at opnå succesfulde, nye teknikker til at kunne lægge baby til ved brystet, rette på spisemønstre og forbedre amningen efter klip af tungebåndet, og flere aftaler, hvor man vurderer mundøvelser og spiseteknikker, er måske nødvendige for at optimere funktionen.

Hvis babyen stadig har problemer 1 til 2 uger efter indgrebet, vil IBCLC-ammevejlederen foreslå en opfølgende undersøgelse for at undervise i specifik suttetræning og mundøvelser baseret på de problemer, der bliver opdaget ved undersøgelsen. At vise forældrene, hvordan man kan lave mavetid, babymassage, integration af reflekserne og anden babyleg, hjælper til at styrke babys nakke, skuldre og andre af de muskler, som er involveret under amningen. Det anbefales, at man koordinerer med aftaler hos en kropsbehandler for yderligere at støtte den optimale genoptræning (se Kapitel 26 for mere information).

Undersøgelse for Stramme, Orale Bånd hos Ældre Babyer og Tumlinge

IBCLC-ammevejlederen arbejder ikke kun med spædbørn, men også med ældre babyer og tumlinge, som fortsat ammes, er ved at overgå til fast føde, eller som måske er begyndt at blive fravænnet amningen. I alle disse tilfælde, og flere, søger forældre viden og støtte hos en IBCLC. De kender til, hvilke symptomer ældre babyer kan have, som for eksempel fortsatte problemer med vægtøgning eller spisning, svært ved at skifte til at spise fast føde (her kan symptomerne være afvisning af bestemte konsistenser, at de får mad galt i halsen, får brækfornemmelser, kaster op, stopper maden ud i kinderne eller spiser langsomt), forsinket tale eller udtaleproblemer og anormaliteter i forhold til tænder. Ved ethvert af disse symptomer vil IBCLC-ammevejlederen give besked til barnets læge og derefter henvise til en talepædagog eller ergoterapeut. Det tværfaglige hold, som også omfatter IBCLC-ammevejlederen, vil blive enige om en anbefaling for, hvordan amningen og spisningen af fast føde kan optimeres, og om det er nødvendigt med et klip af tungebåndet, hvis symptomerne peger på, at tungebåndet er stramt og giver funktionelle problemer med spisningen.

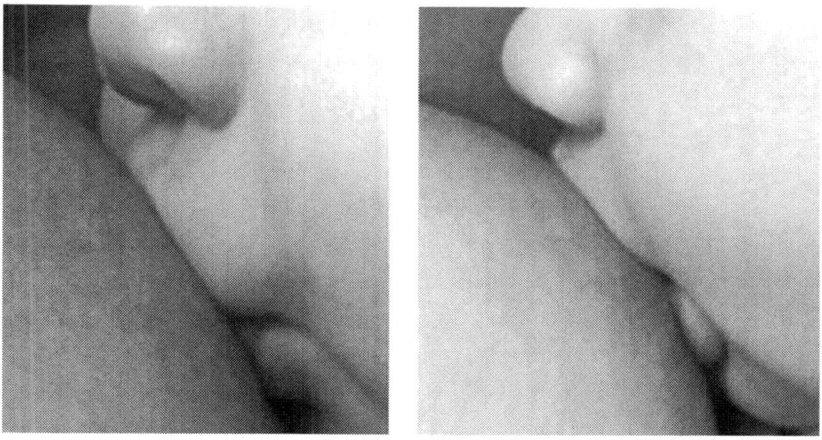

En babys overfladiske svøb om brystet (venstre) og efter klip af stramt læbe- og tungebånd (højre), billederne er taget samme dag. Læg mærke til, at babyens mund åbner mere op og at læberne ikke er lige så spidsede.

Vejledning om, Hvad Man Kan Forvente af Aftercare

Hvis der er stramme bånd, og babyen henvises videre til yderligere undersøgelse, er det bedst allerede ved første konsultation at snakke om, og undervise i, hvordan man laver et godt løft af tungen og læben under den efterfølgende sårbehandling. Ammevejlederen vil demonstrere, hvad forældrene skal lave af stræk og løft, og kan vejlede om, hvordan man bedst placerer fingrene inde i babys mund, når man laver de genoptrænende, mundmotoriske øvelser og mobiliserende strækøvleser (aftercare).

Forældrene opfordres til at lave øvelserne to gange om dagen op til tungebåndet bliver klippet, altså før der faktisk er et sår. Ved at gøre dette, styrker man forældrenes tro på, at de kan gøre det, og det hjælper barnet til at blive tryg ved aftercare-processen og suttetræning; ud over det, så begynder disse øvelser også at træne og styrke musklerne i tungen og styrker den generelle tonus og styrke.

Til sidst snakker man om, hvad planen skal være for at komme godt igennem indgrebet, og hvad man kan gøre, hvis der opleves ubehag bagefter. Forældrene har brug for en checkliste til, hvad de skal købe på forhånd, for eksempel homøopatiske midler, gummedråber og/eller smertestillende medicin. Vi snakker med forældrene om, at muligheden for at være sammen med barnet i nogle dage eller en uge efter indgrebet, kan hjælpe til at gøre oplevelsen bedre. Man kan overveje at bære eller holde om barnet mere end normalt, øge tiden med hud-mod-hud, give baby varme bade og øge tiden ved brystet. Forældre bør forstå, at de første 7 til 10 dage efter indgrebet kan være udfordrende på grund af ubehag, gentagne løft ved aftercare og opfølgende konsultationer til diverse behandlere. Forældrene bliver opfordret til at ringe eller booke en tid til en opfølgning hos deres IBCLC-ammevejleder to til fem dage efter indgrebet, to uger efter indgrebet og herefter ud fra behov, alt afhængig af babys alder og hvordan det skrider fremad med spisningen. Ideelt set vil 2 til 6 opfølgende besøg hos ammevejlederen kunne få spisningen tilbage på sporet. Ved de opfølgende aftaler hos IBCLC-ammevejlederen fokuseres der på, at man kan berolige forældrene med, at helingen går, som den skal, optimering af nye spiseteknikker, gennemarbejdning af punkter fra ammekonsulentens plan, som for eksempel lav mælkeproduktion, gennemgang af mundøvelser samt følelsesmæssig støtte til forældrene. På dette tidspunkt i processen og helingen har

> ***Man kan overveje at bære eller holde om barnet mere end normalt, øge tiden med hud-mod-hud, give baby varme bade og øge tiden ved brystet.***

forældre ofte mange spørgsmål og begynder at tvivle på, om indgrebet har været effektivt, eller om det var det værd. Vi kan opmuntre eller pege på, hvor der sker fremskridt, og blive ved at fortælle forældrene, hvad de selv kan gøre for at hjælpe deres barn på vejen mod heling. Nogle forældre har brug for at snakke med andre forældre, som har fået klippet tungebåndet på deres børn, så IBCLC-vejlederen kan skabe forbindelsen til andre forældre, som har oplevet lignende udfordringer, eller anbefale at man bliver medlem af en støttegruppe, enten i en fysisk eller online udgave.

Udfordringer Med at Hjælpe som IBCLC

Ofte sker det, at IBCLC-vejlederen først møder mor-barn-dyader, hvor muligheden for at genetablere amningen fuldstændig er forpasset, eller babyen ikke er blevet ammet, enten direkte eller regelmæssigt, i mange måneder, og nu enten er delvist ammet eller fuldt ernæret ved flaske. I sådan et tilfælde vil IBCLC-ammevejlederen rose moderen for sin indsats og forsikre hende om, at den mængde mælk, hun måtte have, også selvom den bliver suppleret med modermælkserstatning, stadig vil gavne barnets vækst og immunsystem. Babyer, som får flaske, kan også kæmpe med sutteevnen; nogle gange ser vi, at babyer bliver vrede eller frustrerede, når de bliver tilbudt flaske, at der drypper eller siver mælk fra mundvigen, når baby drikker fra flasken, og at det tager 30 minutter eller mere at spise en flaske, og hvor baby i så fald bruger for meget energi på at spise, hvilket kan resultere i lav vægtøgning, eller at baby helt nægter at spise fra flaske.

Vi gør vores bedste for at optimere mælkeproduktionen, viser den bedste måde at give flaske på og snakker om, om mor ønsker at genetablere amningen, hvis det er muligt. Forældre er kede af at måtte opgive amningen, når stramme bånd påvirker den tidlige ammefase, men en IBCLC kan så et frø om, at man kan få et succesfuldt forløb med næste barn ved at opfordre forældrene til at kontakte en ammevejleder inden for den første uge efter næste fødsel. Arbejdet med ammeproblemer byder på mange op- og nedture, men det giver en fantastisk følelse i maven, når forældre deler deres succeshistorier og fortsætter med at kæmpe, indtil deres babyer opnår bedre spise- og udviklingsmønstre.

KAPITEL 5

Undersøgelsen Ved Den Fagperson, Som Skal Klippe

Det lille barn med stramt tungebånd er muligvis den mest udfordrende patient at behandle for stramt tungebånd, fordi timingen er så vigtig, og fordi samtlige spillere på det hold, der skal hjælpe, skal snakke sammen og være på samme side. Patienter i alle aldre står overfor unikke udfordringer i forhold til at komme sig efter behandlingen og har behov for at lære den korrekte koordinering af musklerne, og/eller aflære kompenserende måder at bruge musklerne på, for at opnå en normal funktion af tungen. Det er ikke anderledes med babyer, og mange har brug for en masse hjælp under genoptræningen.

Behandlingen af en baby bør starte allerede på hospitalet, hvor der laves en undersøgelse lige efter fødslen. Babyer bliver undersøgt for en række potentielle problemer ved fødslen, og i nogle lande, som for eksempel Brasilien, er der også en lovgivning, der hjælper. I Brasilien er der en lov, som omhandler undersøgelse af stramme, orale bånd, og det er derfor påkrævet, at alle spædbørn får foretaget en gratis undersøgelse af tungebåndet af en talepædagog, som kigger efter, om der er restriktioner, for eksempel fra et stramt tungebånd.[37,38] Den type lovgivning ville være en hjælp i mange lande, inklusiv USA, og opbakningen til sådan en lov er stigende. Det afgørende er at sikre, at dem, der undersøger babys mund og orale bånd, ved hvad man skal kigge efter og er ordentligt uddannede i metoder til klart at kunne vurdere og behandle de restriktioner, der måtte være.

Fuldstændig ligesom at babyer bliver undersøgt for andre medfødte anormaliteter, så burde en undersøgelse for stramt tungebånd blive udført ved fødslen af en fagperson, som har modtaget opdateret og løbende undervisning i, hvordan man laver en grundig undersøgelse af, om der er et stramt tungebånd. Hvis det vurderes, at der er restriktion, bør det diskuteres med ammevejlederen (IBCLC), som vil lave sin egen undersøgelse og vurdere alle aspekter af, hvordan amningen fungerer. Ammevejlederen skal kigge på, om baby kan få fat om brystet, observere mor under en amning, stille opfølgende spørgsmål, rådgive og undersøge munden for at se, om der er stramt tunge- eller læbebånd, som vi har været inde på i et tidligere kapitel. Selvom ammekonsulenten ikke officielt kan diagnosticere stramme, orale bånd, er det en del af IBCLC-ammevejlederens arbejdsområde at vurdere stramme bånd hos babyer, hvilket er essentielt i forhold til at afgøre, om der er et funktionelt problem. Hvis der er en mistanke om enten stramt tunge- eller læbebånd, bør IBCLC-ammevejlederen lave en henvisning til den fagperson, det vil være mest hensigtsmæssigt at tage til, for videre udredning for stramt væv af enhver slags samt behandling, hvis det er nødvendigt.

Ammevejledere spiller på familiernes hold, og hospitalet og lægerne bør give dem mulighed for at udfolde sig inden for deres arbejdsområde. Ammevejlederne skal undervise og vejlede familierne i forhold til stramme tungebånd. Når der er tale om posteriort stramme tungebånd, er der i starten ikke mange af symptomerne, som adskiller sig fra dem hos en baby uden stramt tungebånd, som forsøger at spise fra brystet for første gang. Der kan være udfordringer med at svøbe om brystet, ubehag i starten og en lidt urolig baby, og alt det kan sagtens være helt normalt. Hospitalets IBCLC-ammevejleder bør dog anbefale familien at kontakte hende, eller en anden ekspert i stramt tungebånd, for endnu en vurdering, hvis ammeproblemerne bliver værre, eller der opstår andre problemer. Hospitalet bør sikre sig, at de nybagte forældre er klar over, at de enten kan vende tilbage til ammevejlederen, finde en privatpraktiserende IBCLC eller opsøge et kommunalt tilbud om ammevejledning, hvis problemerne med amningen fortsætter, efter de er kommet hjem fra hospitalet. IBCLC-ammevejlederen er quarterbacken på ammeholdet, som ser moderen og babyern oftere end andre fagpersoner (enten i hjemmet, i en støttegruppe eller på en klinik), og vejleder ammende dyader i den kritiske periode lige efter fødslen og også efterfølgende.

Så snart et stramt tungebånd bliver konstateret, bør der laves en henvisning til en erfaren fagperson, der kan klippe det. Efter vores tvillingepiger fik diagnosticeret og behandlet deres stramme tungebånd, og oplevede en kæmpe forbedring, læste jeg utallige artikler, så videoer, deltog i konferencer, læste bøger og snakkede med fagfolk, der udførte klip, fra hele landet for at lære så meget som muligt om emnet. Man er nødt til at lave en masse selvstudier og søge fortløbende uddannelse, før man begynder at behandle nyfødte. Der er mange slags fagfolk, som er involveret i behandlingen af babyer med stramt tungebånd. Det kræver et helt hold af mennesker for at kunne tage sig ordentligt af både mor og barn, som det også understreges af de fagfolk, der har bidraget til denne bog.

Hospitalet bør sikre sig, at de nybagte forældrene er klar over, at de kan vende tilbage til ammevejlederen, hvis problemerne med amningen fortsætter, efter de er kommet hjem fra hospitalet.

Som nævnt tidligere, er IBCLC-ammevejlederen nok den første, som har mulighed for at opdage, hvis der er problemer med amningen, og hendes ekspertise rækker videre end til blot at kigge på svøbet eller hjælpe til andre ammestillinger — det lærte jeg selv, da vi fik behandlet vores piger. Kunsten, at blive ammet, er svær for nogle babyer, hvilket kommer bag på nogle mødre og sundhedsfaglige, fordi de forventer, at det sker helt naturligt og instinktivt. Igen, IBCLC-ammevejlederen bør henvise familien videre til andre fagpersoner, hvis der er behov for særlig hjælp. Herefter skal familien komme hos IBCLC-ammevejlederen igen efter klip af tungebånd for opfølgende undersøgelser og støtte, som beskrevet i Kapitel 4.

Når det står klart, at en dyade, der kæmper med amningen, har brug for en vurdering i forhold til et muligt kirurgisk indgreb, kontakter man den fagperson, som skal udføre klippet. Denne person kan være en læge, for eksempel en børnelæge, speciallæge, øre-næse-halslæge, tandlæge eller specialtandlæge, parodontist, mundkirurg, sygeplejerske eller anden sundhedsfaglig person, som har tilstrækkelig træning og autorisation til at udføre indgrebet. Mange slags fagpersoner er i stand til at udføre indgrebet korrekt, så patienten får et fuldt og funktionelt klip af tungebåndet, og tilbyder fantastisk opfølgning. På samme måde er det redskab (laser, saks, skalpel), der benyttes, mindre vigtigt end kundskaberne hos den, der bruger det, når man skal opnå et fuldstændigt, funktionelt klip. Hvis patienten fortæller, at der blev lavet et "snit" eller "lille klip", er der en risiko for, at det ikke er gjort tilstrækkeligt, fordi fagpersoner med mere erfaring på området typisk bruger ordlyden "løsne tungebåndet", "fuldstændigt klip" eller "fjernelse af det restriktive væv".

Det redskab (laser, saks, skalpel), der benyttes, er mindre vigtigt end kundskaberne hos den, der bruger det, når man skal opnå et fuldstændigt, funktionelt klip.

En fagperson, der foretager klip af tungebåndet, bør kende til både anteriort stramme og posteriort stramme tungebånd, stramt læbebånd, de livslange konsekvenser af ikke at behandle et stramt bånd i munden og hvilken slags efterbehandling, der er nødvendig. Fagpersonen bør gennemføre en fuld undersøgelse, svare på alle forældrenes spørgsmål, sikre sig et informeret samtykke forud for indgrebet og forklare alle risici, fordele og alternative behandlingsmuligheder for forældrene. I nogle tilfælde bliver forældrene først informeret om, at deres baby har fået klippet sit tunge- eller læbebånd på hospitalet, når det *er blevet* gjort. Mange gange viser denne slags klip sig at være lavet ufuldstændigt (og desuden uetisk). Fagpersonen, der klipper, skal fokusere på at løsne det restriktive væv fuldstændigt ved at lave en masse små klip samt at bruge et godt lys, forstørrelsesbriller og stabilisering af patienten. Det bør være en ekstraordinær hændelse, hvis det er nødvendigt at lægge en baby i fuld narkose for at gennemføre indgrebet. Denne anbefaling begrundes med, at risikoen ved at bruge fuld narkose, både under selve indgrebet og efterfølgende, overstiger fordelene. Hvis indgrebet kan udføres sikkert og med et minimalt niveau af stress eller ubehag hos barnet, overskygger fordelene ved et indgreb udført i lokalbedøvelse helt klart risikoen og udgifterne ved at bruge narkose på et hospital.

The Food and Drug Administration (FDA)[11] udsendte for nylig nye advarsler om at bruge sløvende midler og fuld narkose på børn under tre år, og dyreforsøg har vist, at hjernecellerne dør, samt at der var andre negative effekter på børns udvikling, efter de var blevet udsat for denne slags medikamenter.[39] FDA anbefaler, at man bruger fuld narkose ved vigtige, kirurgiske indgreb, som ikke kan udsættes til senere, som for eksempel medfødt hjertefejl, læbe-ganespalte o.lign..

Fagpersonen, der klipper med saks, skal fokusere på at løsne det restriktive væv fuldstændigt ved at lave en masse små klip samt at bruge et godt lys, forstørrelsesbriller og stabilisering af patienten.

Det er endnu ikke undersøgt fuldt ud, hvilken effekt narkose og bedøvende gasser har på hjernens udvikling, og der er grund til at rejse bekymring om, at man lægger et barn i fuld narkose, når der eksisterer alternativer.[40]

Brug af bedøvelse skal altid gøres ud fra en kalkulering af fordele og ulemper. Hvis et barn har udtalte hjerteproblemer, er det nødvendigt med fuld narkose, når man udbedrer det. Hos børn, der har munden fuld af huller og betændelse, bruger børnetandlæger fuld narkose i ambulante, kirurgiske klinikker, når de behandler mindre børn. Denne behandlingsform minimerer psykiske traumer og gør, at behandlingen kan gennemføres effektivt og med en bedre

11 Den amerikanske fødevarestyrelse.

kvalitet, end hvad man kunne opnå på et barn ved bevidsthed, som er meget angst. Men et indgreb som klip af tungebåndet (frenektomi), der kan udføres sikkert i en almindelig klinik, kræver ikke, at man lægger barnet i fuld narkose. Af og til vil behandleren måske vælge at tilbyde det, men det bør kun meget sjældent være nødvendigt, eftersom indgrebet ikke er meget mere traumatiserende end en rutinemæssig vaccination, og i hvert fald meget mindre indgribende end en omskæring.

Viden om, hvordan man behandler disse restriktive vævsbånd, må behandlere selv opsøge, for det er typisk ikke noget, man bliver undervist i detaljer om på medicinstudiet eller ude i praksis. Og hvis det er tillært under uddannelsen, er informationen ofte forældet og forkert. Den fagperson, der laver klippet, bør inden for de seneste fem år have gennemført en eller anden form for efteruddannelse, som handler om stramt tungebånd, fordi metoderne og forslag til, hvordan man bedst behandler et stramt tungebånd, er i hastig udvikling. En kvalificeret fagperson kan kendes på hans eller hendes villighed til at samarbejde med andre faggrupper, som for eksempel IBCLC-ammevejledere, og til at svare på spørgsmål, fremvise eksempler på tidligere patienter, han eller hun har lavet indgrebet på, og vise, at der er fulgt op på den nyeste viden og fortsat er blevet taget efteruddannelse, som er relevant i forhold til at arbejde med stramme, orale bånd.

Frenektomi kan udføres sikkert i en almindelig klinik, og kræver normalt ikke, at man lægger barnet i fuld narkose.

Undersøgelsen Hos Den Sundhedsfaglige Behandler

En sundhedsfaglig behandler kan være enhver, som arbejder med babyer, for eksempel en børnelæge, ammevejleder, talepædagog (audiologopæd), ergoterapeut, ekspert i spiseproblemer, læge eller tandlæge, hvilket vi tidligere har været inde på. Behandleren bør først lytte til patientens sygehistorie og få moderen til at udfylde et spørgeskema, som kommer omkring alle relevante problemer, som kan være relateret til babys stramme tungebånd (se Appendix). Moderen er måske ikke klar over, at gylp, refluks, trøske, brystbetændelse eller det, at baby ikke kan holde sutten i munden, kan hænge sammen med et stramt tungebånd. Efter moderen har udfyldt spørgeskemaet, skal baby tages ud af autostolen, ud af mors arme og lægges på undersøgelsesbordet, i en tandlægestol eller på et særligt bræt til at lægge hen over lårene og knæene på moderen og behandleren, så mor kan holde baby fast og have øjenkontakt, mens behandleren undersøger munden.

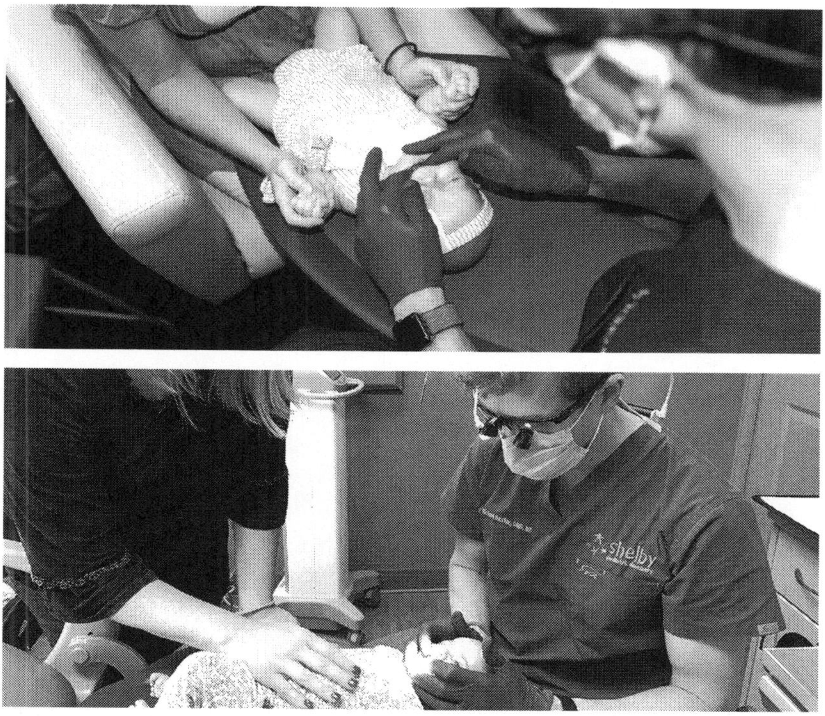

Undersøgelse af en baby på et specialdesignet undersøgelsesbræt til at lægge på låret (øverst) eller siddende på en stol (nederst), behandleren sidder bag patienten og bruger forstørrelsesbriller og lys.

Den bedste positionering til at undersøge en baby er typisk ved at kigge bagfra, mens babyen ligger ned, men nogle behandlere foretrækker at kigge forfra. Det er en mulighed, at man overser et tungebånd, som ikke er meget tydeligt (som for eksempel posteriort stramt tungebånd), hvis baby kigges på forfra, fordi den nederste gumme kan blokere udsynet fra denne vinkel.

Behandleren bør bruge to fingre, når der undersøges for stramt tungebånd, og trykke ned på begge sider af tungebåndet (frenulum) og forsøge at løfte tungen mod ganen. Hvis tungen har svært ved at komme op, kan der være restriktion. Selvom babyen kan stikke tungen ud af munden, betyder det ikke, at der ikke er et stramt tungebånd. Nogle gange er det tydeligt helt ovre fra den modsatte side af lokalet, at der er et stramt tungebånd, som hæfter helt ude på tungespidsen. Andre gange er det knap så tydeligt og kræver et nærmere kig, før man ser det. Uanset hvad, så kræver det en grundig undersøgelse for at være sikker på, at man ikke overser noget, som potentielt kan besværliggøre spisningen.

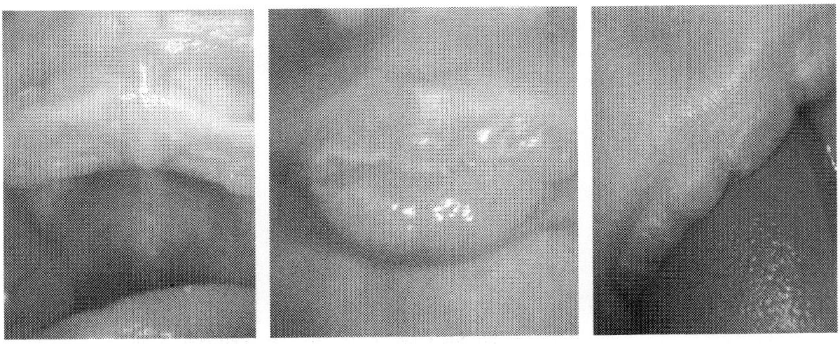

Høj gane og suttevabler på en baby.

En anden god test er Murphy-manøvren, som er nævnt i Kapitel 4. Den går ud på, at man kører sin pegefinger frem og tilbage under tungen, hen over mundgulvet. Vævet under tungen bør føles glat, blødt og svampet. Det skal ikke føles som om, fingeren er nødt til at forcere en forhindring eller fartbump, når den glider hen over mundgulvet lige under tungen (se næste billedserie for at se to symptomatiske, stramme tungebånd, hvor det ved undersøgelsen føltes som om, der var en forhindring eller fartbump, man skulle over). Ganen skal ikke være høj eller ligne en hule, den skal være flad, bred og U-formet. Tungen former ganen, når baby dier, eller når tungen hviler i ganen, så hvis tungen holdes nede i bunden af munden af et stramt tungebånd, vil ganen ikke formes flad og bred, men i stedet høj og smal. Processen, hvor tungen former ganen, foregår også, mens baby ligger inde i livmoderen, når baby synker fostervæsken, og tungen hviler i ganen. En baby begynder typisk at øve sig i at synke omkring 20. uge i livmoderen. Hvis synkemønsteret er anormalt, og tungen ikke kommer op i ganen under synket og ikke ligger oppe mod ganen under hvile, er der en risiko for, at baby fødes med en høj gane. Dette er ofte et tegn på en eller anden form for restriktion af tungen.

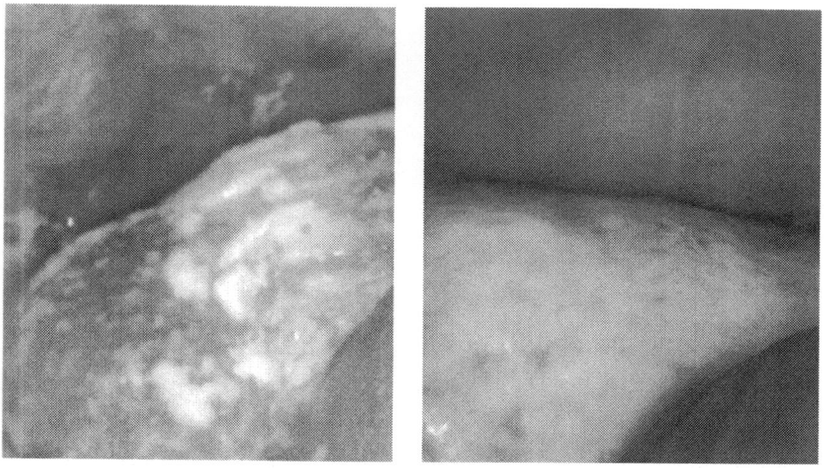

Trøske (til venstre) er hos et spædbarn tykt/klumpet og ses normal både i kinderne, ganen og på tungen. Mælketunge, som kommer af et stramt tungebånd (til højre), er glat, hvidt og ses på den bagerste del af tungen. Den sidstnævnte tilstand kræver ikke lægelig behandling og forsvinder oftest et par uger efter klip af tungebåndet.

Mange babyer har en hvid belægning på tungen, som ofte bliver fejldiagnosticeret til at være svamp eller trøske. Denne hvide belægning (også kaldet "mælketunge") kommer, fordi tungen ikke har kontakt med ganen, når baby er afslappet (lav tungeposition), og mælken derfor ikke bliver skrabet af tungen på naturlig vis. En babys tunge bør, ligesom en voksens, hvile i ganen, når den ikke er i brug. Disse babyer har ikke brug for medicin mod svamp, og hvis den hvide belægning kun ses på tungen, bør den sundhedsfaglige i høj grad mistænke, at der er restriktion i tungen. Et andet typisk tegn på, at tungebåndet er stramt hos baby, er suttevabler eller hård hud eller flager på læberne. Dette indikerer, at der er et dysfunktionelt sug, hvor baby bruger læberne til at skabe vakuum frem for at bruge tungen. Desuden har babyer, der hikker meget (eller hikkede meget, da den lå i mors mave) større risiko for at have stramt tungebånd på grund af forstyrrelser i nervesystemet, som for eksempel Vagusnerven eller Phrenicus-nerven, som leder nerveimpulser til diafragma. Dette er et tegn på et umodent og dysreguleret nervesystemet.

Selvom babyen kan stikke tungen ud af munden, betyder det ikke, at der ikke er et stramt tungebånd.

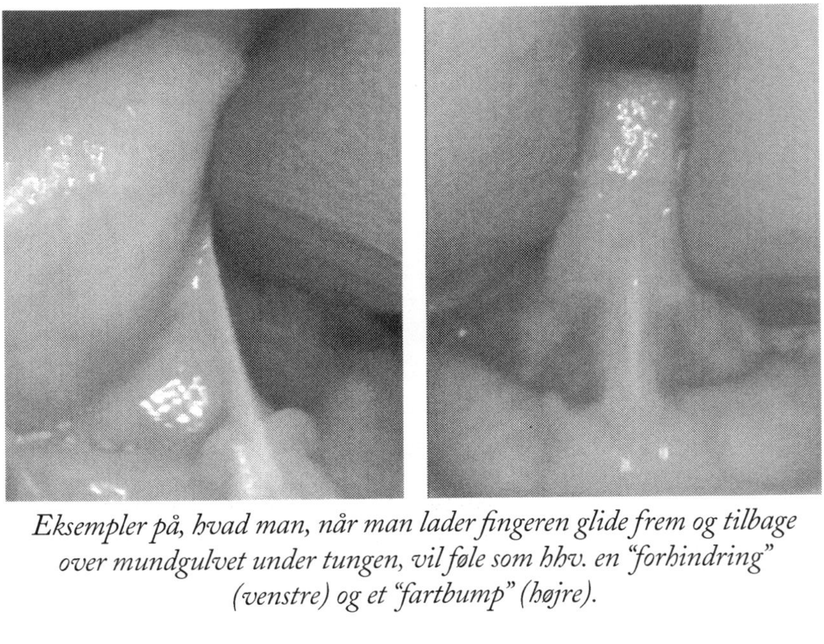

Eksempler på, hvad man, når man lader fingeren glide frem og tilbage over mundgulvet under tungen, vil føle som hhv. en "forhindring" (venstre) og et "fartbump" (højre).

En restriktion af tungens bevægelser,kan føre til problemer med tænderne og luftvejene gennem hele livet, fordi ganen udgør gulvet i næsehulen (se Kapitel 21). Overlæben skal løftes for at sikre, at den ikke holdes nede af et stramt læbebånd. Det øvre læbebånd må ikke blive hvidligt eller gøre ondt på barnet, når læben bliver løftet. Stramme læbebånd kan vise sig på et utal af måder, og skal udelukkes på baggrund af sygehistorien og en undersøgelse. En erfaren behandler kan og bør undersøge hele læbeområdet, tungen og området inde i kinderne.

Andre Fagpersoner på Holdet

Ofte kan en baby med stramt tungebånd også have andre problemer, som måske kræver professionel hjælp fra en kropsbehandler, for eksempel en fysioterapeut, ergoterapeut, kiropraktor, kranio sakral terapeut eller anden fagperson, som har uddannelse i, og erfaring med, at behandle nyfødte. Torticollis, for eksempel, er en ofte forekommende tilstand, som opstår på grund af, at en nakkemuskel er overspændt i den ene side, og som derfor kan få baby til at foretrække at vende hovedet til en bestemt side. Dette kan gøre, at baby ammes bedre fra den ene side eller foretrækker det ene bryst frem for det andet. Hvis dette er tilfældet, er det godt at få en vurdering fra en professionel, som har den rigtige uddannelse i at arbejde med babyer med torticollis samt erfaring med babyer med stramt tunge- og/eller læbebånd.

Af og til har baby brug for ekstra hjælp til at håndtere problemer med spisning, og en talepædagog, ekspert i spiseproblemer eller ergoterapeut kan være god at få med ind over. Ethvert problem med at synke, eller komplekse, medicinske tilstande, som for eksempel ganespalte, kræver højst sandsynligt en tværfaglig tilgang. Typisk vil den, der klipper tungebåndet, eller ammevejlederen, have en liste over specialister, som tidligere har haft succes med at hjælpe forældre til børn med stramt tungebånd med succes. Et andet sted at finde anbefalinger på fagpersoner i dit lokalområde er gennem grupperne på Facebook eller andre sociale medier.

KAPITEL 6

Omsorgsfuld Behandling

Forældre fortæller ofte, at de sidder med en følelse af, at deres fødselslæge, børnelæge eller tandlæge har udvist manglende forståelse, omsorg eller begge dele, når de har udtrykt bekymring for, at deres barn måske kunne have stramt tungebånd. Ofte opfordrer fagpersonerne forældrene til at give modermælkserstatning, hvis amningen giver problemer. Selv hvis dette bliver sagt på den blideste måde, med gode intentioner, påskønner mødrene måske ikke dette forslag. Måske har mor ikke fået den fødsel, hun ønskede, men i det mindste burde det, at give sit barn næring, automatisk fungere helt naturligt og uden komplikationer, eller det forestiller hun sig i hvert fald.

Min egen hustru havde det på den måde. Vi håbede på en fødsel, der ikke ville kræve meget lægelig indblanding, men da vi fandt ud af, at vi ventede tvillinger, og den ene af vores piger vendte forkert med numsen nedad, blev vi nødt til at acceptere, at de skulle fødes ved kejsersnit. Indgrebet forløb uden problemer, og babyerne var sunde og raske, men amningen viste sig at være en kæmpe udfordring allerede fra dag et. Hvad vi ikke vidste var, at vi senere ville opdage, at begge vores piger havde stramme tunge- og læbebånd. På trods af, at børnelæger, sygeplejersker og ammekonsulenter undersøgte dem på hospitalet, blev de stramme tunge- og læbebånd aldrig opdaget. Før vi forlod hospitalet, blev vi rådet til at supplere med modermælkserstatning, hvilket ikke var noget, vi ønskede. Modermælkserstatning er en livsnødvendig løsning for nogle mødre,og der bør ikke være noget at være flov eller skamme sig over, hvis det er, hvad en mor ønsker, eller beslutter sig til at være bedst at bruge. Hvis en mor derimod ønsker at fuldamme, bør dette ønske respekteres ,og enhver muligt hjælp bør tages i brug for at få amningen til at lykkes.

Nogle mødre kan genkende historier om fagpersoner, som nedtoner eller negligerer den smerte, de oplever, når de ammer, og fortæller dem, at det vil gå væk med tiden, at deres brystvorter vil blive hærdede og mere hårdhudede. De må lægge ører til en sætning, som ofte bliver sagt: "Sådan er det bare for nogle mødre at amme." Voldsom smerte under amning bør dog ikke bare automatisk blive accepteret eller ignoreret. Hvis mor oplever smerten som en 9'er på en skala fra 0 til 10, kan der være noget galt. Hvis en patient fortæller en læge til en konsultation, at han har smerter på 9 ud af 10 i en given kropsdel, vil lægen med det samme undersøge patienten nærmere for at blive klogere på smertesymptomet.

Voldsom smerte er ikke normalt; det er nærmere et tegn på, at noget ikke er, som det skal være, og bør blive undersøgt nærmere.

Nu, da vi kender mere til ammeproblemer, er det på tide, at lægerne også lærer at have en lignende tilgang til mødre, der oplever smerter ved amning. Lægerne skal starte med virkelig at lytte til de mødres bekymringer og være parate til at henvise videre til kompetente fagfolk, for eksempel IBCLC-ammevejledere, for at få lavet en undersøgelse.

Det kunne virke som om, det burde give sig selv, men det er vigtigt at stoppe op og overveje, hvad det egentlig betyder, at fagfolk behandler patienter omsorgsfuldt. En af de vigtigste færdigheder, en behandler kan lære, er at lytte aktivt til sine patienter med en intention om at lære mere om den historie, vedkommende kommer ind med. Nogle gange er det terapeutisk for en patient bare at kunne fortælle sin historie og føle sig hørt. Det gør også patientens oplevelse bedre og giver en lettelse af noget af den basale stress, der er en naturlig følgesvend til enhver sygdomsoplevelse.

En af de nemmeste måder til at begynde at lytte mere bevidst til patienterne er at give patienten et helt minut til at tale, før man overhovedet kommenterer på noget af det, de siger. Det kan godt overraske, hvor lang tid et helt minut kan tage. Opfindelsen af elektronisk journalføring har gjort afstanden i samtalen mellem fagpersonen og patienten større, fordi computeren kræver, at der skal sættes kryds i en masse bokse og udfyldes en masse tomme felter.[41] Det bør være det fremmeste mål for en fagperson at forsøge at møde patienterne der, hvor de er, og forsøge at forstå, hvad de kæmper med. Det kan føre til en følelse af tillid og ægte kommunikation, når man har en patient-fokuseret interaktion og skaber direkte øjenkontakt med patienten og dennes familiemedlemmer. Når man giver patienterne ens fulde opmærksomhed, skaber det også grobund for empati og omsorg. Det er helt afgørende, at man afsætter nok tid under konsultationen til, at man kan optage en fuld sygehistorie og lave en grundig undersøgelse, hvis man skal give den bedste behandling. Behandlere, som endnu ikke selv har personlig erfaring med stramme tungebånd, kan læse historier om det i denne bog, eller andre steder, for at få et godt afsæt til at kunne forstå de kampe og den udmattelse, familier, som er berørt af dette problem, oplever.

Mange familier nævner, hvor meget det betyder for dem, når deres doktor beder sammen med dem før et indgreb.

Behandlere, som er religiøse, oplever ofte, at det er en rigtig god måde at vise omsorg, når de tilbyder at bede sammen med patienterne. Familierne tager stort set altid gladeligt imod tilbud om at bede sammen og finder bønnerne beroligende i den stressede situation, de selv og deres barn befinder sig i. Det er hensigtsmæssigt med bønner for at heale barnet, for åndelig vejledning og visdom i forbindelse med operationen, for en god ammeoplevelse for mor og baby, for ro til mor og far og for minimalt ubehag for baby. Mange familier nævner, hvor meget det betyder for dem, når deres læge beder sammen med dem før et indgreb. Det kan meget vel være det mest mindeværdige øjeblik i hele familiens oplevelse af indgrebet.

KAPITEL 7

At Løsne et Stramt Tungebånd

Efter barnet er blevet undersøgt, og en grundig gennemgang af sygehistorien peger på behovet for at løsne det stramme tungebånd, læbebånd og/eller kindbånd, har behandleren en håndfuld forskellige muligheder. Dette kapitel går i dybden med de forskellige muligheder for at give forældre og andre af de behandlere, som er involveret i processen (dem der ikke klipper) viden om de forskellige trin, som er en del af behandlingen. Dette kapitel skal ikke læses som en træningsmanual til at lære en, som aldrig før har foretaget indgrebet, hvordan man gør. Behandlere, som er interesseret i at lære dette håndværk, skal opsøge uddannelse på området: læs bøger, deltag i efteruddannelseskurser, bliv certificeret og overvåg behandlere, som er aktive og som regelmæssigt foretager disse indgreb. Der findes ingen substitut for hands-on-erfaring og øvelse, når man skal lære at udføre et kirurgisk indgreb. Patientsikkerheden skal altid være førsteprioritet. Som med alle andre indgreb, må behandleren være forsigtig og metodisk, hvis man skal have et godt klip.

> ***For at få et godt klip, må behandleren være både forsigtig og metodisk.***

Valgmuligheder

Tidligere i historien blev stramme tungebånd skåret over af jordemoderen med en skarp fingernegl, men i dag har vi bedre muligheder. Tidligere var saks det primære redskab, der blev brugt, når man skulle klippe tungebåndet. Det fungerede, men kunne svine en del, og det kunne være svært at lave et fuldstændigt klip på denne måde. Så snart, man havde klippet gennem vævet, begyndte det at bløde, og efterfølgende klip var svære at udføre, fordi blodet gjorde det svært at se, hvor man skulle klippe. Nogle behandlere bruger stadig saks, men efterfølgende undersøgelse af patienter, der har fået klippet med saks, viser meget svingende resultater. Nogle patienter vil have et lille indsnit i et stadigt stramt tungebånd, men i nogle tilfælde formår behandleren at lave et flot, diamantformet sår under tungen.

Det er interessant, at der oftere ses fuldstændige klip (hvor der bliver lavet et diamantformet sår) i Europa end i Amerika, selvom det afhænger af den fagperson, som udfører indgrebet. Ofte ser vi, at såret er en mellemting, hvor behandleren har klippet tungebåndet og lavet et smalt, vertikalt, linjeformet sår, sådan at den anteriore del er blevet løsnet, men den posteriore del af det stramme tungebånd stadig er intakt. Sådan et ufuldstændigt klip af tungebåndet efterlader patienten med et tykt bånd af arvæv, som stadig holder tungen nede mod bunden af munden og nedsætter mobiliteten i forbindelse med amning, udtale og/eller spisning. Dette tykke bånd går ikke væk med tiden, og mange voksne, som i spædbørnsalderen fik tungebåndet klippet med saks, fortsætter med at opleve restriktion af deres tunger, som giver funktionelle problemer hele livet igennem (se Kapitel 30).

> ***Et ufuldstændigt klip af tungebåndet efterlader patienten med et tykt bånd af arvæv, som stadig holder tungen nede mod bunden af munden og nedsætter mobiliteten i forbindelse med amning, udtale og/eller spisning.***

Dr. Bobby Ghaheri sammenligner et stramt tungebånd med en sejlbåd. Nogle gange klipper behandleren i det synlige, tynde sejl, men mangler at gøre noget ved den tykkere kant af væv, som holder sejlet, i hans analog er det svarende til masten. Han mener, at alle anteriort stramme tungebånd også har en posteriort stram del, eller sagt på en anden måde: alle stramme tungebånd er posteriort stramme, og nogle har desuden en tynd, anterior (foranliggende) membran. Hvis man kun fjerner den tynde membran, vil den tykke, bagvedliggende del stadig være der. Han mener desuden, at det handler mindre om, hvilket redskab behandleren bruger, men hvor god behandleren er til at lave indgrebet, så der opnås et fuldstændigt klip. Sejlbåden er en hjælpsom metafor til at forklare, hvorfor et klip nogle gange virker og andre gange ikke gør. Nogle babyer har kun brug for en smule mere frihed i tungen til at kunne amme effektivt. Andre babyer har dog brug for, at det hele bliver løsnet. Det er umuligt at vide på forhånd, hvem der har gavn af kun at få den anteriore del løsnet, så det bedste er at lave et fuldstændigt klip på alle patienter, som har symptomer på restriktion.

Alle stramme tungebånd, hvad enten restriktionen sidder anteriort eller posteriort, har en posteriort stramt del, som også skal løsnes. - Bobby Ghaheri, ØNH-læge

Et fuldstændigt klip af tungebåndet kan sammenlignes med operationen for sammenvoksede fingre, som vi diskuterede i et tidligere afsnit. Hvis to sammenvoksede fingre kun bliver skilt ad ned til den første kno, vil barnet muligvis opleve en forbedring af funktionen; men for at give barnet den bedste mulighed for at kunne bruge fingrene normalt, bør et fuldstændigt klip af vævet mellem fingrene være målet. Vi aner ikke, om barnet udvikler sig til at blive koncertpianist, men ingen stiller spørgsmålstegn ved, om fingrene skal skilles ad fuldstændigt eller kun halvt. Det burde være det samme for tungen. Det bedste er at løsne hele tungen fuldt og korrekt, hvilket man opnår gennem forskellige metoder og god træning. Intet barn skal være nødt til at kompensere i månedsvis, år eller årtier, når normal mobilitet og funktion kan opnås så nemt.

Typisk vil et fuldstændigt klip lavet med saks involvere brug af en arterieklemme (hæmostat) for at afklemme blodårerne i tungebåndet ved at presse den hårdt sammen, så man kan lave et klip i midten af tungebåndet og herefter mindre klip på hver sin side af det, eller man bruger en metode, der kaldes stump dissektion, indtil et diamantformet sårområde dukker op, hvor tungebåndet tidligere var. Hvad der ofte sker, når tungebåndet bliver løsnet med saks, er at der foretages blot ét klip, hvilket er utilstrækkeligt. De efterfølgende klip er den del af behandlingen, som oftest udelades.

Hvad der ofte sker, når tungebåndet bliver løsnet med saks, er at der foretages blot ét klip, hvilket er utilstrækkeligt.

Grunden til, at såret bliver diamantformet, er, at tungebåndet er trekantet, og når en trekantet form skæres over, vil toppen og bunden krænges ud af, hvilket efterlader en diamantform. Der er ingen grund til at klippe en diamantform, for det er den naturlige form vævet antager, når der bliver foretaget et tilstrækkeligt dybt, horisontalt klip i tungebåndet. Ved brug af saks bliver disse opfølgende, mindre klip, som skal løsne restriktionen af de laterale kanter[12], mere besværlige at lave på grund af blødningen, som opstår efter det første klip er lavet. De opfølgende klip fjerner slimhindevæv og fascia (bindevæv), ikke muskelfibre. Dr. Ghaheri sammenligner det med, at man nænsomt fjerner det yderste lag på en pølse. Sårets dybde er stadig meget overfladisk, måske 1 mm eller deromkring, og på en baby vil bredden være omkring 5 til 10 mm. Nogle læger sætter sting for at lukke såret, men det ville kræve, at babyen eller barnet var i fuld narkose, og som vi har diskuteret i et tidligere afsnit, er risikoen og prisen for at lægge i fuld narkose meget større end fordelen ved at sætte sting.

12 Siderne af tungen

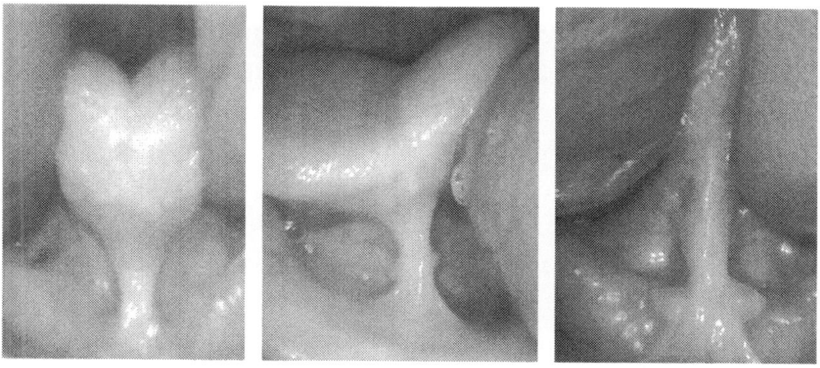

Et tidligere klippet, stramt tungebånd. Et ufuldstændigt klip udført med saks efterlader ofte et tykt bånd af arvæv og lille, eller ingen, bedring. Det anteriort stramme tungebånd bliver i stedet utilsigtet lavet om til et posteriort stramt tungebånd. Ved at lave et fuldstændigt klip af disse, resulterer det i lindring af symptomerne og forbedring af amningen.[15]

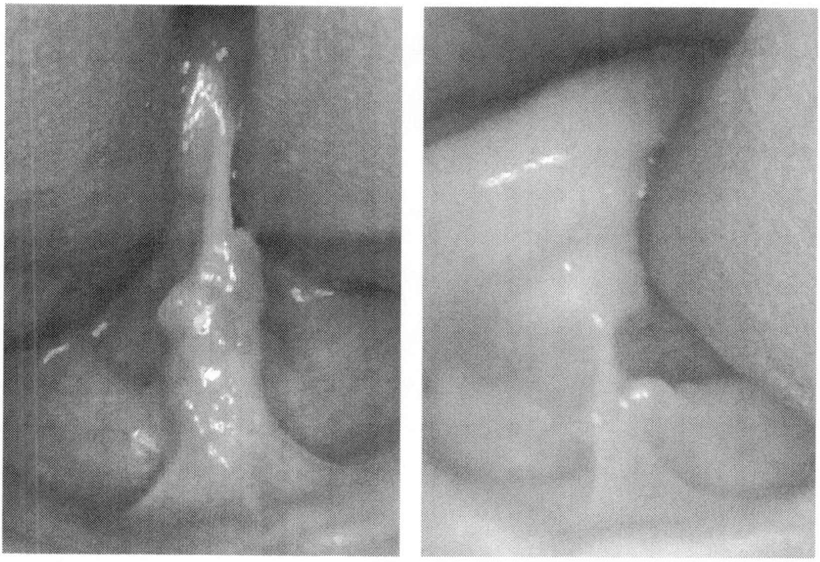

Eksempler på beskadigede spytkirtler (venstre) og et klip ind i selve tungen (højre). Ufuldstændige klip lavet med saks på hospitalet gav blivende restriktion, fortsatte symptomer og utilsigtet skade, fordi der ikke er klippet midt i tungebåndet. Efter et fuldstændigt klip udført med laser, oplevede patienterne forbedring i både mobilitet og symptomer.

En anden metode, som ligner brugen af saks, er når behandleren bruger en skalpel eller skarp kirurgisk kniv. Knivbladet har de samme fordele og ulemper som en saks, bortset fra, at hvis barnet er vågnet og bevæger sig, kan det være farligere, og man kan komme til at skære uønskede steder, for eksempel i læben eller de store blodkar i bunden af munden. Disse blodkar er også i fare for at blive klippet over, når lægen bruger saks, hvis han ikke kan se noget på grund af blødning, ikke bruger en lyskilde (for eksempel pandelampe) eller forstørrelsesbriller. Lægen bør ikke rutinemæssigt bruge blødningshæmmende medikamenter, som for eksempel sølvnitrat, til at stoppe blødning. Brug af sølvnitrat er generelt ikke nødvendigt, når der benyttes laser, og mange læger udfører med succes indgrebet med saks uden brug af sølvnitrat. En kirurg kan nemt undgå de store blodårer, hvilket også gør brugen af sølvnitrat unødvendig. Sølvnitrat er ætsende og kan give brændemærker i det delikate væv under tungen, hvilket kan give øget smerte. Kold gaze eller gaze vædet med Afrin® (oxymetazolin) kan også hjælpe med at stoppe blødning, men efter klip med skalpel eller saks vil blødningen stort set altid stoppe, når man enten presser et stykke gaze mod såret med et fast tryk eller lader baby amme lige efter indgrebet. Hvis der er markant blødning, kan sølvnitrat bruges, eller man kan opsøge yderligere hjælp ved et hospital for at forhindre komplikationer, enten under selve indgrebet eller i tiden efter.

Den næste mulighed er at bruge elektrokauter, diatermi eller Bovie (hvilket alle tre er stort set samme instrument) til at brænde vævet væk, så det opløses. Det er typisk denne metode, man bruger, hvis barnet er blevet lagt i fuld narkose, eller hos kirurger, der ikke bruger laser. Mange kirurger bruger elektrokauter eller Bovie til at fjerne andet slags væv og til at få blødningen til at stoppe ved de fleste kirurgiske indgreb, som bliver udført på en operationsstue. Fordelen ved elektrokauter er, at den giver et perfekt overblik over tungebåndet og det område i munden, der skal behandles på, fordi der er minimal eller ingen blødning, når man klipper. Ulempen er, at barnet oplever mere smerte under og efter indgrebet, fordi den brænder og bruger elektricitet. Energien går dybere og skader dermed indirekte i de dybere vævslag, end når man benytter sig af andre metoder, og det er derfor mere smertefuldt, fordi flere nerver bliver påvirket. Sammenlignet med en laser, kan en Bovie også give langsommere sårheling med mere ardannelse og mere signifikant inflammationsreaktion. En anden ulempe ved elektrokauter er, at den kan bøje (alt afhængigt af typen) og give forbrænding på læben, som kan efterlade et permanent ar.

Den sidste, og uden tvivl bedste, mulighed er at bruge en laser. Nogle vil måske mene, at det er i overkanten at bruge laser, men de er sandsynligvis ikke klar over, hvordan en laser bruges ved kirurgi. Kirurgisk brug af laser er ikke noget nyt fænomen. Den første CO_2-laser blev opfundet i 1964 af Dr. Kumar Patel, og første gang, en CO_2-laser blev brugt til mundkirurgi, var i 1977. Laseren er mere sikker, blid og præcis, og den har mange fordele sammenlignet med de andre, førnævnte metoder. Derfor bør en læge, som udfører disse indgreb på regulær basis, overveje at investere i en laser for at kunne tilbyde disse fordele til deres patienter samt for at opnå kontinuerligt gode resultater i deres behandling.

Korrekt brug af laser kræver et sikkerhedskursus, og at man implementerer en række tiltag for sikker brug af laseren. Lægen skal have kendskab til en lasers bølgelængde og kvaliteter, og han eller hun skal fortløbende tage kurser for fuldt ud at forstå hvilke parametre og teknikker, der er de bedste i forhold til at opnå de bedste, kliniske resultater. Det er muligt at erhverve sig et certifikat fra *The American Board of Laser Surgery*, som certificerer læger, tandlæger og andre sundhedsfaglige gennem skriftlige og mundtlige eksamener. Processen ved certificeringen er med til at gøre det klart for behandlerne, hvordan laser anvendes mest sikkert og effektivt.

Der findes to primære typer af kirurgiske lasere: dem, hvor der er kontakt med vævet, og dem, hvor der ikke er kontakt. Den første type, hvor der er kontakt, inkluderer diodelaseren, der har en fiber i kvartsglas, som, når den er klar til brug, bruger laserenergi til at koncentrere varme yderst på spidsen, hvorefter den glødende spids føres ned på vævet for at foretage et snit. Den anden type, hvor der ikke er kontakt, omfatter blandt andet Erbiumlaser og

CO_2-laser, som via en usynlig lysstråle bruger laserenergien til at skære i vævet, uden at der er fysisk kontakt mellem instrumentet og vævet. Begge disse typer lasere fungerer bedre end saks, skalpel eller elektrokauter, fordi kirurgen kan se det væv, der skal arbejdes på, fordi der er svag eller ingen blødning, og der samtidig kan lægges et helt præcist snit.

Diodelaseren er knap så dyr og står derfor oftere i klinikkerne end de andre typer af lasere. Der findes forskellige mærker diodelasere, men fælles for dem alle er, at de alle laver koncentreret varme yderst på spidsen af glasfiberen og kræver, at behandleren presser den varme spids let mod vævet for at løsne ved tungen, læben eller gummerne. Diodelaseren skal først "klargøres", hvilket er en process, hvor man sætter et stykke mørkt papir, kork eller sort blæk på tippen, så den kan opnå den temperatur, det kræves, for at kunne operere med den. Laserens tip kan blive hvidglødende, helt op til mellem 900 og 1500 grader Celsius![42,43] Varmen får vævet til at blive sort og gå i opløsning, ligesom ved brug af elektrokauter, men klippets dybde, og den deraf følgende beskadigelse af det dybereliggende væv, er mindre end ved brug af elektrokauter. Med diodelasere tager indgrebet typisk omkring 1 minut per restriktion (så hvis der både skal behandles læbebånd ved overlæben og underlæben, vil indgrebet tage i alt 2 minutter). Diodelasere er værdifulde værktøjer, men kræver stadig grundig træning for at blive brugt effektivt. Som Dr. Ghaheri minder lægerne om under sine foredrag, så gør det, at eje en laser, ikke automatisk behandleren kompetent. Et godt klip lavet med saks kan give bedre resultater end et middelmådigt klip lavet med laser.

At eje en laser gør ikke automatisk behandleren kompetent. Et godt klip lavet med saks kan give bedre resultater end et middelmådigt klip lavet med laser.
- Bobby Ghaheri, ØNH-læge (USA)

CO_2- og Erbiumlasere er kontaktløse typer af lasere. Behandleren holder laserens tip lige over vævet, og den usynlige laserenergi bliver absorberet af vævet, hvor det varmer vandmolekylerne i vævet til 100 grader Celcius, hvilket er kogepunktet for vand. Vandet i vævet, som rammes af lysstrålen, omdannes til damp og fjerner i samme ombæring vævet, en proces kaldet fordampning. Denne proces er yderst præcis og fjerner ét for ét vævslagene, som er tyndere end et hårstrå fra et menneske. Det giver mindre indirekte beskadigelse af de dybereliggende vævslag, end hvad der er tilfældet med diode eller kauter. CO_2-laser giver mindre blødning end lasere af Erbium-typen. Det skyldes de bølgelængder, der bliver brugt, samt yderligere specifikationer, som er for omfattende at forklare i denne bog.

Begge typer af lasere har eksisteret i årtier og har glimrende sikkerhedsstatistikker. De bruges til kirurgiske indgreb ved meget lav kraft, typisk et eller to watt, så der er ingen risiko for, at de klipper steder, de ikke skal. Faktisk er det mere sikkert for et sprællende spædbarn, som bliver sikkert svøbt under indgrebet, og for både patienten, behandleren og assistenten, som alle bærer sikkerhedsbriller, end når indgrebet laves med saks, skalpel eller elektrokauter. Laseren virker kun, når den er aktiveret af en kontakt eller fodpedal; ellers kan den ikke skære. Og på grund af den lave strømforsyning er det også nødvendigt for den at være i kontakt med vævet (diode) i længere tid eller peget mod vævet (CO_2) i mere end et par sekunder, før den begynder at skære. Hvis patienten bevæger sig, er det ikke et problem; der er ikke noget, som bliver klippet uforsætligt. Indgrebet er hurtigere, når der bruges CO_2-laser, da den klipper mere effektivt; det tager mellem 5 og 10 sekunder at klippe et tungebånd og mellem 10 og 20 sekunder at klippe et læbebånd. Det giver en total på mellem 15 og 30 sekunder sammenlignet med den gennemsnitlige tid på to minutter ved brug af de fleste diodelasere. To minutter med en baby, der græder, målt op mod 15 til 30 sekunder, er en stor forskel! Hvis behandleren har erfaring med at bruge laseren, og ved hvordan den skal håndteres på en sikker måde, er det både sikkert og effektivt at løsne stramt væv i munden, med minimal blødning og mindre smerte end ved de traditionelle metoder. Jeg bemærkede, at indgrebet blev gennemført meget hurtigere, samt at mødre meldte tilbage, at de oplevede mindre smerte hos deres babyer efterfølgende, efter jeg skiftede fra diodelaser til CO_2-laser.

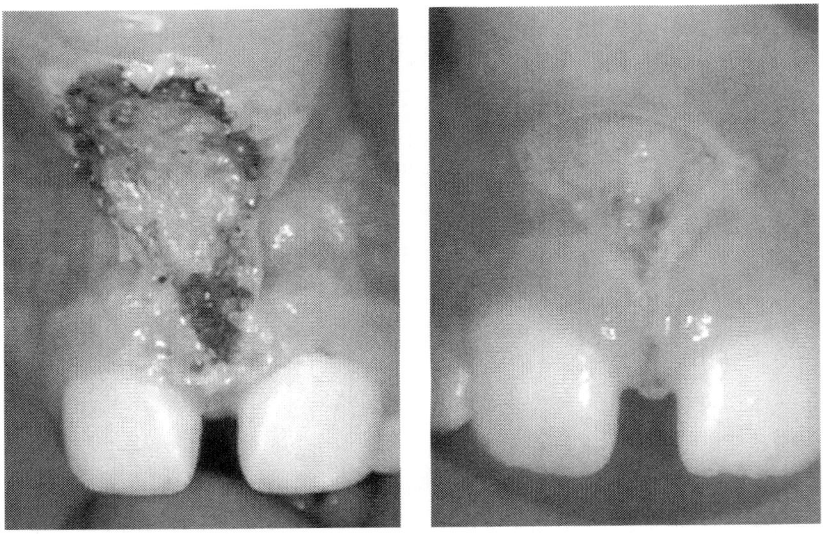

Sår efter klip med laser, taget umiddelbart efter indgrebet. Diodelaser (venstre) og CO_2-laser (højre).

Bemærk: nogle af billederne i denne bog viser sår, som måske kan virke voldsomme for forældre og andre, der ikke er kirurger. Såret her er meget overfladisk og med minimal eller ingen blødning, og væv i munden heler generelt meget hurtigt og helt — og som regel med meget lidt arvævsdannelse.

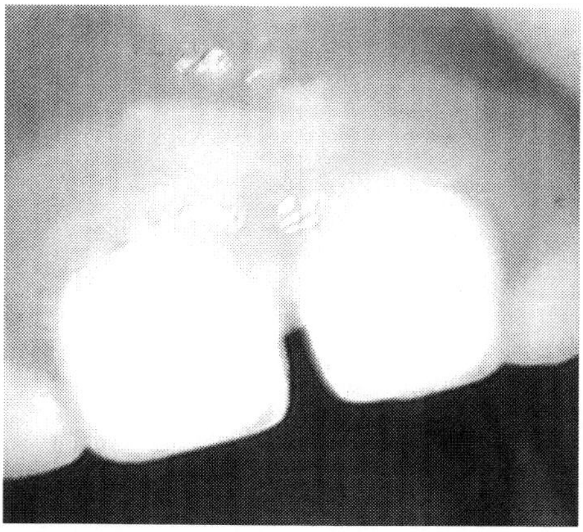

Begge sår helede flot op. Her et billede af det sår, der blev lavet med diodelaser, fuldstændig helet op 6 uger senere.

Forskellen på frenotomi, frenektomi og frenuloplastik er det også på sin plads at forklare i dette afsnit. Et snip eller klip med en saks, eller når man bruger en skalpel til at lave et lille sår, anses for at være frenotomi. Når saks, kauter eller laser fjerner en del af tungebåndet, er det mere korrekt at kalde det frenektomi, fordi vævet bliver fysisk fjernet, enten ved kirurgisk fjernelse (excision), ved at brænde vævet væk (kauterisation eller ablation) eller ved fordampning (evaporation). Nogle vil bruge betegnelsen "frenulektomi" til at beskrive samme procedure som frenektomi, men det navn får tungen til at slå flere knuder, når man skal udtale det, og udtrykket kommer af, at sige "frenulum" om "frenum". Disse to udtryk blandes ofte sammen, men nogle gange refererer et "frenulum" til et mindre "frenum". Endelig er der "frenuloplastik", som er en procedure, hvor der laves flere klip, to triangulære stykker af vævet bliver roteret, så de danner en "Z-form", og til sidst bliver vævet syet sammen på ny med flere sting. Det kan også gøres ved at lave et horisontalt snit med saks eller laser, som efterfølgende syes sammen på den vertikale led. Frenuloplastik er en mere kompliceret procedure, som kræver fuld narkose, hvis den skal foretages på en baby eller et lille barn, så det er ikke den anbefalede metode og typisk heller ikke nødvendigt. Det er ikke overraskende, at der hersker forvirring omkring navnene på operationerne, eftersom der i litteraturen findes fire forskellige termer til at beskrive indgreb, som minder meget om hinanden!

Før Indgrebet

Før indgrebet påbegyndes, skal der udfyldes en række skemaer angående patientens sygehistorie (se Appendix for at se dem, vi bruger), og der gives et informeret samtykke til udførelsen. Informeret samtykke betyder, at forældrene og den, der skal udføre indgrebet, har drøftet selve proceduren, alle potentielle risici og fordele samt alternative behandlingsmuligheder. Når al informationen er blevet fremlagt, og forældrene ønsker at gennemføre indgrebet, underskrives en samtykkeerklæring.

Den mest signifikante risiko er mild til moderat blødning ved operationssåret. Risikoen minimeres, hvis behandleren benytter en lyskilde under indgrebet, for eksempel en pandelampe, samt briller med forstørrelsesglas, så det er nemt at få et godt overblik over operationsområdet. Risikoen sænkes også af kirurgens færdigheder og dygtighed i forhold til at udføre indgrebet. Jo bredere såret og diamanten er, jo større er risikoen for at ramme en af blodårerne i mundgulvet, hvilket kan resultere i blødning. Desuden giver en bred diamant også større risiko for, at såret vokser forkert sammen. Derfor er det vigtigt, at diamantformen laves så smal, som det er muligt, når man samtidig skal opnå fuld tungemobilitet.

Diamantformen skal laves så smal, som det er muligt, når man samtidig skal opnå fuld tungemobilitet.

Efter indgrebet kan der opstå komplikationer, som for eksempel at såret vokser stramt sammen. Dette fænomen bliver gennemgået i detaljer i næste kapitel, men alle sår trækker sig sammen i helingsprocessen, og øvelser eller genoptræning skal laves for at forhindre, at den øvre og nedre del af såret klistrer sammen under helingen. Øvelserne har deres egne risici, (for eksempel oral aversion hos barnet), hvis de ikke udføres blidt nok. Selvom aversioner er en sjælden komplikation, kan det resultere i, at barnet nægter at tage noget som helst, hverken flaske, brystvorte, finger eller sut, i munden. Disse risici er alle sjældne, men man bør tage sine forholdsregler i forhold til at undgå blødning, at såret vokser forkert sammen og oral aversion.

Under Indgrebet

Ved babyer og små børn er det ofte en god idé at bruge specialudstyr (som for eksempel et svøb til spædbørn) og en ekstra assistent til at holde patienten stille under indgrebet. Ved indgreb med laser bør der anvendes sikkerhedsbriller på både patienten, assistenter og den, der udfører indgrebet. Et speciallavet positioneringsbræt og gel-puder under babys hoved kan også hjælpe med at holde patienten i den rigtige arbejdsstilling.

Overfladebedøvende gel, som indeholder et miks af lidokain og prilokain, kan hjælpe til at mindske ubehaget for baby under indgrebet, men medfører også nogle risici. Nogle anbefaler, at man ikke benytter sig af overfladebedøvende gel, da studier har vist, at der er et minimum eller ingen fordel i forhold til gråd og oplevet visuel smerte.[44,45] Babyer græder typisk under indgrebet både med og uden gel, og en grædende baby er en sund baby. Begge tilgange er passende og bør overvejes af behandleren ved hver enkelt patient. Sukkervand kan også virke smertelindrende og bliver givet ved blandt andet hælprøver og omskæring af nyfødte. Det bliver dog typisk ikke givet ved frenektomi, fordi brystmælk har vist sig at virke mindst lige så godt, og brugen af sukkervand har andre risici.[46,47] Medikamenter med 20% benzokain (Orajel™ og lignende præparater) bør ikke anvendes på børn under 2 år, da de potentielt kan give *methæmoglobinæmi*, som er en alvorlig lidelse, der kan give vejrtrækningsproblemer, blege, grå eller blå læber og hud samt forhøjet hjerterytme.[48] Andre lokalbedøvende midler kan også give denne reaktion, men det er meget sjældent forekommende.

Hvis nogle af de førnævnte symptomer observeres, efter der er givet lokalbedøvende medicin, skal man straks kontakte lægen eller skadestuen. Før- og efter-billeder af operationsområdet i munden kan give et visuelt resultat af operationen til patientens journal.

Under selve indgrebet er det typisk bedst, hvis forældrene ikke er i operationsrummet. Når forældrene opholder sig i rummet, er der en risiko for, at de kan få øjenskader af laseren. Nogle forældre bliver så nervøse, at de selv kræver opmærksomhed, selvom fokus skal være på barnet. Behandleren er nødt til at holde sit fokus 100% på barnet. Fordi indgrebet tager så kort tid, er der kun tale om få minutters adskillelse.

Den eneste potentielt seriøse komplikation, som sjældent opstår (færre end 1 ud af 100 indgreb, når der bliver benyttet laser), er moderat blødning. Dette problem overkommes let ved at holde et stykke gaze mod såret for at sikre, at blødningen stopper, eller ved at benytte en af de tidligere beskrevne metoder. Blødningen kan være voldsommere, hvis større blodkar klippes over, så behandleren skal være forberedt og have en plan klar, hvis det skulle ske, at der opstår en alvorlig blødning. En anden grund til, at mor ikke bør være i rummet under indgrebet er, at det er bedst, hvis baby kan amme umiddelbart efter indgrebet. Hvis mor overværer indgrebet, vil hun uden tvivl være mere stresset, og den øgede mængde adrenalin, stressen forårsager, kan risikere at påvirke nedløbet, hvilket betyder, at der kommer mindre mælk ud, når baby forsøger at amme. Typisk er baby væk fra sin mor i omkring tre minutter, og før de to genforenes, er baby som regel allerede holdt op med at græde igen og vil gerne ammes inden for få minutter. Med tumlinge og større børn er det nemmest at have forældrene med inde i rummet, hvis de ønsker det. Yderligere information om, hvordan tungebåndet løsnes på større børn og voksne, bliver gennemgået i Kapitel 14.

KAPITEL 8

Efter Indgrebet

Sårbehandling (Aftercare) og Sårheling

Hvis jeg skulle få en lille rift på min hånd, ville såret lukke sig og hele op i løbet af et par uger. På samme måde sker det, hvis jeg laver et specialiseret klip under tungen eller overlæben med en laser (eller en anden metode), at det heler tilbage til udgangspunktet, hvis sårenderne ikke holdes adskilt. Babyer heler særligt hurtigt, og sår trækker sig helt automatisk sammen. Selvom alle heler på forskellig vis, vil sår under tungen generelt hele i løbet af tre uger, mens sår ved overlæben normalt tager omkring to uger om at hele, når man laver sårbehandling, hvor man strækker såret. Helingen fortsætter i de dybere lag efter denne periode, men overfladesåret vil være næsten væk, og på det tidspunkt kan være svært præcist at se, hvor det har været. Målet er at få såret til at hele åbent med siderne af såret adskilt, og at det lukker sig med sekundær sårheling, hvilket vil sige, at det danner nyt væv inde i midten frem for at lukke sig lige efter operationen, som når man sætter sting. Det gælder om at få såret til at lukke sig

> *Vi vil gerne have gardinerne til at lukke sig; vi vil ikke have vinduet til at smække i.*
> *- Autumn Henning, MS, CCC-SLP, COM (USA)*

på langs, og at siderne af såret heler ind mod hinanden, og at det diamantformede sår ikke lukker sig ned over sig selv og gør tungebåndet endnu kortere. Den amerikanske talepædagog, Autumn R. Henning (MS, CCC-SLP, COM), formulerer det således: "Vi vil gerne have gardinerne til at lukke sig; vi vil ikke have vinduet til at smække i." Maksimal bevægelse og tungefunktion er målet.

Der findes ingen forskning i, hvad der er den mest effektive måde at lave sårbehandling og tungeøvelser efter klip af tungebåndet. Nogle kalder det tungeøvelser, stræk eller aftercare, men alle ord beskriver det samme, hvilket essentielt er en måde at sørge for, at holde siderne af såret fra hinanden, så det ikke vokser stramt på samme måde som, eller værre end, udgangspunktet, det man kalder "vokset stramt sammen". De fleste af dem, der klipper tungebånd, anbefaler at strække såret i så lang en periode, at risikoen for, at det vokser stramt sammen, er minimeret, samtidig med at man forsøger at undgå at påføre barnet en aversion imod at få lavet sårbehandling, som kan udvikle sig til en generel oral aversion. Vi skal altid respektere barnets signaler og forsøge at lege øvelserne ind bedst muligt. Sårbehandlingen skal være blid, men samtidig med et tilstrækkeligt tryk, omtrent med samme kraft som man bruger, når man trykker et stempel mod en stempelpude med blæk. Hurtigt ind og hurtigt ud igen.

Der er stærke meninger omkring, hvor længe, man skal blive ved med at lave sårbehandling, hvilke øvelser man skal lave og hvor mange gange om dagen, det skal gøres. Jeg påstår ikke, at det følgende er den bedste eller eneste måde at lave sårøvelser på, men det er den måde, der er generel enighed om. De fleste behandlere, som klipper stramme tungebånd, foreslår at man laver øvelser et sted mellem 4 og 6 gange om dagen i 2 til 6 uger. Én uge med øvelser (eller slet ingen øvelser) er, efter min mening, for kort tid, og såret vil med højere sandsynlighed lukke sig forkert. Øvelserne gør mindre ondt, når såret først har lukket sig, men de kan stadig hjælpe med at øge mobiliteten i arvævet selv 3 til 6 uger efter indgrebet, hvis de gøres på en blid og sjov måde.

Det vigtigste er at få løftet tungen, så man får strukket i såret, og det har form som en aflang diamant på langs af tungen — og at siderne af såret ikke klistrer sammen. Det kan være en god idé at bruge en pandelampe eller en lommelygte, og så opfordrer jeg altid forældrene til at have engangshandsker (til medicinsk brug) på, når de laver øvelserne. Hvis du kan se det, kan du strække i det. Det er bedst, at man ikke gnubber hårdt direkte på såret, da det kan give inflammation, som kan give øget arvævsdannelse. Hvis der opstår inflammation, bliver vævet omkring såret rødt og hvidligt (det er ikke infektion/betændelse, blot inflammation/hævelse). En blid rolling-pin-øvelse[13] kan være hjælpsom at lave ovenpå såret, og det er muligvis bedst at lave den, når såret er begyndt at hele for at gøre såret så langt som muligt, når det heler helt op. Lav skøre lyde eller kild barnets næse, hvis dit barn er lidt større, for at modvirke, at der udvikles en oral aversion.

For at strække såret under læben, skal du løfte læben op mod næseborene. Lad være med bare at flippe læben udad, men lad dine fingre glide helt ind under læben (den orale vestibule) og løft udad og opad; hele det diamantformede sår bør komme til syne. Det samme gælder for tungen. Sid bag dit barn, placér begge dine to pegefingre på toppen af det diamantformede sår under barnets tunge og løft eller skub tungen bagud og op. Hele såret burde nu være synligt, og så skal strækket holdes i omkring 10 sekunder. Du kan se en video af, hvordan man udfører de sårøvelser, vi anbefaler, på vores hjemmeside: www.TongueTieAL.com.

Såret vil som regel blive enten hvidt eller gult, hvilket er den helt normale måde, fibrin, som er det, sårskorpen består af, ser ud på, når det er vådt. Såret behøver ikke antibiotika, og der er ingen meldinger om, at et sådan sår er blevet inficeret. Jeg har foretaget flere tusinde indgreb og har endnu aldrig set et sår, der gik betændelse i. Det er dog stadig god praksis at vaske hænder og bruge engangshandsker, når du udfører øvelserne. Personligt oplever

13 Rolling pin betyder kagerulle på dansk, og du skal forestille dig, at din finger er en kagerulle, som ruller fra bunden af munden mod tungespidsen for at strække såret langt.

jeg, at forældrene oplever, det er nemmere, og at fingrene ikke glider nær så meget, når de laver øvelserne med handsker på. Engangshandsker til medicinsk brug kan blandt andet købes på apoteket.

Såret kan relativt hurtigt vokse stramt sammen, hvis man ikke laver øvelserne rigtigt, eller man ikke kan se såret. For eksempel kan en baby opleve stor forbedring efter et klip, og mors symptomer er også forbedrede, men pludselig (omkring 7 til 10 dage efter indgrebet) begynder babys symptomer at vise sig igen, eller/og amningen bliver igen svær for mor. Her er det muligt, at enten tungebåndet eller læbebåndet er ved at vokse stramt sammen igen. Det er oftere tungebåndet, der vokser forkert sammen, fordi det er sværere at se og komme til. Hvis symptomerne begynder at vende tilbage, eller du mistænker, at såret er ved at vokse forkert sammen, skal du hurtigst muligt henvende dig til din behandler for at få et opfølgende besøg. Vi opfordrer alle vores patienter til at komme til os en uge efter indgrebet for at få tjekket, hvordan det heler, og om vi kan give nogle gode råd med på vejen. Ved dette besøg kan vi, hvis såret under tungen eller læben ser ud til at lukke sig forkert, bryde det op igen med et dybere pres, som tager et sekund at gøre. Ofte fortæller vores patienter, at symptomerne igen er forsvundet, når vi har brudt såret op, og at amningen fungerer bedre bagefter. Vi viser også sårbehandlingsøvelserne til forældrene igen, og opfordrer dem til at fortsætte med at lave dem, måske endda lidt oftere, og med lidt større pres end de hidtil har gjort, for at forhindre at såret vokser for stramt sammen igen. I størstedelen af de tilfælde, hvor vi er nødt til at foretaget et nyt indgreb, på grund af at såret er vokset stramt sammen, eller fordi symptomerne er kommet igen (hvilket i vores klinik er nødvendigt hos omkring 1%), skyldes det, at forældrene ikke har været forbi til et tjek efter den første uge. Vi

Hvis symptomerne begynder at vende tilbage, eller du mistænker, at såret er ved at vokse forkert sammen, skal du hurtigst muligt henvende dig til din behandler for at få et opfølgende besøg.

foretager ikke indgrebet med laser igen, før der er gået minimum en eller to måneder efter det første indgreb, og kun hvis symptomerne er kommet igen.

Smertestillende

Efter klip af tungebåndet (frenektomi), er tungen typisk mere øm end området omkring læben er det, fordi tungen bevæger sig mere end læben under amning (eller, for ældre børn, når man tygger og taler). Jeg har selv fået klippet både læbebånd og tungebånd med CO_2-laser, og jeg behøvede ikke at tage noget smertestillende medicin, da jeg fik klippet læbebåndet. Jeg brugte lokalbedøvende creme på læbebåndet, og det føltes ikke alt for slem, da indgrebet blev lavet. Det eneste smertestillende middel, man selv kan købe til babyer under 6 måneder, er Panodil® (acetaminophen). Dosis bliver givet ud fra babys vægt, og du skal rådføre dig med din læge om, hvor meget og hvordan du skal give det. Ibuprofen (som fx Ipren®), som også bliver doseret ud fra vægt, er det smertestillende middel, der er bedst til babyer over seks måneder[14]. Jeg mener, at fordelene ved at give smertestillende klart overtrumfer de potentielle risici. Babyer har generelt ikke brug for smertestillende medicin i mere end et par dage, og hvis de har smerter, er der større risiko for, at de ikke har lyst til at spise.

Måder at berolige din baby efter klip af tungebånd: smertestillende medicin, hud-mod-hud, beroligende musik, blid massage, et varmt bad og små flager af frossen brystmælk.

Typisk vil laseren, som bliver brugt under indgrebet, bedøve området i omkring 3 til 4 timer, fordi den brænder nerveenderne væk. Hvis indgrebet bliver gjort med saks, får man ikke samme effekt, fordi saksen skærer igennem nerveenderne, hvilket typisk

14 Disse anbefalinger stammer fra USA, der findes andre anbefalinger i Danmark. Spørg din egen læge eller den behandler, du skal klippes ved, hvad der er bedst at bruge i dit tilfælde.

giver mere smerte efterfølgende. Et studie, som undersøgte oplevelsen af smerte hos ældre børn og voksne, hvor indgrebet var lavet med henholdsvis laser og saks, viste, at der blev rapporteret om færre smerter hos de patienter, der havde fået foretaget indgrebet med CO_2-laser.[49]

Brug af homøopatiske midler til babyer og børn er et emne, som ligger uden for denne bogs emneområde, men hvis du er interesseret i at vide mere om denne mulighed, findes der masser af viden på internettet eller hos din lokale homøopat. *Arnica montana* er et middel, som kan bruges til at berolige din baby, det samme med *Rescue Remedy*, men disse midler bør kun bruges under vejledning af en behandler, der har uddannelse i at bruge dem, for eksempel en homøopat eller naturopat. Andre gode måder, som kan virke smertestillende, er for eksempel at holde din baby hud-mod-hud, lytte til beroligende musik, at amme (forsigtigt) baby i et badekar med varmt vand, dæmpet belysning og at give baby blid massage. Små flager af frossen modermælk kan også bruges. De laves ved at fryse modermælk ned og brække små stykker af, som baby kan sutte på eller spise, og det hjælper med at køle området, så hævelsen falder. Det er dog vigtigt at sørge for, at stykkerne ikke blive for store. Isflager lavet af vand anbefales ikke, da det ikke er en god idé at give baby vand i en tidlig alder.

Hvad Kan Du Forvente?

Efter indgrebet oplever cirka halvdelen af forældrene, at deres baby kan få bedre fat om brystet (eller flasken) allerede inden, de forlader klinikken, mens den resterende halvdel oplever forbedring kort tid efter indgrebet. Nogle gange tager det dage eller uger, før baby genlærer, hvordan man sutter korrekt og kommer over de forkerte mønstre, som musklerne har trænet sig op til at lave, siden før baby blev født. Din baby begynder at øve sig i at synke omkring uge 20 inde i maven, så selv når baby er bare et par dage gammel, kan der være opbygget kompenserende vaner, som skal rettes op på. Ofte vil forældrene opleve mindre smerte hos mor, at baby kan trække mere mælk ud af brystet, øget mælkeproduktion (øget efterspørgsel giver øget udbud), at baby er mindre urolig og har mindre luft i maven, og at der ses en bedring i opstød og gylp. Nogle gange kan forældre opleve, at deres barn savler eller gylper mere i en periode, men normalt går det over, når baby lærer nye suttevaner.

Det er vigtigt at forstå, at disse ting kan ske på forskellige tidspunkter for hvert enkelt barn. Det kan føles som noget af en rutsjebanetur, med op- og nedture både følelsesmæssigt og fysisk. Stræk af såret kan synes uoverkommeligt, og forældre fortæller ofte, at øvelserne er den del af hele processen, der er det hårdeste. En ammevejleder, vi samarbejder med, siger, at man skal forvente at se ét godt måltid den første dag efter indgrebet, to gode måltider på dag nummer to og så videre. En anden siger, at fremgangen skal måles i uger, ikke dage, sådan at næste uge opleves bedre end den forrige. Nogle patienter oplever øjeblikkelig lindring, mens det for andre tager længere tid, men hvis mor fortsætter med strækøvelserne, og får opfølgende hjælp fra ammevejlederen og andre relevante fagpersoner, bliver det ofte markant bedre omkring uge tre. Hvis symptomerne bedres, men kommer igen omkring dag 7 eller 10, kan det være et tegn på, at såret er ved at vokse forkert sammen, og så skal man opsøge den, der har klippet, for at få et opfølgende check. Hvis smerterne er værre i den ene side, eller baby får bedre fat på det ene bryst frem for det andet, kan der være et problem med spændte muskler eller bindevæv, som man skal have undersøgt ved en fysioterapeut, kiropraktor eller kranio sakral terapeut. (se Kapitel 25 og 26).

KAPITEL 9

Forskningen Bag

Som tidligere nævnt, findes der mere end 600 videnskabelige studier, som involverer stramt tungebånd. Der er også mere end 80.000 medlemmer i en international facebookgruppe for mødre med babyer, der har stramt tungebånd. Vi oplever tydeligvis en fornyet interesse for stramme tungebånd, efter de i årtier er blevet udeladt af tandlægernes og de medicinske lærebøger og, som følge deraf, i den kliniske praksis. I dette kapitel gennemgår vi nogle af de nyere studier for at finde ud af, om klip af tungebåndet er bakket op af forskningen.

Allerførst skal vi se på forskellige evidensniveauer, nogle er af højere kvalitet end andre, med case-serier i bunden af skalaen lige over "en læges mening". Næste skridt på skalaen er case-kontrol-studier efterfulgt af kohortestudier (befolkningsundersøgelser). Guldstandarden inden for videnskabelig forskning er randomiserede, kontrollerede forsøg (også kaldet lodtrækningsforsøg, hvor man deler forsøgspersonerne tilfældigt op i to grupper og giver den ene gruppe behandling, mens den anden gruppe ikke får behandling), og de er niveauet over kohortestudier. Allerøverst på skalaen er systematiske oversigtsartikler og metaanalyser, hvor forfatteren har analyseret allerede tilgængelige studier og kombineret dem, så de giver ét stort studie, som man kan drage konklusioner ud fra. Dags dato er der lavet mange case-serier på stramt tungebånd, nogle få kohortestudier, mange randomiserede, kontrollerede forsøg og kun få systematiske oversigtsartikler af den tilgængelige litteratur.

De fleste af studierne kiggede på procedurer, hvor indgrebet blev foretaget med saks, og næsten alle studier konkluderede, at der er fordele i forhold til amning, når man løsner et stramt tungebånd. Ydermere rapporterede de fleste af studierne, at det er et indgreb med lav risiko og fremragende fordele, og at mere forskning om emnet er nødvendigt. Der findes nogle glimrende artikler fra tidsskrifter af høj kvalitet, respekterede og fagfællebedømt (som for eksempel *Pediatrics*[15]), som bør nyde respekt og opmærksomhed fra de sundhedsprofessionelle, som læser med i denne bog. Prøv om du kan læse dette afsnit med et åbent sind og efterlad den bagage, du har med fra dine gamle læremestre og tekstbøger, på perronen, bare for et øjeblik.

Tilgængeligheden af øjeblikkelige tilbagemeldinger fra et kæmpe publikum, af folk i samme situation som en selv, er det nye paradigme i Den Digitale Tidsalder, og har ikke udsigt til at forsvinde inden for nær fremtid. Forældre kan nu, med hjælp fra Google og Facebook, fortælle 1.000 af deres venner, at de ikke skal bruge dig som behandler. Så lad os benytte os af den tilgængelige forskning og nyeste, kliniske viden til at give patienter, der kæmper med stramt tungebånd, hjælpsomme anbefalinger og berolige dem og møde dem i deres bekymringer. På den måde beskytter du din forretning og omdømme fra at blive diskuteret online samtidig med, at det kommer familierne tilgode.

Så hvad er sammenhængen mellem et simpelt, stramt tungebånd og problemer med at amme? Restriktion i tungen kan føre til, at en baby kan have svært ved at få fat, eller kun får overfladisk fat, på brystet, fordi tungen ikke er i stand til at løfte sig normalt. Mange gange tror folk, at der ikke er noget stramt tungebånd, hvis bare babyen kan stikke tungen ud. Ofte bliver babyer undersøgt hurtigt, mens de er i mors arme eller stadig sidder i autostolen — ingen af disse stillinger giver plads til, at man kan

15 Amerikansk tidsskrift for børnelæger

lave en grundig undersøgelse. Om man kan stikke tungen ud er ikke afgørende for en god ammeteknik, det er det derimod, om tungen kan løftes opad i munden (og det gælder også for udtale og spisning, som vi kommer ind på senere).

Geddes et al. (2008)

Et studie af Geddes et al. (2008), som blev publiceret i tidsskriftet *Pediatrics,* viste ved hjælp af ultralydsbilleder, hvordan ammede babyer bevæger deres tunge op og ned, hvilket danner et vakuum, som får mælken til at komme ud af brystet.[12] Dette står i kontrast til den hidtidige overbevisning om, at tungen trykker og masserer brystvorten for at få mælken ud.[50] Når vi undersøger babyer med stramt tungebånd, har de ofte suttevabler eller hård hud på læberne, fordi de bruger enten læberne eller kinderne for meget, som om de forsøger at få mælken ind i munden gennem et sugerør. De suger kinderne ind for at lave vakuum, i stedet for, hvad der er normalt, at løfte tungen op og ned for at skabe det negative tryk. Denne teknik skaber et øget tryk på brystvorten og fører til ændringer i brystvortens form (flade eller læbestiftformede brystvorter), beskadigelse af brystvorterne og ammestop. Dette studie viser vigtigheden af, at den midterste del af babys tunge kan løfte sig op for at kunne amme korrekt. Studiet viste, at babyerne, efter de havde fået løsnet deres stramme tungebånd, ammede bedre og fik mere mælk, og mødrene fortalte, at de oplevede færre smerter. Forfatterne konkluderede, at et stramt tungebånd fører til, at baby svøber forkert om brystet. Smerterne forsvandt hos 95% af mødrene, efter deres børn havde fået løsnet tungebåndet (med saks). Før indgrebet drak babyerne i gennemsnit 5,6 mL mælk per minut under amningen. Efter indgrebet drak de i gennemsnit 10,5 mL mælk per minut. Babyerne med stramt tungebånd fik altså omkring halvt så meget mælk per sug som babyer uden stramt tungebånd, og blev derfor enten trætte eller havde tendens til at sutte i lang tid af gangen. Mødrene til babyerne, der fik klippet tungebåndet, oplevede også en øget mælkeproduktionen, fordi deres babyer fjernede mere mælk fra brystet under amning (øget efterspørgsel giver øget udbud). Mælkeproduktionen hen over en 24-timers periode blev målt hos seks mødre, og den blev efter indgrebet øget med i gennemsnit 160 g om dagen på bare syv dage. Dette studie, som blev publiceret i et højt respekteret tidsskrift, bidrager til den grundlæggende evidens på området og viser en ægte, målbar fordel ved at løsne tungebånd og hjælper os samtidig til at forstå, hvordan en baby malker brystet. At vide, hvorfor indgrebet hjælper babyen til at sutte bedre, er vigtigt for at forstå, hvordan man foretager en korrekt undersøgelse, og hvordan indgrebet kan medvirke til at forbedre amningen. Et tilsvarende studie, Elad (2014), nåede frem til samme konklusion ved at bruge ultralyd og 3D-grafik.[51] De konkluderede, at spædbørn danner vakuum i munden på mellem –20 til –40 mmHg for at trække mælken ud af brystet, frem for at tygge på brystvorten.

Babyerne med stramt tungebånd fik halvt så meget mælk per sug som dem, der ikke havde stramt tungebånd.

Hogan et al. (2005)

Et studie fra 2005 udført af Hogan viste, at ud af alle de babyer, som blev undersøgt efter at være blevet født på et bestemt hospital (1866 fødsler), havde 201 (10.7%) stramt tungebånd (kun anteriort, eller "synligt", tungebånd blev diagnosticeret).[16] Man besluttede sig for at teste og se, om det ville gøre en forskel, hvis babyerne fik klippet deres tungebånd[16]. De delte 57 af babyerne op i to tilfældige grupper og gav den ene halvdel ammevejledning (kontrolgruppe), mens den anden halvdel fik klippet tungebåndet med saks. Babyerne var i gennemsnit 3 uger gamle, da de fik klippet tungebåndet. I gruppen af babyer, som fik klippet tungebåndet, oplevede 96% forbedring, mens det kun var tilfældet for 3% i kontrolgruppen, som udelukkende havde fået ammevejledning. 48 timer senere tilbød de babyerne i kontrolgruppen

16 (Hvis der var ammeproblemer, red.)

at få klippet tungebåndet, og herefter oplevede ligeledes 96% forbedringer. Alt i alt oplevede 54 ud af 57 babyer, hvilket vil sige 95%, en forbedring i amningen efter klip af tungebåndet. Forskerne slog derfor fast, at "der er ikke grund til at klippe alle babyer med stramt tungebånd ved fødslen, men opmærksomhed på, at et stramt tungebånd kan have sammenhæng med spiseproblemer, vil gøre det muligt at klippe babyer, som udviser symptomer, uden forsinkelse." Denne udtalelse understreger det faktum, at mange babyer ser ud til at have stramme tungebånd, men alligevel formår at amme godt nok (i hvert fald i starten) Men mødre bør under alle omstændigheder gøres opmærksomme på, at der er en stramhed, sådan at de kan søge hjælp og ikke bliver forvirrede, hvis de senere hen oplever problemer, som for eksempel at baby ikke kan få rigtigt fat på brystet, smertefuld amning eller problemer med mælkeproduktionen. Mødrene bebrejder ofte sig selv, hvis deres babyer ikke kan spise godt nok, og tænker, at de bare har flade brystvorter eller ikke nok mælkeproducerende brystvæv, når det i virkeligheden skyldes et anatomisk problem hos deres baby.

Omvendt giver lægerne nogle gange babyen skylden med udsagn som "Han er bare doven ved brystet", eller at hans mund bare er "for lille", hvilket i begge tilfælde ikke giver mening fra et evolutionært, overlevelsesmæssigt perspektiv. Babyer har instinktivt brug for, og vil gerne, spise. På den anden side, hvis der er symptomer til stede, så bør et stramt tungebånd blive løsnet så hurtigt som muligt for at give mor-barn-dyaden den bedste mulighed for at udvikle en god amning. I studiet nævnte man også, at "det vigtige var ikke, hvor langt tungebåndet var, men hvilke symptomer, det forårsagede." Hvis en baby har et maxillary labial frenum[17] eller lingual frenum[18] (som stort set alle har), men der ikke er nogle problemer, så er det ikke nødvendigt at foretage et indgreb. De er begge anatomisk normale dele i munden, hvis de er elastiske og ikke overdrevent stramme eller tykke. Hvis der derimod er et

17 læbebånd

18 tungebånd

funktionelt problem, er det bedst at få det fikset, og hellere før end senere af hensyn til mor og baby (og lad os heller ikke glemme stakkels far!). Et spørgeskema, der kan fortælle, hvordan amningen forløber, er hjælpsomt for lægen eller sundhedsplejersken, når man ser dem en uge efter fødslen, eller ved opfølgende besøg, så de kan vurdere, om der er opstået ammeproblemer (et bud på et spørgeskema til nyfødte kan findes bagerst i bogens Appendix).

Hogan-studiet indikerer, at selvom mange af lægerne på hospitalet var enige i antagelsen om, at "et stramt tungebånd ikke er skyld i ammeproblemer", var der ingen af lægernes tiltag, og heller ikke ammevejledernes (hvor man rettede på ammestillingerne eller hvordan, mor holdt baby), som fik babyerne til at amme bedre. I stedet konkluderede forskerne til sidst i deres studie, at "amningen blev bedret af det enkle, sikre indgreb, hvor man fjernede det fysiske problem, som besværliggjorde amningen - det stramme tungebånd." Hvis dette ikke er nok til at overbevise dig, har jeg tilføjet nogle flere lodtrækningsforsøg (RCT-studier) nedenfor.

> ***"Der er ikke grund til at klippe alle babyer med stramt tungebånd ved fødslen, men opmærksomhed på, at et stramt tungebånd kan have sammenhæng med spiseproblemer, vil gøre det muligt at klippe babyer, som udviser symptomer, uden forsinkelse."***[16]

Berry, Griffiths og Westcott (2012)

Berry, Griffiths og Westcott udgav deres dobbeltblindede RCT-studie, omhandlende stramt tungebånd og dets indflydelse på amning, i tidsskriftet *Breastfeeding Medicine.*[11] De undersøgte 57 babyer, som alle var under fire måneder gamle, for at se, hvor meget de var i stand til at spise på to minutter. De vurderede dem på LATCH-score[19] og smerte hos moderen vurderet på en skala fra

19 LATCH er en målemetode, som bruges til at vurdere en babys evne til at amme ud fra fem punkter, som hver især kan få point fra 0-2.

1-10. Herefter foretog de enten indgrebet med saks, eller også lod de som om, de foretog indgrebet (et "falsk" indgreb) for at lave en kontrolgruppe, hvorefter de straks lavede en ny vurdering. De bad mødrene om ikke at kigge ind i munden på deres baby, før de havde ammet efter indgrebet. Bagefter tilbød de at lave indgrebet på babyerne i kontrolgruppen samme dag, fordi det er uetisk at undlade at lave et indgreb på en baby, når det gentagne gange har vist sig, at det gør en betragtelig forskel. 78% af mødrene fra gruppen af babyer, som fik foretaget indgrebet i første omgang, rapporterede om øjeblikkelig forbedring umiddelbart efter det stramme tungebånd blev klippet. Det interessante er, at 47% af mødrene i kontrolgruppen også oplevede forbedringer (umiddelbart), så der var en placeboeffekt, men den statistiske forskel mellem de to grupper, som demonstrerer effektiviteten af indgrebet, var stadig signifikant på $p<0.02$[20]. Derfor var placeboeffekten ikke grunden til den forskel, mødrene oplevede. 90% af babyerne, som fik foretaget indgrebet, oplevede forbedring på dag 1, og efter tre måneder havde 92% oplevet forbedringer, så effekten varede ved. Ingen af mødrene berettede om forværret amning, og alle mødrene sagde, at de ville få lavet indgrebet igen. Studiet konkluderer, at "der er en reel, øjeblikkelig forbedring i amningen, oplevet af moderen, som varer ved, og *som ikke* ser ud til at skyldes en placeboeffekt" (skråskriften er tilføjet). Forskerne konkluderede også, at det er bedst, hvis babyer kan blive diagnosticeret og behandlet for et stramt tungebånd inden for de første to leveuger. Jo yngre, babyerne er, jo nemmere har de ved at genlære og overkomme kompenserende vaner, som de har tillagt sig, siden før de blev født.

> ***"En reel, øjeblikkelig forbedring i amningen, oplevet af moderen, som varer ved, og som ikke ser ud til at skyldes en placeboeffekt."***[11]

20 En p-værdi på under 0,05 betragtes sædvanligvis som statistisk signifikant.

Buryk, Bloom og Shope (2011)

Her er et sidste RCT-studie, som blev udgivet i det amerikanske tidsskrift for børnelæger, *Pediatrics*, i 2011 og lavet af Buryk, Bloom og Shope.[10] Dette var et blindet lodtrækningsforsøg udført på 30 babyer i gruppen af dem, der fik foretaget et klip af tungebåndet, og 28 i kontrolgruppen, som fik en snydebehandling. Forskerne benyttede sig af pålidelige og validerede metoder til at måle smerte og amning, blandt andet Hazelbaker Assessment Tool for Lingual Frenulum Function (HATLFF), som vurderer ud fra både udseende og funktion; Short-Form McGill Pain Questionnaire (SF-MPQ) til at undersøge smerter på brystvorterne; og Infant Breastfeeding Assessment Tool (IBFAT). Alle disse undersøgelsesformer er tidligere blevet undersøgt, og har bevist, at de er valide og brugbare vurderingsværktøjer. Forskerne fandt frem til, at gruppen, hvor babyerne fik foretaget indgrebet, oplevede signifikant mindre smerte ($p<.001$) sammenlignet med kontrolgruppen. IBFAT viste, at gruppen, hvor indgrebet blev foretaget, havde markant færre ammeproblemer og at mødrene i denne gruppe oplevede markant større glæde ved, og tro på, at amme ($p=.029$). Alle forældrene, bortset fra en enkelt, i kontrolgruppen bad om at få foretaget indgrebet bagefter, enten ved forsøgets afslutning eller ved to-ugers-opfølgningen, så derfor kunne forskerne ikke fortsætte med at undersøge forskellene mellem de to grupper. Artiklen konkluderer, at "når frenotomi bliver foretaget på baggrund af klinisk signifikant ankyloglossi, er der en klar og øjeblikkelig forbedring i moderens oplevede smerter i brystvorterne og i spædbarnets evne til at amme." Desuden fandt de at "proceduren var hurtig, simpel og uden komplikationer", og foreslog, at det optimale tidspunkt at få sit barns stramme tungebånd klippet var et sted mellem to og seks dage efter fødslen. Typisk er det sådan, at jo tidligere indgrebet bliver foretaget, jo bedre og hurtigere vil en baby opleve bedring, fordi han eller hun ikke skal slås mod muskelmønstre og kompenserende vaner, som er blevet trænet gennem uger eller måneder. Endelig argumenterede forskerne for, at "mors smerte i brystvorterne og spædbarnets ringe evne til at få fat om brystet er typiske grunde til, at amning opgives tidligt. Der er evidens for, at ankyloglossi både resulterer i, at spædbarnet har svært ved at få fat om brystet samt smerte i brystvorterne hos mor, sammenlignet med spædbørn uden ankyloglossi. Studier, der måler effekten af frenotomi på neonatal ankyloglossi, viser konsekvent et positivt resultat." Dette udsagn er uden tvivl rigtigt, for hvis mødrene melder om en smerte på 10 ud af 10, hver gang deres baby forsøger at amme, kommer de ikke til at fortsætte amningen i 6 uger, for slet ikke at tale om 6 måneder eller mere.

Mange mødre melder tilbage til os, at de hellere vil gå igennem endnu en fødsel uden smertestillende midler, end de vil amme deres baby, fordi de oplever smerten ved amning som værre end at føde. Hvis en baby ikke kan få korrekt fat på brystet og kløjes i mælken, lider af refluks, ikke kan tage på i vægt, ikke får nok mælk ud af brystet og altid virker sulten, kommer moren til at give op og skifte til modermælkserstatning og flaske (selvom der stadig kan være problemer med det stramme tungebånd, når man giver flaske). Mange mødre fortæller os ved deres første konsultation, at "I er vores sidste håb." Mødrene har planer om at stoppe med at amme, hvis smerten og deres babys ammeproblemer ikke bliver løst, fordi de er rådvilde og ikke ved, hvad de ellers skal gøre. Heldigvis ser vi, at stort set alle de mødre, som har fortalt os, at de "er lige ved at give op", har oplevet en forbedring og er blevet godt nok hjulpet af indgrebet til, at de kunne redde deres amning. Fuldamning i de første 6 måneder bliver anbefalet af den amerikanske sammenslutning af børnelæger, *American Academy of Pediatrics* (AAP), og andre organisationer,[8] og det er vigtigt at erkende, at hvis vi vil forsøge at nå det mål, bliver vi nødt til at give mødrene den støtte og de værktøjer, de har brug for, for at nå målet.

> ***"En klar og øjeblikkelig forbedring i moderens oplevede smerter i brystvorterne og i spædbarnets evne til at amme."*[10]**

Posteriort stramme bånd

Den første omtale af et posteriort (bagvedliggende) stramt tungebånd var i et studie af Betty Coryllos og Cathy Watson-Genna i 2004, [24] så selve konceptet "posteriort" stramt tungebånd er relativt nyt, når man taler om forskning. Idéen giver dog god mening, fordi man i årevis har set babyer, som havde symptomer på stramt tungebånd, men som ikke havde tydelige, synlige markører på et stramt tungebånd.

Chu og Bloom (2009)

Til dem, der stiller spørgsmålstegn ved, om posteriort stramt tungebånd findes, er her et casestudie fra Chu og Bloom i 2009.[52] Studiet beskriver et "sjældent tilfælde" af posteriort stramt tungebånd. Men var det sjældent, eller blev der bare ikke diagnosticeret korrekt? Forskerne skrev, at tungebåndet var skjult bag et "slimhindegardin", hvilket betød, at det ikke kunne ses, med mindre man trak vævet tilbage, så det stod tydeligt frem. De lagde den 4 uger gamle baby i fuld narkose (ikke ideelt, som vi ved i dag) og brugte en hæmostat til at klemme tungebåndet, klippede to gange, opnåede et diamantformet sår og satte derefter fire sting. De observerede, at moderen oplevede straks lindring af smerter under amningen og at hendes baby fik bedre fat om brystet. Forskerne kaldte det et "sikkert, hurtigt og effektivt indgreb, som kan give øjeblikkelig lindring af symptomer, fremme amning og forbedre tilknytningen mellem mor og barn." Studiet blev publiceret i tidsskriftet *International Journal of Pediatric Otorhinolaryngology* og hjælper med at tilbagevise påstandene fra dem, som benægter at posteriort stramt tungebånd eksisterer. Vi ser dette scenarie gentaget adskillige gange hver dag i vores klinik,

***"Et sikkert, hurtigt og effektivt indgreb, som kan give øjeblikkelig lindring af symptomer, fremme amning og forbedre tilknytningen mellem mor og barn."*[52]**

når vi løsner et posteriort stramt tungebånd, og både mors og babys symptomer bedres markant. At løsne et posteriort stramt tungebånd kan gøre underværker for familier og er en effektiv behandling, hvis behandleren, som udfører den, kan finde ud af at diagnosticere og løsne korrekt. Hvis en behandler blot klipper den anteriore del af det stramme tungebånd, kan de faktisk ændre et anteriort stramt tungebånd til et posteriort stramt tungebånd, som vi så tidligere. Resultatet bliver, at mor stadig oplever symptomer, og at baby stadig ikke kan få godt nok fat på brystet. Hvis den posteriore del bliver løsnet tilstrækkeligt, forbedrer det stort set altid babys evne til at få fat og mor oplever mindre smerte og færre symptomer.

O'Callahan, Macary og Clementine (2013)

Et studie, lavet af O'Callahan, Macary og Clementine (2013), viste fordelene ved at løsne stramt tungebånd og stramt læbebånd på 299 spædbørn.[13] De fleste af babyerne i studiet (85%), som blev henvist til at få foretaget indgrebet af Dr. O'Callahan, en børnelæge, havde posteriort stramt tungebånd. Besvær med at få fat om brystet samt smerter i brystvorterne blev markant forbedret efter indgrebet (løsnet med saks, $p<.001$). Han brugte en korrekt teknik med saksen og rapporterede om en flad, diamantform på såret, og han anbefalede strækøvelser af såret i fem dage efter indgrebet. Det er bedst at strække i længere tid, mindst to uger, men dette er et af de eneste studier, som overhovedet nævner strækøvelser. 94% af mødrene meldte tilbage, at de ikke havde oplevet komplikationer eller bivirkninger, og 93% af dem, der besvarede et spørgeskema efterfølgende, fortalte, at indgrebet havde været det værd i forhold til det fysiske og følelsesmæssige ubehag hos dem selv og deres spædbørn. Forskerne bemærkede, at smerter og problemer med at få ordentlig fat om brystet ofte gik væk omkring en uge efter indgrebet, og nogle gange efter længere tid, alt afhængigt af barnet. De rapporterede også, at babyer med et posteriort stramt tungebånd havde større risiko for også at have stramt læbebånd end babyerne med det klassiske, anteriort stramme tungebånd. I vores klinik ser vi de samme resultater—at næsten alle babyer med et posteriort stramt tungebånd også har et stramt læbebånd.

Ghaheri et al. (2017)

Et andet studie, som omhandler fordelene ved at klippe et posteriort stramt tungebånd i forhold til amning, er "*Breastfeeding Improvement Following Tongue-Tie and Lip-Tie Release: A Prospective Cohort Study*"[14] af Ghaheri et al. (2017). Dette studie er en vigtig tilføjelse til den nuværende litteratur på området omkring stramt tungebånd, fordi det specifikt kigger på posteriort stramme tungebånd, læbebånd og refluks hos spædbørn, og er et af de eneste studier, hvor man har brugt en laser til at foretage indgrebet. Dr. Ghaheri er en amerikansk øre-næse-hals-læge, som er godt kendt i kredsen af fagpersoner, som beskæftiger sig med stramt tungebånd, og som har hjulpet utallige babyer med at komme af med deres ammeproblemer. Dette studie kigger på faktorer som for eksempel hvor meget mælk, der bliver fjernet fra brystet, mors tiltro til egne forældreevner, smerteniveau og reduktion af symptomer på refluks hos spædbørn. Man fandt, at babyer med posteriort stramt tungebånd oplevede forbedring efter indgrebet, ligesom babyerne med anteriort stramt tungebånd (hvor det hæfter på eller nær ved tungespidsen) gjorde det. På alle valide parametre (hvilket betyder, at de var reelle og målbare i andre studier) oplevede babyerne signifikant forbedring — deres refluks blev forbedret fra 16,5 til 13,2 til 11,6, hvilket indikerer, at reflukssymptomerne (inklusiv gylp eller opkast) mindskedes eller forsvandt. Mødrenes tro på egne evner blev også forbedret efter indgrebet og blev målt til at være større end den afgørende score på 50. Hvis score er mindre end 50, er mødrene mere tilbøjelige til at stoppe amningen, hvorimod et resultat på mere end 50 betyder, at de sandsynligvis vil fortsætte med at amme. Resultaterne gik fra 43,9 før indgrebet til 56,5 en måned senere, hvilket betyder, at disse mødre forud for indgrebet var i risikogruppen for at opgive amningen helt, men at de efter indgrebet følte, at de kunne blive ved med at amme.

Vi hører på ugentlig basis i vores klinik, at: "Jeg har været ved to andre læger, som siger, der ikke er noget problem, men jeg kan ikke holde smerterne ud længere, og jeg er tæt på at give op." I følge studiet af Ghaheri et al., hjælper frenektomi disse mødre til at tro på, at de kan fortsætte amningen og giver dem håb for, at de kan blive fri for smerter og symptomer. Smerterne hos mødrene i studiet mindskedes fra et gennemsnit på 4,6/10 før indgrebet til 2,2/10 en uge efter indgrebet og stort set ingen smerte, i gennemsnit 1,5/10, en måned efter. Dr. Ghaheri og hans team løsnede læbebåndet, hvis det gav problemer, og posteriort stramme tungebånd med en laser til blødtvævskirurgi. Dette studie er en fremragende tilføjelse til den eksisterende litteratur, fordi der bliver brugt den teknik, som for tiden foretrækkes af tungebåndseksperter verden over, og man lykkedes med at foretage fuldstændige klip for at kunne give lindring til de mødre og babyer, som kæmpede med amning. I mange af de andre tilgængelige studier på området, er der blevet foretaget et simpelt "snip" eller "snit ", som man har gjort det i århundreder. Dr. Ghaheri, derimod, har foretaget et mere nutidigt, fuldstændigt klip af bindevævet og slimhinden helt ned til genioglossus-musklen, hvilket giver et diamantformet sår og fjerner hele tungebåndet, både den anteriore og posteriore del. Han anbefaler også strækøvelser 4 til 6 gange dagligt i flere uger.

> ***Mødrene siger ofte, at "jeg kan ikke holde smerterne ud længere, og jeg er tæt på at give op."***

Pransky, Lago og Hong (2015)

Et retroperspektivt studie af Pransky, Lago og Hong (2015) blev gennemført, mens forfatterne arbejdede på en specialklinik for øre-næse-hals-læger. Her så de et stort antal posteriort stramme tungebånd og kom med hypotesen om, at den faktiske forekomst af patienter med stramt tungebånd (inklusiv de posteriort stramme) højst sandsynligt er højere, end hvad der for nuværende er angivet. [26] Dette studie er godt, fordi det specificerer, hvor mange spædbørn der havde anteriort stramt tungebånd, posteriort stramt tungebånd, en kombination af stramt læbebånd og en af de to typer af stramt tungebånd eller blot stramt læbebånd. I følge deres resultater oplevede mødrene en forbedring af amningen efter klip i 78% af tilfældene, og blandt dem oplevede 61% markant forbedring. Det er værd at notere, at 91% af patienterne med posteriort stramt tungebånd (120 babyer) også havde forbedring af symptomer. Med hensyn til de babyer, der kun havde stramt læbebånd, oplevede 79% forbedringer efter klip, og ved babyerne med både stramt læbebånd og anteriort stramt tungebånd var der forbedringer hos 91%. Gruppen af babyer med posteriort stramt tungebånd og stramt læbebånd oplevede forbedring hos 85%. Forskerne bemærkede desuden, at 21% af de babyer, der var blevet henvist til dem, ikke havde nogle anormaliteter i mundhulen, hvilket indikerede, at der er "mange grunde til, at et spædbarn kan have svært ved at amme."

Ghaheri, Cole og Mace (2018)

Det nyeste studie på området (på tidspunktet for denne bogs udgivelse) er fra Ghaheri, Cole og Mace (2018). Det beskriver, hvordan babyer, som tidligere har fået foretaget et ufuldstændigt klip af tungebåndet, og som stadig har problemer med amningen, oplever forbedring efter at have fået lavet et fuldstændigt klip med laser.[15] I de tre målinger, de samme som blev brugt i studiet fra 2017, som er beskrevet tidligere i dette afsnit — skala til mors egen vurdering af amningen, spørgeskema omkring refluks (GERD) og en visuel, analog skala til at måle smerte under amning — oplevede alle deltagere forbedringer ved en uge og en måned efter indgrebet. Ammescoren gik fra 45,1 ved udgangspunktet til 52,1 efter en uge og 56,9 efter en måned, hvilket indikerer, at mødrene følte,

> ***"Børn, som ikke oplever forbedring efter et tidligere klip af tungebåndet, kan have fortsat restriktion under tungen, som stadig behøver at blive adresseret."[15]***

de kunne blive ved at amme med succes. Igen, en score under 50 er forbundet med ammestop. Symptomer på GERD mindskedes fra 15,7 til 11,9 i den første uge og 10,4 efter en måned. Mors oplevede smerte faldt fra det oprindelige 4,8/10 til 2,2 ved en uge og 1,6 ved en måned, hvilket indikerer, at baby har kunne få bedre fat efter klippet, så det har været meget mindre smertefuldt at amme. I dette studie beskriver forskerne desuden den teknik, vi går ind for: at man fjerner midterlinje-vævet i det tilbageværende frenum, hvorefter man udvider det "centrale vindue" bilateralt med et "diamantformet snit, som flugter med det nærliggende væv i mundgulvet." Som tidligere nævnt kommer denne form naturligt, når man laver et snit gennem et trekantet frenum, og er et tegn på, at der er lavet et fuldstændigt klip. En vigtig ting, de nævner, er, at "børn, som ikke oplever forbedring efter et tidligere klip af tungebåndet, kan have fortsat restriktion under tungen, som stadig behøver at blive adresseret." Dette udsagn kan også siges om ældre børn og voksne. Ufuldstændige klip er, desværre, meget almindeligt forekommende, og dette studie tilføjer til evidensgrundlaget om, at det at løsne tungebåndet hos patienter, som allerede har fået klippet stramt tungebånd tidligere, men som stadig oplever symptomer, faktisk kan give målbare resultater og forlænge amningen.

Som vi diskuterede i omtalen af studiet fra 2017, som Ghaheri var hovedforfatter til, er refluks et ofte forekommende problem hos spædbørn, og det bliver ofte behandlet med H2-receptorblokkere, som for eksempel Zantac® (ranitidin) eller et syrepumpehæmmende (PPI) medicin som Prilosec, Prevacid® eller Nexium® (esomeprazol). Ingen af PPI-præparaterne er godkendt af FDA[21] til brug på spædbørn. I mange tilfælde udviser babyer med stramt tungebånd tegn på refluks og bliver ordineret PPI-medicin,

21 Food and Drug Administration er USA's føderale fødevare- og lægemiddelmyndighed.

gripe water[22] eller produkter med simethicone[23] i stedet for at undersøge den rigtige årsag til, at barnet lider af refluks. Dengang en af vores døtre kastede store mængder mælk op, ligegyldigt om hun fik bryst eller flaske, og vi boede i bjerge af vasketøj og havde prøvet alt for at holde mælken i hende, fik min kone og jeg at vide, at problemet blot var "kosmetisk". Selv efter at have afprøvet Zantac®, gripe water, simethicone og aldrig at lægge hende på et fladt underlag (selv når hun sov), led hun stadig, og intet af det så ud til at gøre en forskel. Hun oplevede at kløjs i mælken og blev blå i ansigtet, og det var skræmmende for os som førstegangsforældre.

Siegel (2016)

For spædbørn, der har problemer med amning og at spise af flaske, og som har et stramt tungebånd, er en af de største indikationer på, at der er et potentielt problem, en klik- eller smaskelyd, som man kan høre, når de forsøger at spise. Lydene kommer, fordi der ikke dannes vakuum på brystet eller flasken. Baby kan dog også sluge luft uden den afslørende klik- eller smaskelyd. I mange tilfælde vil det, at man skifter til flaske og modermælkserstatning, IKKE løse problemerne for familier med babyer, der har stramt tungebånd. Siegel (2016) har udgivet en forskningsartikel med titlen "*Aerophagia Induced Reflux in Breastfeeding Infants with Ankyloglossia and Shortened Maxillary Labial Frenulum (Tongue- and Lip-Tie)*,"[23] hvor han diskuterer fænomenet aerophagia (at spise luft), som ses efter baby har spist, og som kan diagnosticeres ved at lytte med stetoskop (auskultation) under måltidet, ud fra koliksymptomer efter måltidet og udspilet mavesæk umiddelbart efter måltidet (det kan ses på et røntgenfoto som en stor luftboble). Aerophagia og klik-lydene forsvinder ofte efter frenektomi, nogle gange lige med

22 Naturlægemiddel mod kolik, som skulle have syreneutraliserende virkning.

23 Et antiskummemiddel, der bruges til at reducere oppustethed, ubehag eller smerter forårsaget af overdreven gas. I Danmark er dette dråber som for eksempel BioGaia, Lactocare og Duolac.

det samme og i nogle tilfælde tager det få uger. Nogle gange vil det hjælpe på situationen blot at løsne tungebåndet, men ofte skal både tunge- og læbebånd klippes fuldstændigt for at se fuldstændig bedring. I Dr. Siegels klinik så man forbedring hos 526 (52,6%) ud af 1000 behandlede spædbørn, som havde reflukssymptomer. Forbedringen bestod i, at de enten kunne trappe ned i, eller helt trappe ud af, deres medicin; 191 (eller 19%) havde forbedring af deres irritabilitet, men havde stadig brug for medicin. 283 (eller 28,3%) oplevede ingen forbedring, så her har årsagen til deres refluks højst sandsynligt været en anden end et stramt tungebånd. Har alle børn, som får Zantac® eller Nexium®, et stramt tungebånd? Nok ikke, men det bør stå øverst på listen med forslag til diagnoser, når der er refluks, særligt hvis der samtidig er andre symptomer på et stramt tungebånd eller ammeproblemer. Sundhedspersonalet bør udføre en grundig undersøgelse for stramt tungebånd, hvis der er tegn som for eksempel klik-lyde, hvis baby har svært ved at få fat på bryst eller flaske, svært ved at danne vakuum, ofte kaster op, virker irritabel efter måltidet eller bøvser og prutter meget, hvilket alt sammen er typiske problemer hos spædbarn, og hvor forældrene ofte får at vide, at det er “helt normalt”.

Der findes ingen RCT-studier, hvor man kun har løsnet stramme læbebånd og undersøgt, hvad det kunne have af effekt på ammeproblemer, som der findes på klip af stramme tungebånd. I Pranskys studie (2015) var der en undergruppe på 14 babyer, som kun fik klippet deres stramme tungebånd, og her oplevede 78% forbedring.[26] I vores klinik har vi ved selvsyn set, hvordan et stramt læbebånd kan påvirke amningen, og mange andre behandlere har også set dette. Forskelligheden i udformningen, graden af stramme læbebånd samt det komplekse samspil mellem tunge og læber, og at der ofte er stramt tungebånd, når der er stramt læbebånd, gør det umuligt at studier, hvor man udelukkende kigger på læbebåndets indvirkning. Stramme læbebånd bliver dog beskrevet i litteraturen, relateret specifikt til amning, i adskillige artikler fra cirka 1999 og frem.[19] Kotlow (2004) beskriver, hvordan et stramt læbebånd (maxillary frenum) kan påvirke, hvor godt baby kan komme på brystet og amning, når der er restriktion,[17] Kotlow (2010) beskriver desuden, hvordan et stramt læbebånd kan have indflydelse på skader på tandemaljen på de to øverste fortænder, fordi det kan gøre det svært at børste dem, og fordi der kan sætte sig mælkerester i "tandkødslommerne" ved fortænderne.[53]

Som skrevet tidligere, så ser vi babyer, som kun har fået klippet deres stramme tungebånd, men som stadig har problemer med at amme. Når vi efterfølgende har klippet deres stramme læbebånd, forsvinder deres symptomer på ammeproblemer, og baby får mere af brystet ind i munden og kan svøbe bedre, har færre kliklyde, mindre refluks og gylp, og de får også mere effektivt mælken ud af brystet. Hold øje med læbebåndet, hvis ammeproblemerne fortsætter efter klip af tungebåndet, og få det klippet, hvis det er nødvendigt. Det kan være, det er den manglende brik, der kan få puslespillet til at gå op.

Afsnit 2: Spisning

"Der er ingen mere oprigtig kærlighed, end kærligheden til mad."
- *George Bernard Shaw*

Mad. Der dukker mange billeder, følelser og minder op, når nogen snakker om mad. Silden på påskebordet. Anden til Mortens Aften. Flæskestegen og de brunede kartofler til jul. Kransekagen og champagnen, når vi hopper ind i det nye år.[24] Næsten alle højtider og familiefester er centreret omkring mad og måltider. Fra den spæde start til den bitre ende er den vores bedste ven og værste fjende. Noget mad elsker vi, andet kan vi ikke klare synet af. Ofte tager vi mad og det at spise for givet. Spis for meget eller for lidt, og du vil få problemer.

Når det kommer til vores børn, kan problemer med mad vende op og ned på vores liv. Hvis et barn nægter at spise, eller er kræsen med mad, bebrejder vi ofte enten barnet eller os selv. Når du som nybagt forælder holder dit nyfødte barn, er din førsteprioritet i livet at sørge for, at det er sundt og sikkert. Men hvad så, hvis det, at sørge for deres sundhed, er en konstant kamp, fordi de ikke er i stand til at spise? For mange babyer, tumlinge og unge, som kæmper med at få maden ned, kan spiseproblemerne måske skyldes et underliggende problem, som for eksempel et stramt tungebånd. Fremgang i spisningen kan ske hurtigt ved at løsne det stramme tungebånd og med hjælp fra en ekspert i sensorisk spisning, så barnet og forældrene kan gå til måltiderne med glæde frem for at frygte dem.

24 Ændret til traditionelle danske retter efter aftale med forfatteren.

I dette afsnit vil vi gå i detaljer med flydende føde, puré og fast føde, og vi vil komme ind på, hvordan en evaluering og behandlingsstrategi kan se ud. I slutningen vil vi inkludere et afsnit omkring den forskning, der findes på området, og diskutere nogle case-studier (som vi har foretaget i vores klinik) og hvordan et stramt tungebånd har påvirket disse børn.

KAPITEL 10

En Kort Oversigt Over Spisning

Megan Musso, Audiologopæd (MA, CCC-SLP)

At spise er en af de mest komplekse opgaver, vores krop kan foretage sig. Der er 6 kranienerver og 26 muskler involveret, når vi spiser, og det stiller krav til samtlige af kroppens systemer, når vi forarbejder og fordøjer den mad, vi spiser. 8 muskelpar, som er enten direkte forbundet til eller sidder i tungen, spiller en rolle under spisning. Så du kan nok forestille dig, at en baby, som er hæmmet i sin synkebevægelse eller tungens bevægelse, kan have svært ved at spise.

Kunsten at synke er en koordineret dans mellem adskillige muskler og reflekser, og sker i fire faser. I den modne synkebevægelse begynder man i *den orale forberedelsesfase*, med læberne lukket sammen, at rotere tungen, kinderne og kæberne i en cirkulær tyggebevægelse for at ælte maden til en grødet masse (kaldet *bolus*). Når det gælder flydende former, bliver massen holdt på oversiden af tungen, mens den presser mod den forreste, hårde del af ganen, så væsken ikke løber ned i kinderne. Den bagerste, bløde del af ganen trykkes ned mod tungen for at lukke af bagtil mod halsen, så der ikke er noget af maden, som bliver sunket for tidligt. Herefter kommer *den orale fase,* som varer omkring 1 til 1,5 sekund, hvor tungen løfter sig i en bølgebevægelse fra den forreste del til den bagerste for at slynge maden bagud mod svælget. Når maden er i den bagerste del af munden, aktiveres synkerefleksen. Under *den faryngeale fase,* som varer cirka 1 sekund, løftes musklerne i den bløde del af ganen for at lukke af til næsen, og svælget (*pharynx*) tager imod maden, bolus, alt imens tungen trækker sig tilbage og danner et undertryk, som tvinger maden ned. Simultant med dette løfter tungebenet i halsen sig for at få struben af vejen, og strubelåget (*epiglottis*) lukker af til luftrøret (*trachea*), så der ikke kommer mad i luftvejene. Beskyttelsen af luftvejene sker i tre niveauer; ved stemmelæberne, de falske stemmelæber og epiglottis. Maden bevæger sig ned gennem spiserøret (*esophagus*), fordi musklerne trækker sig sammen og slapper af, og de derved skaber en bølgebevægelse (kendt som peristaltiske bevægelser), som på 8 til 20 sekunder flytter maden ned i mavesækken. Lukkemuskler, kaldet *sfinktere*, en øvre og en nedre, i spiserøret fungerer som ventiler, der tillader maden at forlade spiserøret og komme ned i mavesækken.

Som det ses, er kunsten at spise faktisk kompleks og kræver præcis koordinering af et stort antal muskler og reflekser for at kunne foregå effektivt og sikkert. Fordi denne proces begynder med tungen, er det ikke svært at forestille sig den indflydelse, et stramt tungebånd kan have på spisningen, hvad enten det er flydende eller fast føde. Dette modne synkemønster bruges ikke fra fødslen; babyer bliver født med mere simple reflekser, og disse færdigheder læres med tiden gennem de rigtige oplevelser med mad. Mellem fødslen og treårsalderen skal babyer og tumlinger lære, hvordan de bruger deres orale strukturer på nye og alsidige måder for at kunne opnå målet om at udvikle et modent tygge- og synkemønster. En opbremsning ved enhver af disse milepæle kan have stor indflydelse på udviklingen af deres mundmuskulatur og de mønstre, som er nødvendige for en effektiv og sikker indtagelse af mad.

Der findes masser af gode ressourcer tilgængelige for ammevejledere, talepædagoger, ergoterapeuter, børnelæger, andre slags spiseterapeuter og forældre, som giver en god udspecificering af den typiske udvikling af spisefærdighederne samt hvad man kan gøre for at fremme udviklingen af passende færdigheder. Hvis vi skulle forsøge at udpensle alle muskler, reflekser, bevægelsesmønstre og udviklingen af spisefærdigheder, ville du højst sandsynligt lægge denne bog fra dig, inden vi nåede til det rigtig gode, så jeg vil i stedet opfordre dig til at søge viden i de følgende titler, hvis du arbejder med dette professionelt eller er forælder og interesseret i emnet:

- » *Nobody Ever Told Me (or My Mother) That!*-Diane Bahr, MS, CCC-SLP, CIMI
- » *Feed Your Baby and Toddler Right: Early Eating and Drinking Skills Encourage the Best Development*-Diane Bahr, MS, CCC-SLP, CIMI
- » *Raising a Healthy Happy Eater: A Stage-by-Stage Guide to Setting Your Child on the Path to Adventurous Eating*-Melanie Potock, MA, CCC-SLP, & Nimali Fernando, MD, MPH
- » *Baby Self-Feeding: Solutions for Introducing Purees and Solids to Create Lifelong, Healthy Eating Habits*-Melanie Potock, MA, CCC-SLP, & Nancy Ripton
- » *Pre-Feeding Skills: A Comprehensive Resource for Mealtime Development*-Suzanne Evans Morris, PhD, CCC-SLP, & Marsha Dunn Klein, M. ED., OTR/L
- » *Supporting Sucking Skills in Breastfeeding Infants*-Catherine Watson-Genna, BS, IBCLC
- » Feeding Matters Online Resource: http://www.feedingmatters.org

Udviklingen af spisefærdighederne, som Dana Hearnsberger, en ekspert i audiologopædi (talepædagogik), beskriver det, begynder i midten af munden. Ved hjælp af en proximal-distal-teori (inderst → yderst), viser hendes diagrammer på bedste vis, hvordan tungen udvikler sig i forhold til bevægelse og integration, i takt med at vi udvikler os fra at kunne spise flydende føde, som modermælk og modermælkserstatning, til fast føde.

Udviklingen i spisefærdigheder starter i midten af munden. Mundmotorikkens udvikling bevæger sig proximodistisk udad fra tungeryggen og ganen til tungens laterale kanter og til sidst gummerne og tænderne.

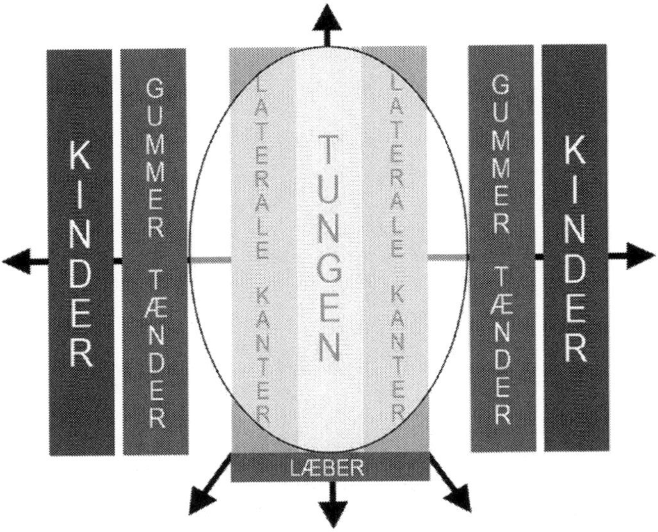

Figuren er oversat til dansk fra DanaHeernsbergers (MS, CCC-SLP) model fra hendes bog Eat-Drink-Be Nourished: Development and Disorder in Pediatric Feeding (2017).

Gengivet med tilladelse.[54]

Ved fødslen bruger baby en suttemetode (50% anteriore bevægelser og 50% posteriore bevægelser[25]), hvor tungen hviler på den nederste gumme og omslutter, eller former sig omkring, brystvorten, som den hiver dybt ind i munden til det sted, hvor den hårde gane overgår til den bløde gane, mens den bagerste (posteriore) tredjedel af tungen trækkes nedad for at skabe undertryk. Denne rullende, eller bølgelignende, bevægelse af tungen trækker, sammen med det negative tryk, der skabes, mælken ud af brystet. Fedtpuder (som dannes i løbet af den sidste måned af graviditeten) sidder på indersiden af kinderne i begge sider af munden. Deres funktion er at holde tungen stabilt i midten af munden, at forhindre væske fra at løbe ned i kinderne og at gøre pladsen i mundhulen mindre, så det er nemmere at danne det negative pres, som er nødvendigt for at få mælken ud. Dr.

25 Anterior betyder i anatomien en struktur, der ligger "fortil", mens posterior er en struktur beliggende "bagtil".

Hazelbaker sammenligner dette suttemønster med bevægelserne hos en blækspruttes arm, som bevæger sig frit i en bølgende bevægelse fra midten af dens krop helt ud til spidsen af armen.[55] Hvis der er nogen form for restriktion eller afbrydelse af bevægelsen, vil blæksprutten ikke være i stand til at navigere gennem vandet, som den gør.

Omkring 3-4-måneders-alderen begynder denne sutterefleks lige så stille at forsvinde, og et andet mønster begynder at udvikle sig - suget. På det her tidspunkt ændrer babys mund sig: fedtpuderne i kinderne bliver mindre, i takt med at kindmusklerne bliver stærkere, og hele mundhulen vokser generelt i størrelsen. Disse forandringer fører til, at tungen får mere frihed til at bevæge sig og dermed også et større ansvar. Før, da mundhulen var meget mindre, var frem-og-tilbage-bevægelsen, sammen med den nedadgående bevægelse af den bagerste del af tungen, nok til at skabe det vakuum, der kunne trække mælken ud af brystet; nu er processen blevet mere kompliceret. Et sugemønster begynder at blive dannet, i takt med at de laterale kanter og den forreste tredjedel af tungen begynder at løfte sig mod ganen for at omslutte og presse mod brystvorten. Tungen, kæberne og læberne begynder nu at bevæge sig uafhængigt af hinanden og må koordinere deres bevægelser helt præcist for nu at kunne skabe det over- og undertryk, der er nødvendigt for at trække mælken ud. Overtrykket skabes, når tungespidsen og siderne løftes mod ganen, med kæben løftet og læberne svøbt rundt om brystvorten. Det undertryk, der er nødvendigt for at trække mælken ud, dannes, når kæberne synker nedad, kinderne suges indad, den bløde del af ganen løftes og tungen skubber sig væk fra den hårde del af ganen. Som man nok kan se, er der en masse muskler og bevægelser, som skal koordineres i den komplicerede dans, som amning eller spisning fra flaske kan beskrives som.

En af de nok vigtigste udviklingstrin i spisefærdighederne sker mellem 4- og 6-måneders-alderen, hvor mundmuskulaturen bliver stærkere, og differentieringen (de uafhængige bevægelser) af strukturerne øges. I denne vækstperiode lærer baby at bevæge tungen, mens kæben, kinderne og læberne holdes stille. Denne færdighed er afgørende for senere at få succes med spisning og udtale. Tænderne begynder måske at bryde frem på dette tidspunkt, og baby har større orale oplevelser, er måske klar til at smage på puré og bløde kiks, og kan introduceres til selv at drikke fra en åben kop (med hjælp).

Babyer, som er mellem 6 og 12 måneder, bliver også sendt på nye eventyr med puré, drikke fra sugerør/åben kop og fast føde. Brækrefleksen har bevæget sig til den bagerste tredjedel af tungen, og den tværgående tungerefleks (sidelæns bevægelse af tungen hen mod stimulus) begynder at blive udviklet. Den tværgående tungerefleks aktiveres, når noget rører siden af tungen eller på gummerne. Denne refleks er nødvendig senere for at kunne flytte maden til og fra gummerne/tændernes overflade, når man tygger. Et suge- eller suttemønster benyttes ved puré og væsker, i starten med noget gumlen (hvor kæben bevæger sig op og ned). Et diagonalt tyggemønster ses, når mad placeres i siden af munden, for eksempel blød mad eller ting, der smelter.

UDVIKLING AF MUNDMOTORISKE FÆRDIGHEDER OG SPISNING

Udviklingen i spisefærdigheder starter i midten af munden. Mundmotorikkens udvikling bevæger sig proximodistisk udad fra tungeryggen og ganen til tungens laterale kanter og til sidst gummerne og tænderne.

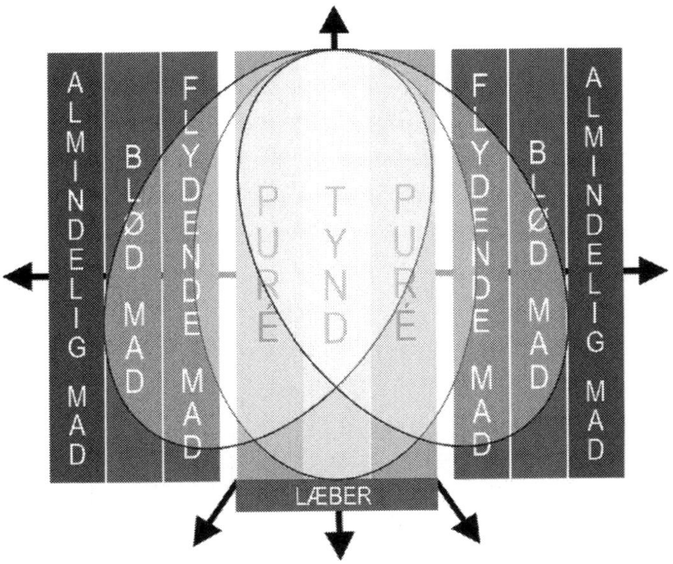

Figuren er oversat til dansk fra Dana Hearnsbergers (MS, CCC-SLP) model fra bogen Eat-Drink-Be Nourished: Development and Disorder in Pediatric Feeding (2017).

Gengivet med tilladelse.[54]

Ved gradvist hele tiden at blive udsat for nye konsistenser og typer af mad, forsvinder det primitive sug og sutterefleksen, den tværgående tungerefleks og gumlen stille og roligt, og et mere modent synkemønster begynder at blive udviklet, når barnet er omkring 12 til 18 måneder gammelt. Et modent synk starter med, at tungespidsen sættes mod de tværstillede slimhindefolder (rillerne lige bag fortænderne). På det her tidspunkt bør din tumling være i stand til at bide gennem en blød kiks uden problemer ved at tygge med koordinerede, diagonale roteringer (kæben bevæges diagonalt, til siden og tilbage til midten) samt bevæge tungen fra side til side med stadig større præcision. Ved 2-års-alderen skal barnet begynde at bruge et modent tyggemønster, også kendt som roterende (cirkulær) tygning. Dette tyggemønster er, hvad voksne bruger (eller bør bruge), og sker ved, at kæberne laver cirkelbevægelser for at knuse maden, mens tungen hele tiden bringer maden tilbage til tændernes overflade for at blive tygget. Nogle babyer mestrer muligvis denne færdighed lidt før eller senere end nævnt ovenfor; men udviklingen af spisefærdighederne (ligesom udviklingen af alle andre færdigheder) sker gradvist i en bestemt rækkefølge. Hvis barnet springer en af disse milepæle inden for spisning over, vil det højst sandsynligt også have en indflydelse på den fremtidige udvikling af orale strukturer og/eller vaner.

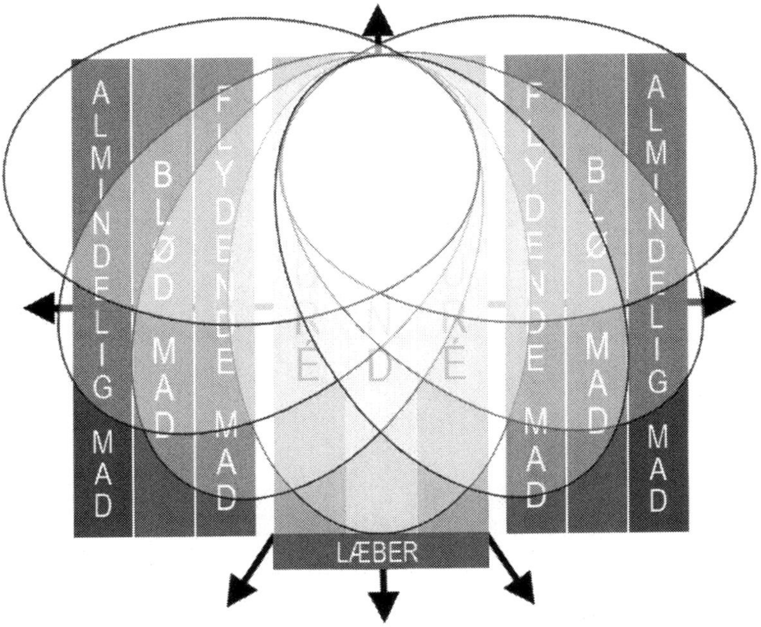

Figuren er oversat til dansk fra DanaHearnsbergers (MS, CCC-SLP) model fra hendes bog Eat-Drink-Be Nourished: Development and Disorder in Pediatric Feeding (2017).

Gengivet med tilladelse.[54]

KAPITEL 11

Flydende Føde (Flaske, Kop og Sugerør)

Megan Musso, Audiologopæd (MA, CCC-SLP)

Vi hører rigtig meget om, hvordan et stramt tungebånd kan have indflydelse på amningen, men hvad med dem, der får flaske? Det at spise fra en flaske kræver aktivering af mange af de samme muskler, men med et andet bevægelsesmønster. Som nævnt tidligere, er det nødvendigt at baby kan svøbe, har kontrol over mundmuskulaturen og formår at sutte-synke-trække vejret, både for at spise fra flaske og for at kunne amme. I modsætning til dem, der ammer, er flaskebabyer nødt til at have mere bevægelse i læberne og kinderne. Der ses færre suttebevægelser og kortere pauser mellem synkene. Ammebabyer er nødt til at danne et vakuum og lave pres på brystvorten for at kunne trække mælken ud af brystet, hvorimod flaskebabyer kun behøver at presse på flaskesutten for at få mælken ud.

Nogle gange er det nemmere for babyer, der har stramt tungebånd, at spise fra en flaske i stedet for at amme. Det skyldes, at flaskesutten er så lang, at den når langt tilbage i munden, så baby ikke behøver at løfte og sænke den bagerste del af tungen for at trække "brystvorten" ind, som er nødvendigt for at kunne amme. Desuden behøver babyen ikke at "vente og arbejde" for at få mælken ud, da mælkeflowet fra flasken er konstant, i modsætning til nedløbet ved amning. Men for nogle babyer med et stramt tungebånd er amning den nemmeste løsning. Hvis mor har overproduktion af mælk eller et kraftigt nedløb, er det muligt for baby at drikke mere passivt fra brystet; og derfor kan spisning fra flaske være mere krævende.

Ofte vil børnelægen, eller en anden fagperson, foreslå forældrene til en baby, der har stramt tungebånd, at de bare skal skifte over til at give flaske for at løse problemet uden at skulle foretage et kirurgisk indgreb. Det råd svarer til at feje problemet ind under gulvtæppet, og desværre løser flasken sjældent størstedelen af de problemer, et stramt tungebånd kan medføre, ud over at det befrier mor fra smerten ved at amme. Mange af problemerne og symptomerne er de samme for flaskebabyer, som de er for ammebabyer. Synlige tegn på læberne er for eksempel områder med hård hud eller suttevabler, eller endda at læben bliver tofarvet (mørkere yderst på læberne og lysere inderst). Disse tegn kommer af, at baby bruger læberne, i stedet for at bruge tungen, til at stabilisere og presse på flaskesutten, og den konstante gnidning/friktion er, hvad der giver farveforskellen, den hårde hud og suttevablerne. Ofte er overlæben suget ind, når baby drikker fra flasken, af samme grunde som de førnævnte, eller fordi læbebåndet er så stramt, at baby fysisk ikke er i stand til at krænge læben udad for at danne det rigtige svøb.

Flasken løser sjældent størstedelen af de problemer, et stramt tungebånd kan medføre, ud over at det befrier mor fra smerten ved at amme.

Babyer, som har nedsat bevægelighed i tungen og stramt tungebånd, oplever ofte at få *pseudoleukoplakia*, også kaldet "mælketunge", som man kalder det, når det hvidlige i mælken sætter sig som et tykt lag på tungen, fordi tungen ikke er i stand til at skrabe det af ved at gnubbe mod ganen. Ofte bliver dette fejldiagnosticeret som værende svamp. Hvis tungen ikke kan blive ved at opretholde sit svøbe om brystvorten, og den bliver trukket nedad på grund af restriktion, kan det tydeligt høres, når tungen mister vakuum, ved den klik-lyd, man forbinder med et stramt tungebånd. Dette fænomen kan også føre til luftbetinget reluks (aerophagia-induced reflux eller AIR), luft i maven, og at baby ofte gylper eller kaster op, som vi har berørt i tidligere afsnit.

Et stramt tungebånd kan også gøre, at det kan være svært at bevæge den midterste del af tungen og i det hele taget at flytte den gennemtyggede mad rundt i munden. Dårlig kontrol af tungen og dårlig evne til at svøbe kan ses ved, at baby hoster, penetration/aspiration og at væske løber ud af mundvigene (baby kan savle sig igennem adskillige savlesmækker under et måltid). De bekymrede forældre køber gerne enhver slags flaske, de kan finde, i håbet om at finde en, som kan hjælpe deres børn til at spise med succes. Det er dyrt og frustrerende for både forældrene og barnet!

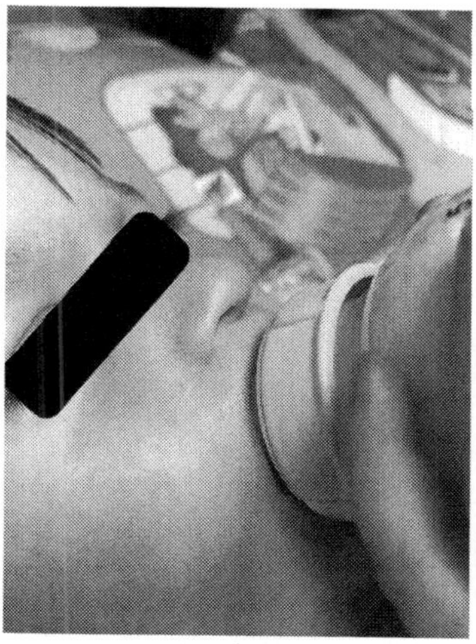

Overlæben krænger ikke udad på læberne

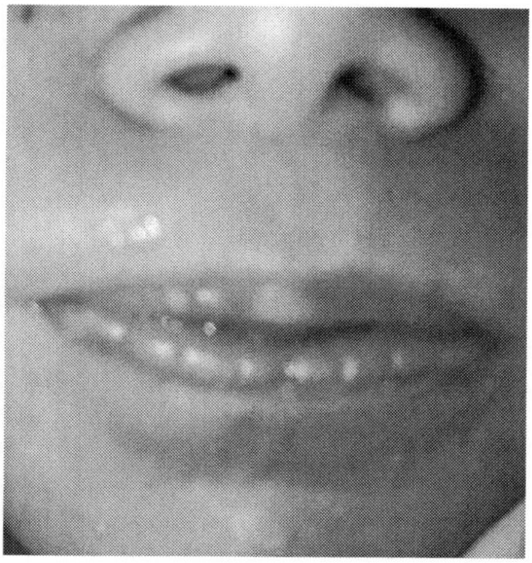

Hård hud/sutteblærer og to-farvede læber

Uden tilstrækkeligt svøbe og bevægelser, kan det tage ekstra lang tid for din baby at spise fra flaske. Forældre til babyer med stramt tungebånd fortæller ofte under konsultationen, at det tager 40 minutter, eller længere, at tømme en flaske. Effektiv spisetid ved et måltid afhænger af alder og antal mL, der bliver indtaget, men disse babyer brænder flere kalorier af, end de indtager, på grund af tiden og kræfterne, de bruger på at spise. Det kan føre til, at de har svært ved at tage nok på i vægt, eller at de får en diagnose om mistrivsel. Spisning er bogstaveligt talt udmattende for disse babyer.

Denne fortsatte negative erfaring med at spise kan forfølge babyen senere hen i forhold til at udvikle orale aversioner og den mundmotoriske udvikling. Hvis babyen bliver syg eller bange (på grund af opkast, hoste, kvælningsfornemmelse, luft i maven osv.) hver gang, hun spiser, lærer hun, at det at spise er noget ubehageligt, og begynder at tillægge orale oplevelser denne følelse. Det kan også have direkte indflydelse på babyens forældre eller omsorgspersoner; man kan forestille sig, hvordan en mor kan føle, hvis hun er bange for at give sit barn mad på grund af konstant hoste og gråd under måltidet.

Spisning er bogstaveligt talt udmattende for disse babyer.

Nogle babyer med stramt tungebånd kan lære at bruge deres orale strukturer på en anormal måde for at kunne blive ved at få fat i den nødvendige næring, de har brug for. Det kaldes kompenserende strategier og kan for eksempel være, at de bruger kæben eller kinderne til at lave pres på brystvorten frem for at lave tunge-til-gane-bevægelsen. Disse strategier er ikke effektive og skaber ofte andre uhensigtsmæssige vaner, som kan føre til dårlig udvikling af det orofaciale kompleks (munden og ansigtet).[56] Der findes mange strategier, som kan hjælpe til at baby kan spise succesfuldt af flasken (stramt tungebånd eller ej), for eksempel korrekt positionering, skifte til en anden type flaske og/eller flaskesut (form/flow), tilpasset flaskegivning, og taktil støtte. Hvis der er stramt tungebånd, vil det dog alt sammen være symptombehandling eller en kompensering for ikke at have fuld funktion i sin mundmotorik. Hvis det stramme tungebånd ikke bliver behandlet i dette tidlige udviklingsstadie i spisningen, ses det oftere, at der også er problemer med at spise fast føde, lave korrekt udtale og trække vejret optimalt senere hen.

Kopper og Sugerør

Babyer bør begynde at drikke fra en åben kop, når de er mellem 6 og 9 måneder gamle, afhængigt af udviklingen af deres mundmuskulatur. Sugerør bliver ofte introduceret omkring 9-månedersalderen, men nogle babyer kan vise sig at have evnerne til at mestre denne færdighed allerede ved 7 måneder.[57] Ligesom det er tilfældet med fast føde, så er der også et vindue rent tidsmæssigt for, hvornår din baby kan være klar til at lære denne nye måde at spise på. I dette tidsrum begynder baby typisk at bruge tunge, kæbe og læber uafhængigt af hinanden. Hvor en sutteteknik, eller forrest-til-bagerst-bevægelsen af tungen, blev brugt ved spisning fra flaske og amning, begynder et rigtigt synkemønster, som er nødvendigt for at kunne drikke godt fra en kop eller sugerør, at vise sig omkring denne alder. Denne udvikling af det modne synkemønster begynder, når baby er mellem 6 og 12 måneder gammel, og kræver, at tungespidsen kan løftes mod alveolarkammen. At drikke af kop eller sugerør kræver også mere aktivering af læbemusklerne. Koppen skal stabiliseres på den nederste læbe, når hovedet er i en neutral position. Hvis babyen tilter hovedet tilbage for at drikke af en åben kop, blotlægger han sine luftveje og risikerer aspiration eller penetration (væske i luftrøret). Sugerøret skal ligeledes hvile midt på læberne, ikke på tungen. Hvis tungen bruges til at stabilisere koppen eller sugerøret, er det et tegn på, at baby bruger det umodne suttemønster til at suge væsken ud.

Babyer med stramme bånd har nogle gange problemer med at skifte til en åben kop eller sugerør, fordi de ikke er i stand til at løfte tungespidsen til alveolarkammen og ikke kan bruge læbemusklerne optimalt. Desuden kan problemer med at bevæge tungen, kæberne og læberne uafhængigt af hinanden hindre den korrekte funktion. I stedet for at stabilisere kæben for at drikke fra kop/sugerør, vil baby ofte benytte en op-og-ned-kæbebevægelse, fordi tungen er bundet til kæben og ikke kan bevæge sig alene.

Ofte finder forældrene en kop, som "fungerer" for deres barn, hvilket ofte er en tudkop (som er anderledes end en kop med sugerør). Kopper med tud blev designet af en ingeniør, som var træt af, at hans børn spildte væske på gulvtæppet. De blev overhovedet ikke designet med tanke på den orale udvikling, men takket være fantastisk markedsføring og løftet om en kop, der kunne stoppe baby fra at spilde, blev det hurtigt "det, man gjorde", når man var færdig med flasken. Tudkopper blev "næste skridt", når man var færdig med flasken. En tudkop stimulerer ikke udviklingen af det modne synkemønster, men forlænger derimod det umodne synkemønster (front to back). Tuden på koppen hviler oven på den forreste del af tungen og forhindrer dermed tungespidsen fra at komme op til alveolarkammen bag fortænderne, hvilket er derfor, babyer med stramt tungebånd har god succes med at spise fra dem! Man kan sige, at tudkopper er endnu en lappeløsning (og en skadelig en af slagsen) for vores baby med stramt tungebånd. Langvarig brug af denne slags kop kan også føre til skadelige ændringer i det orofaciale kompleks, blandt andet en tunge, som hviler langt fremme, åbent/anteriort bid og mundånding.[56]

Langvarigt brug af tudkop kan også føre til skadelige ændringer i det orofaciale kompleks, blandt andet en tunge, som hviler langt fremme, åbent/anteriort bid og mundånding.[56]

Advarselstegn, man kan tage med i betragtningen, når man evaluerer denne aldersgruppe:

» Underlæben er krænget indad ved spisning fra flaske
» Klik-lyde ved spisning fra flaske
» Det tager ekstra lang tid at spise et måltid (mere end 30 minutter)
» Falder i søvn under spisning fra flaske
» Spilder mælk ud af mundvigene
» Pseudoleukoplakia (mælketunge)
» Suttevabler på læben og/eller tofarvede læber
» Overdrevet bevægelse i kæben og/eller kinderne suges indad
» Tendens til meget hikke, luft i maven eller reflukssymptomer

» En forhistorie med ammeproblemer
» Svært ved at holde sutten i munden eller kan kun bruge en flad sut
» Flaskesutten klapper sammen
» Hoster, når der drikkes fra åben kop eller sugerør

Case-historie

Vi undersøgte for nylig en 15-måneder gammel dreng, som havde problemer med øreinfektioner, mundånding, voldsom tendens til at savle, konstant forstoppelse, urolig søvn og hoste, når han drak tyndtflydende væske (vand, juice). Mor kunne også fortælle, at han havde haft problemer med at blive ammet, og at han stadig brugte flaskesut med hul i størrelse 1 (det der giver det langsomste flow), når han fik mælk morgen og aften. Mor havde forsøgt med en flaskesut i størrelse 2 gentagne gange gennem hans spædbarnstid, men det fik ham til at hoste hver gang. Han kunne drikke tyndtflydende væsker af en tudkop i hård plast (hvor tuden var lang og hvilede på tungespidsen), men han begyndte at hoste, når de forsøgte med sugerør eller åben kop. Efter at have fået diagnosticeret et stramt tungebånd og oral dysfunktion, som følge af en restriktiv tungefunktion, fik han foretaget en frenektomi hos en lokal, sundhedsfaglig behandler. En uge senere var han et helt andet barn! Han var ikke længere forstoppet, og mor fortalte, at han sov dybt hele natten igennem med lukket mund. Han kunne nu også drikke af sugerør og åben kop uden at hoste. Tudkopperne blev fuldstændig kasseret, efter hans forældre lærte om de negative konsekvenser ved at bruge dem. Hvorfor kunne han pludselig bruge almindelige kopper uden problemer? Fordi hans tunge nu kunne løfte sig op til alveolarkammen og forberede et sikkert synk.

En bemærkning til denne succeshistorie: Dette barn havde ikke behov for meget opfølgende terapeutisk behandling efter indgrebet, og det er ikke altid tilfældet. Nogle børn har brug for en masse støtte efter en frenektomi for at rette op på uhensigtsmæssige, kompenserende mønstre og for at lære korrekt funktion af tungen og de orale strukturer. Nogle børn (ofte afhængigt af, hvor gamle de er, og hvilke symptomer de har) finder dog hurtigt rytmen og lærer nærmest med det samme at bruge deres nye, orale strukturer.

KAPITEL 12

Puréret Mad (Grød og Mos)

Megan Musso, audiologopæd (MA, CCC-SLP)

Introduktion til puréret mad begynder typisk omkring 6-måneders-alderen, når baby viser tegn på at være klar. I modsætning til amning eller spisning fra flaske, hvor det er tungens bevægelser, der trækker mælken ud, er det nu læberne og kæben, som skal bruges til at fjerne maden fra skeen. Det kræver mere aktiv bevægelse af overlæben for at ramme skeen og fjerne den mosede madklump fra den, og det kræver, at kæben, læberne og tungen bevæges uafhængigt af hinanden. Baby vil måske bruge sit suttemønster (forward-to-backward) til at spise den purérede i starten, men med tiden og i takt med, at baby bliver præsenteret for flere slags madvarer, vil et mere modent synkemønster (hvor tungen sættes mod alveolarkammen) begynde at udvikle sig. Dette mønster starter i første omgang med lidt elevation af den forreste del af tungen omkring 3 til 4-måneders alderen, men vil først modnes og ligne en voksens synkemønster, når barnet er omkring 2 år gammel.

Babyer med stramt tungebånd har, af flere årsager, ofte problemer med at skifte til puréret mad. Lad os kigge på det første skridt, når man begynder med skemad — at lære at fjerne maden fra skeen. Et restriktivt labial frenum, også kaldet stramt læbebånd, vil forhindre baby fra aktivt at bruge læben til at tømme skeen. Ved et stramt læbebånd bliver det meste af den purérede mad siddende på skeen, efter den har været inde i babys mund. Ofte ser vi, at forældrene skraber maden af mod babys overlæbe eller gumme, eller at de "dumper" maden ind i munden på baby ved at tippe skeen opad, når de fjerner den fra barnets mund. Dette er teknikker som forældre bruger for at hjælpe deres baby med at kompensere for den manglende evne til effektivt at kunne fjerne maden fra skeen med aktiv bevægelse af læben. Det gør ikke noget godt i forhold til at hjælpe med at styrke læbemusklerne eller opmuntre til at bevæge dem uafhængigt af kæben, hvilket, ved vi, er vigtigt i forhold til den fremtidige udvikling af spise- og talefærdighederne og udviklingen af det orofaciale kompleks.[56,57]

Efter den purérede mad er kommet ind i munden på en baby med stramt tungebånd, med eller uden kompenserende adfærd, begynder den virkelige kamp. Ofte vil disse babyer bruge et suttemønster eller skubbe tungen fremad (forceret protrusion, hvor tungen kommer ud af munden, også selvom det stramme tungebånd måske forhindrer, at den kommer særlig langt ud) for at forsøge at synke den bløde masse. Kan du forestille dig, hvad der så sker? Maden falder fremad og ud af munden på baby, så snart skeen fjernes. Forældre fortæller ofte, at de må made deres baby med den samme bid flere gange, før maden faktisk bliver slugt. Dette er normalt i den første tid, når man introducerer baby til skemad, og det umodne suttemønster modnes og udvikler sig til det mere modne op-og-bagud-bevægemønster, men børn med stramt tungebånd kommer ofte ikke videre fra det umodne suttemønster. Selvom noget af maden vil blive slugt, når de bruger suttebevægelser, hvor tungen bevæger sig fremad og bagud, vil det meste af maden blive ved at falde fremad og ud af munden.

Andre symptomer, som kan ses hos babyer med stramt tungebånd, er voldsom brækrefleks, hoste og, i ekstreme tilfælde, at maden kommer galt i halsen og forårsager kvælningsepisoder. Når den purérede mad placeres på tungen, og tungen ikke løftes for at starte synkeprocessen, kan brækrefleksen aktiveres. Det resulterer ofte i, at maden bliver slynget fremad, ud af munden, og også opkastninger. Gentagne negative oplevelser som disse fører til øget oral aversion og panik eller frustration for både barnet og forældrene.

"Men min baby kan sagtens spise mos og grød fra tube/pose." Det hører jeg ofte, når jeg spørger ind til forældrenes oplevelser med deres barns udvikling af spisefærdighederne. Hvad skal barnet gøre for at hive maden ud af en tube? Trykke på den med hænderne og/eller sutte. Der er ikke nogle aktive bevægelser af læberne involveret, og tuben bliver inde i munden, når baby synker (på mange måder ligesom med en flaske). Maden ryger ikke fremad og ud af munden, heller ikke selvom barnet benytter det umodne suttemønster, fordi tuben blokerer udgangen. Tuber eller poser er praktiske og grisser som regel ikke, hvilket gør dem til et populært valg hos forældrene; men de fremmer ikke den ønskelige udvikling af mundmuskulaturen og spisemønstret. Tuber og poser kan bruges som en midlertidig løsning for at give næring, indtil de mundmotoriske færdigheder er klar til at spise fra en ske, men de er ikke en holdbar løsning for at kunne spise puréret mad.

Tuber og poser fremmer ikke den ønskelige udvikling af mundmuskulaturen og spisemønstret.

Røde flag, du skal kigge efter, når du skal vurdere disse børn:

» Ringe bevægelse i læberne, kan ikke fjerne mad fra skeen (skeen er stadig fuld af mad, når den fjernes fra munden)

» Taber mad fremad og ud af munden under synk og tilbydes den samme bid flere gange

» Sensitiv brækrefleks, opkast, hoster og får maden galt i halsen

» Skubber tungen fremad (forceret protrusion, hvor tungen kommer ud af munden)

KAPITEL 13

Fast Føde

Megan Musso, audiologopæd (MA, CCC-SLP)

Overgangen fra puréret mad til fast føde, mad som smelter i munden og mad med tekstur er, hvor tingene for alvor begynder at blive komplicerede for vores babyer med stramt tungebånd. Indtil nu har mor og baby kunne kompensere for den manglende tungemobilitet på flere forskellige måder (overproduktion af mælk, skift til flaske, skubbe eller dumpe maden ind i munden og bruge suttemønstret til at spise grød og mos); men kunsten at tygge er en yderst kompleks færdighed, og nu er disse kompenserende teknikker ikke længere nok.

Blød mad (som for eksempel er nemt at tygge eller som smelter på tungen) bliver introduceret omkring 6 til 8 måneder, ved siden af den purérede mad. At spise denne slags mad kræver, at baby bruger sin tunge på helt nye måder, ligesom det kræver mere selvstændig bevægelse og koordinering af læber, tunge og kæber. Læberne og kinderne hjælper med at stabilisere maden i munden, mens det kræver præcise kæbebevægelser at bide et stykke af den bløde mad af. Den transverse tungerefleks gør, at tungen møder maden, når den placeres på tyggefladerne (primært gummerne på det her tidspunkt) hvor der bruges et op-og-ned-gumlemønster. Eftersom denne slags mad bliver hurtigt opløst i munden, er det nok for baby at gumle sig igennem den. Oftest bliver denne færdighed tillært, når baby selv får lov at eksperimentere med selvopløselige madvarer, som for eksempel majssnacks eller ærtepuffer, Cheerios™, frosne yoghurtdråber, bløde kiks (som ikke nødvendigvis kræver, at man gumler) eller mad, som er nemt at tygge, for eksempel pandekager, bløde grøntsager (søde kartofler eller dampede gulerødder) og blød ost.

Børn med et stramt tungebånd kan være påvirket på mange måder på det her stadie i udviklingen. Oftest er det største problem, at tungen kun kan løftes minimalt mod ganen eller dårligt kan bevæge sig lateralt (til siden) på grund af restriktion. Når en blød, fast og smeltbar fødevare, eller noget andet, som kræver en eller anden form for bearbejdning (noget, der ikke bare kan sluges) bliver placeret på babys tunge, vil de enten suge eller sutte, indtil maden opløses, eller kløjes i den. (Prøv selv at lægge en Cheerio på din tunge og lad den ligge der i 10 sekunder. Det føles ikke rart.) Når man lægger en smeltbar madvare i siden af munden bliver den transverse refleks stimuleret; men et barn med stramt tungebånd kan ikke fysisk flytte tungen hen mod maden og hjælpe med gumleprocessen. Hvis tungespidsen holdes fast mod bunden af munden, så det er umuligt at bevæge den mod gummerne, vil de fleste børn forsøge at nå maden med siden af tungen i stedet.

Melanie Potock (MA, CCC-SLP), en ekspert i kræsenhed, beskriver denne hindring i bevægelsen, som at barnet bevæger tungen ligesom en kano. "Denne rokkende bevægelse virker nogle gange," forklarer Potock, "men det er en kompenserende metode, som kun hjælper ved den meget bløde mad, som bliver introduceret først. Når tungen har lært at bearbejde mad med én slags tekstur, vil baby lære at holde sig til den tekstur, og kræsenhed er det naturlige resultat."[58]

Når barnet har gentagne negative oplevelser med blød eller smeltbar mad, begynder forældrene at undgå at give deres barn denne slags mad af frygt for, at det vil hoste, kløjes i det og kaste op. Det ses også ofte på dette udviklingstrin, at babyer begynder at nægte at spise den slags mad, de ikke kan sluge. De vil ikke selv eksperimentere med de madvarer, og det gør, at kæbemuskulaturen ikke bliver udviklet til at matche formen og størrelsen på maden gennem gradvist øget bevægelse. Disse babyer bliver ofte ved med at spise puréret mad (eller opgraderer fra modermælkserstatning til vælling) et godt stykke ind i tumlingealderen, før forældrene rækker ud efter hjælp fra en professionel. På det tidspunkt er det ikke bare strukturer og funktionelle forhindringer, man skal over, men også adfærdsmæssige. Desværre er der nogle af disse babyer, hvor tungen ikke bliver identificeret som værende roden til problemet, når de får hjælp til spisningen, og hvor gentagne negative oplevelser med at spise blot forstærker deres frygt for mad.

For at opsummere, så er dette nogle røde flag, man bør overveje, når man undersøger denne aldersgruppe:

- » Brækker sig, hoster eller har kvælningsepisoder, når de spiser puréret mad med tekstur eller blød mad, selv efter flere ugers øvelse
- » Forsøger ikke at spise selv eller at tage smeltbar mad i munden
- » Bliver ved at benytte sig af det umodne suttemønster
- » Skubber tungen mod gummen eller spilder maden fremad ud af munden
- » En forhistorie med ammeproblemer eller problemer med at spise fra flaske
- » Kan ikke drikke tyndtflydende væsker fra sugerør eller åben kop

Casestudie

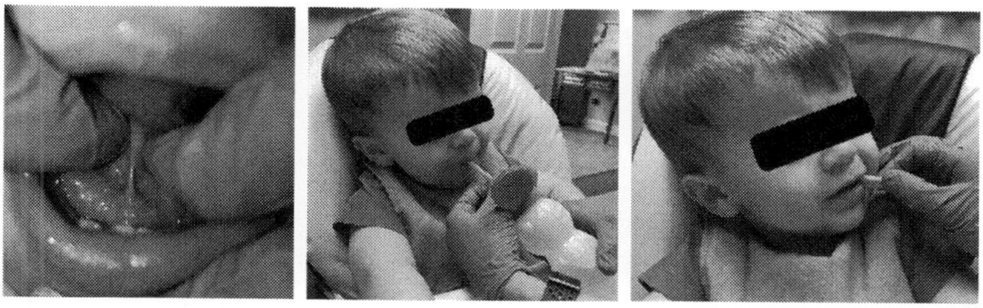

Forældrene til denne 18 måneder gamle dreng kom for at blive undersøgt for stramt tungebånd, fordi han havde problemer med at spise. Han havde svært ved at håndtere mad med tekstur eller noget, som bare var lidt tykkere end mos, og han havde en overaktiv brækrefleks. Han led også af søvnapnø og vejrtrækningsproblemer. Hans måltider bestod primært af modermælkserstatning fra en flaske samt enkelte måltider med blød, puréret mad. Han kunne ikke bruge sin overlæbe til at fjerne maden fra skeen, og han brugte det umodne suttemønster til at synke. Hvis han fik moset mad med bare lidt tekstur, eller mad der kunne smelte, resulterede det i opkastninger. Han gjorde ingen tegn til at have lyst til selv at eksperimentere med mad, og mor fortalte, at han aldrig havde ført sine hænder op til munden, hverken under spisning eller under leg. Han blev diagnosticeret med både et stramt tunge- og læbebånd, efter han havde fået foretaget en grundig evaluering af sine spisefærdigheder og sin mundmotorik.

Fem dage efter, han fik klippet tunge- og læbebåndet, kunne mor fortælle, at han sov bedre, men hun havde ikke forsøgt at give ham hverken puré med tekstur eller blød mad. Under den første behandling med spisetræning, fik han sat en ostereje ved gummen i siden af munden, og hans tunge fangede den ved tyggefladerne. Et suge-/suttemønster blev observeret, når han fik serveret puré, og der var stor forbedring i hans læbevægelser, når han skulle spise fra skeen. Ved anden behandling havde han målrettet, lateral bevægelse af tungen og kunne gumle på en ostereje. Han begyndte også selv at tage osterejer i munden under træningen og kunne godt håndtere de små bidder, han fik brækket af ved hjælp af vertikale, og nogle gange diagonale, kæbebevægelser. I den anden uge med terapi forsøgte han selv at spise lind mos med et redskab, han kunne dyppe i maden, han kunne tolerere puréret mad med tekstur (hjemmelavet guacamole med små klumper), kunne bide igennem osterejer med forbedret bevægelse i kæben og, med lidt hjælp, drikke fra åben kop og sugerør. Da vi fjernede den restriktion, som forhindrede de funktionelle bevægelser af tungen, gjorde denne 18 måneder gamle dreng kæmpe fremskridt i sin udvikling af spisefærdighederne.

Selvom han stadig har en lang vej med træning foran sig for at indhente de alderssvarende færdigheder, så har han nu mulighed for at benytte sig af de strukturer, der er nødvendige for at komme dertil.

Almindelig Mad

Når baby er mellem 9 og 12 måneder, begynder op-og-ned-gumlemønsteret at videreudvikle sig til et diagonalt tyggemønster, så han nu kan lave bevidste bevægelser sidelæns med tungen. Denne nye færdighed gør, at baby kan begynde at spise flere "rigtige" fødevarer, som for eksempel gryderetter, pastaretter, blødt/hakket kød, grøntsager og frugt. Ved 1-års-alderen bør baby kunne klare at spise en "sikker" udgave af de fleste af de ting, der er på forældrenes tallerken. Blød og svampet mad, som er skåret i små stykker og er nemme at spise, er ideelt. De bør også være i gang med selv at putte mad i munden på dette tidspunkt, enten med deres små næver, fingre eller et redskab som en ske eller lignende. Disse spisemønstre fortsætter med at blive udviklet gennem det næste års tid og bliver til sidst til det, der kaldes det modne synkemønster (hvor tungespidsen løftes mod alveolarkammen for at sætte gang i synkeprocessen) og det roterende (cirkulære) tyggemønster, som er nødvendigt at have, hvis man skal spise mere komplekse fødevarer, som for eksempel kød og rå grøntsager.

Hvad har det så af betydning for vores babyer med stramt tungebånd, som nu er i tumlingealderen? Hvis de havde problemer med at blive ammet, spise fra flaske eller fra ske, vil de sandsynligvis fortsat opleve problemer med at spise almindelig mad. Omvendt er der også mange tumlinge, som har klaret det helt fint indtil dette tidspunkt i udviklingen. De kompenserer for den restriktion, det stramme tungebånd giver, ved at blive ved at bruge deres suge- eller sutte- eller gumlemønster, når de spiser blød og smeltbar mad. Desværre er det ikke noget, de vil have succes med at bruge, når det kommer til mere kompleks, fast føde.

Lad os starte med at tale om den første gruppe — tumlinge med amme- og spiseproblemer. Disse børn vil typisk ikke kunne skifte til at spise almindelig mad uden en eller anden form for indgriben fra en fagperson. Rent fysisk har de ikke de strukturer, det kræver at håndtere og bearbejde den slags mad. Før der er gjort noget ved de stramme bånd i munden, vil de ikke være i stand til at kunne spise en alderssvarende kost.

Lad os så snakke om den gruppe, som har kunne kompensere. Fra forældrenes perspektiv ser barnet måske ud til at kunne få det til at fungere godt nok — han eller hun kan spise et "varieret" udvalg af madvarer; men når man begynder at spørge ind til det og gå lidt dybere, bliver det klart, at barnet faktisk overhovedet ikke spiser godt nok. Når de bliver spurgt til, hvad slags mad deres barn foretrækker at spise, svarer forældrene ofte madvarer, der går ind under, hvad Courtney Gonsoulin (MA, CCC-SLP), som er ekspert i spiseproblemer, kalder "Hvidt-Brød-Diæten". Disse børn foretrækker mad, som er let at tygge og opløses hurtigt, som for eksempel kiks, müslibarer, chips og pomfritter. De vil styre udenom de fleste typer af kød, men forældrene nævner ofte, at deres barn gerne vil spise kyllingenuggets. Tænk på, hvordan forarbejdede kyllingenuggets er lavet — de kræver meget lidt tyggeaktivitet (det vil være nok blot at gumle dem i sig) og de falder nemt fra hinanden inde i munden. Denne type mad er en af de typer kød, de er trygge ved og kan håndtere.

> ***Disse børn spiser langsomt — det tager meget længere tid at gumle maden, indtil den er klar til at blive slugt, sammenlignet med, når man bruger det cirkulære tyggemønster.***

Disse børn har lært at bruge det umodne tyggemønster (op-og-ned). Det er ikke effektivt, når det kommer til kompleks, fast føde; men selvfølgelig, hvis man tygger op og ned længe nok, vil maden til sidst blive så grødet, at den bliver til at sluge. Dette er selvsagt en udmattende proces. Disse børn spiser langsomt — det tager meget længere tid at gumle maden, indtil den er klar til at blive slugt, sammenlignet med, når man bruger det cirkulære tyggemønster, som forarbejder maden hurtigt. Vi hører tit, når vi klarlægger sygehistorien hos vores patienter: "Mit barn når aldrig at spise sin frokost i skolen," eller "Han er altid den sidste, der sidder tilbage ved bordet."

Lad os lige vende tilbage til det med, hvor udmattende det er at bruge det her gumlemønster, når man spiser mere kompleks mad — disse børn er ofte "småspisere", som spiser flere små måltider hele dagen igennem. Hvorfor? Fordi det er for udmattende for dem at spise et fuldt måltid med deres umodne tyggemønster. Deres små kroppe kan kun klare mindre portioner af gangen, før de bliver for trætte og har brug for en pause. Disse børn bliver ofte sat i bås som værende kræsne, fordi de ved, hvad slags mad der er svært for dem at tygge, og derfor undgår det for enhver pris. Den slags mad, de typisk forsøger at undgå, er blandt andet den slags, der spreder sig i munden (brækker i mange små dele, hvilket kræver, at tungen skal ud og fange dem i kinderne osv.), som for eksempel majschips; flydende-faste fødevarer (som kræver, at barnet skal håndtere både den flydende del og skrællen på samme tid, når man bider i det) som for eksempel vindruer eller ananas; klistret mad (hvor tungen skal rense det væk fra ganen, tænderne osv.) som blandt andet sandwiches med jordnøddesmør; mad med blandede teksturer (morgenmadsprodukter i mælk, pasta med kødsovs) og mad, som forudsætter, at man kan lave cirkulære tyggebevægelser (bøffer, pizzasnegle, hårde grøntsager, brød med skorpe).

Et effektivt tyggemønster (cirkulære rotationer) kræver en aktivering af musklerne i kinderne og koordinerede, rytmiske bevægelser af kæben. Aktiveringen af kinderne er nødvendig for at forhindre, at der falder mad ud i siden af kinderne, så maden bliver på tændernes tyggeflader, mens tungen arbejder for at bringe maden tværs hen over midtlinien for at kæberne bruges symmetrisk, når man tygger. Vi ser ofte lav muskeltonus i denne befolkningsgruppe, hvilket skyldes inaktivitet af kindmuskulaturen på grund af forlænget brug af gumlemønsteret (forestil dig den skønne 3-årige, som stadig har "babykinder" — læg mærke til, hvordan han tygger).

Nedsat evne til at flytte maden fra den ene side af munden til den anden resulterer desuden i et unilateralt tyggemønster (hvor man kun tygger med den ene side), hvilket fører til asymetrisk vækst af kæbemuskulaturen.[56] Husk på vigtigheden af, at disse strukturer kan bevæge sig uafhængigt af hinanden — hvis et barns tunge er fæstnet til mundgulvet, kan hun rent fysisk ikke bevæge den uafhængigt af kæben og dermed bruge dette tyggemønster.

En anden observation, vi ofte gør os, når vi evaluerer disse børn, er, at de hele tiden skal have vand for at kunne synke. Tungen er ikke i stand til at samle maden på midten (særligt ikke ved mad, der spredes i munden) og påbegynde det modne synk; derfor har de behov for vand til at rense mundhulen. Nogle børn laver endda det, vi kalder "skyl og slug". Dette bør ses som et rødt flag af forældre og behandlere. Det kræver de samme tungebevægelser at samle og forberede maden på at skulle synkes, som når man skal rense okklusalfladerne på tænderne. Efter synket findes der ofte rester (mad, der sidder tilbage) ude i kinderne, på tungen og på tændernes overflader. Børnene har brug for at synke mange gange per bid mad, de spiser, for at rense mundhulen, hvilket uden tvivl er udmattende. Vand er ikke den eneste væske, som kan hjælpe til at kunne synke. Det ses ofte, at børn med stramt tungebånd drikker store mængder mælk eller juice for at fylde maven op og for at hjælpe med at skylle mad ned. Når et barn drikker mælk eller juice til et måltid, fylder han op med væske og ender op med ikke at føle mere sult. Det er noget, vi stort set altid hører fra forældre til "kræsne børn". Disse børn drikker også ofte mælk eller juice i løbet af dagen, mellem måltider og sammen med deres mellemmåltider. Forældrene tøver med at begrænse mængden af mælk på grund af de ekstra kalorier og næringsstoffer, det giver; men hvis barnet drikker juice eller mælk hele dagen, er de typisk ikke klar til at få mad, når det bliver spisetid.

Børn med stramt tungebånd har ofte brug for væske for at kunne synke ordentligt.

At barnet gemmer mad i kinderne eller bag gummerne er endnu et rødt flag, som er et tegn på, at barnets mundmotoriske færdigheder ikke er alderssvarende. Det, at baby propper munden fuld af mad, anses for at være normalt op til 18-måneders-alderen, men at gemme mad i siderne af munden er et udtryk, man bruger, når maden bliver fanget ude i kinderne eller bag gummen. Desværre bliver dette ofte anset for at være et adfærdsproblem, hvor forældrene og fagpersoner bebrejder barnet for ikke at ville sluge sin mad. I virkeligheden kan disse børn ikke bruge deres tunge til at fjerne maden fra kinderne. Som tidligere nævnt, skal kinderne være aktive under tyggeprocessen og forhindre, at maden falder ud i siderne. Ofte vil disse børn under måltidet bruge deres fingre til at flytte maden tilbage fra kinderne ind til tænderne for at blive tygget eller til tungen for at blive slugt. Ligeledes kan maden også sætte sig fast i barnets gane (særligt hvis de har høj gane); man vil også se disse børn bruge fingrene til at fjerne maden, så de kan tygge eller synke den. En opførsel, der anses for at være socialt upassende, men som faktisk skyldes en nedsat tungefunktion.

Melanie Potock (MA, CCC-SLP), som er ekspert i selektiv spisning, bruger en analogi om en vaskemaskine for at beskrive den fremad-bagud-bevægelse, som ses i denne patientgruppe. "Hvis barnet har lært at spise med lukkede læber for at holde maden inde i munden, vil tungen ramme tænderne eller læberne for derefter at blive kastet bagud, før den presses fremad igen," forklarer Potock. "Denne bevægelse skaber en rotation af maden i munden, lidt ligesom i en vaskemaskine, hvilket får maden til at køre rundt og rundt, mens en lille smule bliver slugt, hver gang det suser forbi svælget. Det er en ineffektiv og udmattende måde at spise på!"[58]

Røde flag, man bør tage i betragtning, når man undersøger denne patientgruppe:

- Spiser kun få fødevarer; ofte kaldt "kræsen"
- Nedsat evne til at bevæge tungen sidelæns ud mod tyggefladerne
- Bruger væske for at kunne lave et ordentligt synk

» Adskillige synk ved hver bid, de spiser
» Problemer med at holde tænderne rene (har ofte en forhistorie med huller i tænderne og mange besøg hos tandlægen)
» Forhistorie med ammeproblemer eller spise fra flaske og/ eller har kun kunne spise puréret mad længere end normalt
» Gemmer maden i kinderne
» Er lang tid om at spise
» Spiser ofte i løbet af dagen
» Unilateralt (ensidigt) tyggemønster
» Fortsat brug af sutte- eller tungestød-mønster
» Lav vægtøgning

Case-studie

En 7-årig dreng med en udtalt forhistorie med ringe spisefærdigheder, både i forhold til amning, spisning fra flaske og ved overgangen til fast føde, blev for nylig undersøgt i vores klinik. Af mad, han kunne spise, var fødevarer, som var nemme at tygge (for eksempel mad, der kunne opløses i spyt og som kunne bearbejdes ved at gumle). Han blev henvist til vores klinik for at få foretaget en funktionel vurdering, efter hans børnetandlæge identificerede et stramt tungebånd ved et rutine-besøg. En observering af hans spisning afslørede, at han havde begrænset-til-ingen differentiering mellem kæberne, læberne og tungen, og at han havde et synkemønster med mild protrusion af tungen (tungestød). Det var nødvendigt at rense mundhulen efter hvert synk, han havde munden åben, når han slappede af, og snorkede om natten. Det er værd at bemærke, at han havde gået til talepædagog igennem skolen i flere år, fordi han havde udtaleproblemer (særligt ved R-lyden), hvilket ikke havde hjulpet meget.

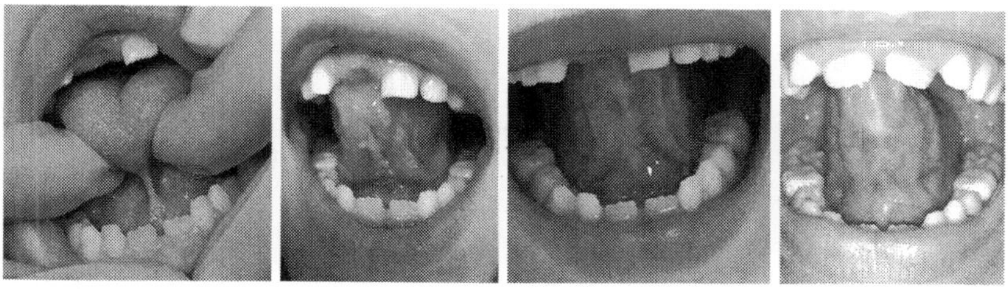

Før Frenektomi *1 Uge Efter* *2 Uger Efter* *12 Uger Efter*

Da han igen kom til talepædagogen, 7 uger efter indgrebet, så man en kæmpe forbedring i tungens bevægelighed. Dog havde disse statiske egenskaber ikke smittet af på de dynamiske bevægelser, som er nødvendige for at kunne forme udtale og kunne spise (hvilket ikke er overraskende). Der var ved spisning, som vi også har været inde på i tidligere afsnit, ikke bare en strukturel og funktionel forhindring, som skulle overkommes, men også en adfærdsmæssig udfordring. Han havde tillært sig nogle helt faste vaner (dårlige vaner), som han havde brugt gennem de sidste 7 år, og havde haft mange negative oplevelser, når det kom til mere udfordrende typer af mad. Hans behandlingsplan var længerevarende og indeholdte målsætninger så simple som at bevæge tungen uafhængigt af kæben (noget som burde være tillært ved 6- til 9-måneders-alderen), så der kan etableres et roterende tyggemønster, og senere at man tilføjer mere udfordrende fødevarer (kød, grøntsager osv.) til hans liste over foretrukne madvarer. Han gjorde kæmpe fremskridt efter at have øvet i nogle uger, og havde tilføjet mange nye fødevarer til sit menukort, blandt andet sandwiches med jordnøddesmør og tacos. Hans kæbebevægelser var bedre og mere stabile, og hans dårlige vane med at skubbe tungen fremad (protrusion) var stort set forsvundet. Han har dog stadig lang vej endnu, før han mestrer de alderssvarende og funktionelt passende udtale-, vejrtræknings- og spisefærdigheder.

Denne dreng er et godt eksempel på, hvor lang tid det kan tage at få dårlige vaner til at forsvinde, fjerne negative associationer med mad og etablere nye, funktionelle mønstre, når vi venter med at behandle et stramt tungebånd. Det er svært ikke at undre sig over, hvor meget af dette som kunne være undgået, hvis han havde fået klippet sit tungebånd som spæd.

KAPITEL 14

Undersøgelse, Klip og Aftercare på Børn

Richard Baxter, børnetandlæge og laserkirurg (DMD, MS) og Megan Musso, audiologopæd (MA, CCC-SLP)

Indtil nu har emnerne omkring evaluering, løsning af restriktivt væv og aftercare været målrettet babyer op til 1 år. Principperne for undersøgelse, klip og heling er i store træk de samme for større børn, men det kræver alligevel en kort tilføjelse at beskrive proceduren for denne aldersgruppe samt unge og voksne.

I vores klinik (Megan) bruger vi *The E³ Model*, udviklet af Autumn R. Henning (MS, CCC-SLP, COM), til at evaluere og behandle stramme bånd i munden (forkortes "TOTs" på engelsk).[59] Dette inkluderer en grundig kortlægning af sygehistorien, observationer under tale/spisning, en formel undersøgelse af udtaleproblemer (artikulation, udtryksevne, mundmotorik), en TOTs-specifik undersøgelse (vi bruger *Hazelbaker Assessment Tool for Lingual Frenulum Function (ATLFF)* ved spædbørn og *Tongue-Tie Assessment Protocol (TAP)* ved mindre børn og voksne), en funktionel undersøgelse med billeder og beskrivelser samt en journalskrivelse, der gennemgår, hvad vi har fundet frem til, og hvad vi anbefaler. At formidle det, vi ser og anbefaler, på en måde, så forældrene forstår det, er altafgørende, fordi forældre, og nogle behandlere, ofte tror, at klippet alene vil kurere alle problemerne. Du bør vide nu, at dette typisk ikke er tilfældet, og at man bør drøfte forud for indgrebet, om man kan engagere sig i terapeutisk behandling efter indgrebet. Slutteligt skal familien beslutte sig for, hvilken fagperson, som skal lave indgrebet, og hvornår og hvordan det skal gøres, så man sikrer det bedst mulige resultat. Hvorfor vil nogen dog vente med at få foretaget indgrebet, når der er blevet vurderet stramt tunge- eller læbebånd? De fleste patienter har brug for forberedende behandling for at opnå de bedste resultater af et klip. Desuden er der nogle patienter, som er for sensitive i munden til at kunne få lavet indgrebet på en sikker måde. Andre grunde kan være sundhedsmæssige udfordringer, som gør det umuligt at få foretaget indgrebet, eller at forældrene ikke kan eller vil gennemføre aftercare på det givne tidspunkt. Beslutningen om at få foretaget indgrebet, når et eller flere bånd i munden er vurderet stramt, bør besluttes ud fra den enkelte patients behov, og behandleren bør tage hensyn til faktorer, som kan gøre, at patienten ikke vil opleve god effekt. Hvis du er behandler, som søger mere information omkring undersøgelse og behandling af denne patientgruppe, vil jeg varmt anbefale at kigge på Autumns kursus (du kan finde mere information om dette i kapitlet "Få Mere Viden" bagerst i bogen).

I vores klinik (Richard) undersøger vi børn ud fra en tjekliste over symptomer samt sygehistorien fortalt af forældrene. I mange tilfælde er de symptomer, barnet kæmper med, vigtigere end tungebåndets udseende, hvilket er sekundært i forhold til symptomerne. Hvis tungebåndet fæstner helt ude på spidsen af tungen, er de funktionelle problemer ofte tydelige, men i mange tilfælde er der også mindre tydelige symptomer, som for eksempel dårlig søvn, hovedpine, nakkesmerter og spændinger, og barnet skal bruge mange kræfter på udtale og spisning. Det er muligt for et barn at kompensere godt, på trods af at tungebåndet hæfter på tungespidsen, men derfor er det stadig værd at løsne det unormalt stramme væv, hvis det kan give lindring af de symptomer, det skaber. De varierende grader af posteriort stramme tungebånd er vanskeligere at diagnosticere og behandle.

I vores klinik ser vi både børn til deres rutinemæssige tandeftersyn og børn, som er blevet henvist til os for at få undersøgt et muligt stramt tungebånd. Under tandeftersynet undersøger vi også for, om der skulle være et stramt tungebånd, som en del af en fyldestgørende undersøgelse af hele munden, og ofte ser vi, at det ser stramt ud. Jeg vil dog ikke anbefale at få det løsnet baseret alene på udseendet. Den bedste løsning er at stille opklarende spørgsmål omkring spisning, udtale og søvn, og om der var ammeproblemer, da barnet var lille. Disse hurtige screening-spørgsmål kan føre til, at vi aftaler at lave en mere grundig undersøgelse og skriver en journal (ofte på et senere tidspunkt, så forældrene får tid til at overveje, om de overhovedet ønsker det, jeg anbefaler). Ved den efterfølgende aftale undersøger vi tungens mobilitet og kigger efter funktionelle begrænsninger ved at bruge samme tjekliste, som nævnt tidligere. Mange børn kan se ud til at have et posteriort stramt tungebånd uden at have nogle symptomer. I disse tilfælde skal man intet gøre og ikke anbefale behandling. Hvis det ikke er i stykker, skal man ikke forsøge at reparere det! Men der er også mange børn, som har et posteriort stramt tungebånd og mange symptomer, faktisk så mange, at de kan krydse stort set alle punkter af på vores liste. Ofte ser tungen normal ud ved første øjekast, så erfaring er essensen i forhold til at se de forskellige faktorer hos børn, som kan have problemer med et stramt tungebånd, men som er fløjet under radaren, indtil de kommer til dig. Et barn, som kan stikke tungen ud af munden, kan stadig have et posteriort stramt tungebånd og lide under problemer med spisning, udtale og søvn. Derfor er protrusion, altså at stikke tungen ud, ikke en god nok test i forhold til at vurdere, om der er stramt tungebånd. Elevation, eller løft af tungen, er den bedste måde, man hurtigt kan screene for, om tungebåndet er stramt. Tungen skal uden problemer kunne løftes og kunne komme tæt op mod, eller røre, ganen, når munden er maksimalt åben. Elevation er den absolut vigtigste bevægelse i forhold til at kunne die, spise fast føde, sove roligt og kunne tale.

Elevation, eller løft af tungen, er den bedste måde, man hurtigt kan screene for, om tungebåndet er stramt.

Afledte problemer, som for nogle måske virker ubetydelige, kan faktisk være livsændrende, men både forældrene og barnet lærer at leve med de ekstra lange spisetider, at barnet nægter at spise, stopper mad ud i kinderne, mumler, taler babysprog, har utydelig udtale og forsinkelser i sprogudviklingen, og forældrene tænker måske ved sig selv, at "Sådan er børn bare nogle gange." Alt imens er der et underliggende problem, som holder barnet fra at nå sit fulde potentiale, og der er en simpel ting, vi kan gøre for at hjælpe dem i udviklingen af både mundmotoriske færdigheder og livsfærdigheder.

Klip af Tungebåndet

Proceduren for at løsne et barns tunge ligner meget den, der bruges ved et spædbarn. Vi bruger den samme slags CO_2-laser, samme slags bedøvende gel (selvom den er stærkere og lavet målrettet til større børn), og ofte bruger vi også her en "tungegaffel" (*grooved director*), hvis det er nødvendigt. Denne patientgruppe har nu tænder, så for at sørge for at vores fingre forbliver intakte, er det nødvendigt at bruge en bideblok eller lignende for at stabilisere kæben og sørge for, at der er adgang til tungens underside. Vi lægger ikke rutinemæssigt — hvis overhovedet nogensinde — børn i fuld narkose for at lave dette indgreb. Det er typisk ikke nødvendigt ved denne patientgruppe, og ved at bruge disse teknikker kan vi samtidig spare familien for at skulle betale for, og løbe risikoen ved, at bruge fuld bedøvelse eller sløvende midler.

Ved at få hjælp fra erfarne, forberedte assistenter, fra forældrene (hvis de ønsker det) og værktøjer, kan en frenektomi foretages på alle — lige fra en usamarbejdsvillig tumling til en stærk, nonverbal, autistisk 10-årig. Vi sætter barnet i tandlægestolen, bruger sikkerhedsbriller, tager før-billeder med vores særlige mundkamera og lader den påførte bedøvende gel sidde i 5 til 10 minutter. Dernæst holder assistenten barnets hoved fast og sørger for, at bideblokken sidder rigtigt mellem tænderne, mens en anden assistent eller en forælder holder barnets hænder. Vi starter på det 10-20-sekunder lange indgreb, hvor vi opløser vævet i tungebåndet i horisontal retning, indtil vi når ned til genioglossus-musklen, og det diamantformede sår ligger fladt uden spændinger. Såret vil typisk være omkring 1 centimeter bredt og kun en eller to millimeter dybt. Herefter tager vi et billede af, hvordan såret ser ud umiddelbart efter indgrebet, og lader patienten komme op fra stolen. Vi tilbyder en sukkerfri (sødet med xylitol) slikkepind, hvis de vil have en (vi er trods alt tandlæger!). Indgrebet er i de fleste tilfælde lettere og mindre traumatiserende end at skulle have lavet et hul i en tand. Barnet falder normalt hurtigt til ro inden for få sekunder eller minutter efter indgrebet. Ved mere samarbejdsvillige børn injicerer vi, efter at gelen har bedøvet vævet, en lille smule lidokain blandet med epinefrin i tungebåndet for at give tæt på 100% bedøvelse af frenum i forhold til de estimerede 90% bedøvelse, man opnår med den bedøvende overfladegel.

Ved teenagere og voksne er fremgangsmåden den samme. Sløvende medikamenter eller fuld narkose er ikke nødvendigt, bortset fra i de sjældne tilfælde, hvor patienten lider af så slem tandlægeskræk, at det vil være gavnligt med noget til at dæmpe angsten. Dinitrogenoxid (lattergas) kan være en hjælp i disse tilfælde, eller man kan bruge et stærkere middel, som kan udskrives af den, der skal udføre indgrebet. For både børn, teenagere og voksne er smertestillende håndkøbsmedicin som ibuprofen (for eksempel Ipren®) eller paracetamol (Pamol®, Panodil®) typisk nok til at tage smerterne i de første en til fem dage efter indgrebet.

Ofte melder forældre og patienter tilbage samme dag, at de mærker ændringerne (selvom nogle ændringer først ses efter en uge eller senere). Dette indgreb er ikke en erstatning for træning af udtale, spisning eller myofunktionel terapi, men bør ses som en del af behandlingen. Det er ikke nogen magisk løsning, men kombineret med den særligt tilrettelagte terapi, og en tværfaglig tilgang, kan der ske magiske ting. Bedre spisning, udtale, søvn og andre forandringer bliver rapporteret tilbage til os ved den opfølgende konsultation en uge efter indgrebet. Ved den opfølgende konsultation hører vi ofte, at barnet siger nye ord, taler mere tydeligt, ikke længere kløjes i væske og mad, spiser hurtigere, sover mere roligt, vågner mere udhvilet og har mindre hovedpine og færre nakkesmerter. Alle disse ændringer stammer fra, at man har løsnet en umiddelbart ubetydelig (og nogle gange knap synlig) streng under tungen.

Aftercare

Aftercare efter en frenektomi (klip af tungebåndet) bør være tilrettelagt efter den enkelte patient. Mindre babyer kræver måske ikke meget behandling for at rette op på dårlige vaner eller lære nye færdigheder, mens ældre børn ofte har brug for mere støtte til at nedbryde de dårlige vaner og etablere nye og bedre vaner. Behandlingsplaner bør baseres på patientens færdigheder og udfordringer, og der findes ikke en standardiseret plan, der passer til alle. Der er dog én ting, man gerne vil opnå, uanset patientens alder eller symptomer, og det er at forhindre, at såret vokser stramt sammen igen, mens det heler (hvilket tager mellem 3 og 6 uger alt efter, hvilken slags indgreb, der er lavet, og hvordan patienten heler i vævet). De aktive stræk af såret blev gennemgået i Kapitel 8, og jeg anbefaler den samme slags stræk til denne patientgruppe, dog kan mere samarbejdsvillige børn (og ældre patienter) begynde at lave myofunktionelle øvelser fra omkring 3-års-alderen.

Som nævnt tidligere, har hver behandler muligvis sine egne retningslinjer for, hvordan man hjælper såret til at hele optimalt. Terapeutiske øvelser for at styrke tungen (som er noget andet end de aktive stræk af såret) kan for eksempel inkludere træning for at få mere bevægelse i tungen og mere præcision af både de statiske og dynamiske bevægelser, specifikke fonemer (sproglyde) eller lyde, som opfordrer til differentiering eller specifikke bevægelser af tungen samt øvelser, der hjælper kæben, tungen og læberne med at kunne bevæge sig uafhængigt af hinanden. Typisk er spisning og artikulation blevet påvirket, og skal også tilgås på den måde, der passer bedst. Som sagt, hver patients behandlingsplan bør udarbejdes specifikt i forhold til deres udfordringer og det, de allerede kan. Myofunktionel terapi før indgrebet og umiddelbart efter vil give de mest holdbare resultater. Et samarbejde med en OMFT-terapeut burde ideelt set derfor være en del af behandlingsplanen, når man får klippet tungebåndet, så man kan genoptræne tungens muskler og de komplekse mundmotoriske mønstre for at træne en normal hvileposition for tungen og andre af målsætningerne ved myofunktionel terapi. Mere information om myofunktionel terapi kan findes i Kapitel 24.

KAPITEL 15

Forskningen Bag

Der er ikke udgivet meget forskning omkring, hvordan stramt, oralt væv påvirker spisning. Det er svært at forestille sig, at der ikke findes et eneste casestudie i den fagfællebedømte litteratur, som demonstrerer en forbedring i at kunne spise fast føde efter et klip af tungebåndet. Det er frustrerende for både medicinske og tandlægeuddannede fagpersoner, som bør basere alle kliniske beslutninger på "evidensbaserede" principper, fordi litteraturen mangler på det her område. Nærmest hver dag ser de professionelle, som klipper tungebånd, fremgang i børns spisefærdigheder, og ergoterapeuter og talepædagoger rapporterer om det samme.

Når et klip af tungebåndet bliver udført på en patient, som møder kriterierne for indgrebet, og det udføres efter "god praksis"-metoderne anført i denne bog, er der en rigtig god chance for, at patienten vil se en forbedring. Spørgsmålet er bare, hvor meget forbedring man vil opleve, samt hvor hurtigt det vil vise sig. Det er vigtigt for både forældre og fagpersoner, at man ikke forpasser muligheden for at etablere et normalt spisemønster og normal udtale hos børn, som oplever problemer. Det bedste resultat opnås, når der sættes ind med en tværfaglig behandling, som er målrettet det enkelte barns behov for hjælp.

Der findes en voksende mængde sammenfattet erfaring fra mange fagpersoner i forhold til, hvad der fungerer, hvilket er opsummeret i dette kapitel.Det er vores håb, at der i nær fremtid vil blive lavet større case-serier og kortsigtede RCT-studier, som kan hjælpe til at besvare de spørgsmål, der stadig er omkring videnskaben, der støtter disse metoder.

I dette nye årtusinde er konferencer, sociale medier og andre former for kommunikation mellem fagfæller med til at sprede viden på helt nye måder. Forældre til spædbørn er i dag vant til, at de kan tilgå den nyeste viden på samme måde, som dem der skal udføre indgrebet. Der er forskellige tilgange til, hvordan og hvor længe, man skal lave aftercare/stræk af såret og øvelser, og der er forskellige former for behandling, man som forælder kan opsøge før og efter indgrebet. Hvordan behandlere og forældre sammensætter et individuelt forløb til et barns specifikke behov, er den kreative del af at kunne diagnosticere og behandle. Læger, tandlæger og øvrige sundhedsfagligt uddannede mestrer alle denne kunst og viden i større eller mindre grad. En effektiv tilgang til ethvert klinisk problem er at benytte sig af den tilgængelige videnskab til at opnå en base, hvorfra man kan bygge videre på den individuelle hjælp til barnet og familien.

Silva et al. (2009)

Et studie, lavet af de brasilianske forskere Silva et al., undersøgte tyggemønsteret hos patienter med et unormalt tungebånd.[60] De undersøgte eventuelle ændringer i tyggemønsteret hos 10 patienter, som havde et normalt tungebånd, og 10 patienter, som havde et stramt tungebånd. Patienterne var mellem 12 og 25 år gamle. De observerede, at patienterne med stramt tungebånd havde 5,4 gange større risiko for nedsat bevægelighed i tungen end dem, hvor tungebåndet var normalt. Da de kiggede nærmere på tyggemønsteret, tyggede 100% af patienterne med normalt tungebånd med deres bagerste tænder, mens kun 47% af patienterne med stramt tungebånd tyggede med de bagerste tænder. De resterende 53% brugte enten tungen til at ælte maden med eller brugte deres fortænder til at tygge med. De bemærkede desuden, at når personerne med stramt tungebånd tyggede, var de 5,7 gange mere tilbøjelige til at bruge atypiske muskelmønstre sammenlignet med dem, der havde et normalt tungebånd. Denne forskningsartikel beskæftiger sig ikke specifikt med spisning hos børn, men det er givtigt at have dokumentation for (også selvom det er på en lille forsøgsgruppe), at et stramt tungebånd kan have en negativ effekt på, hvordan man tygger.

Baxter and Hughes (2018)

Da det første afsnit i dette kapitel blev skrevet, fandtes der ikke nogle publicerede case-rapporter, som beskriver fremgang med spisning af fast føde hos børn, efter de har fået klippet tungebåndet. Derfor besluttede to af bogens forfattere (Baxter og Hughes), som ser disse resultater dagligt, at indsende en serie på fem case-rapporter til *International Journal of Clinical Pediatrics*. Nu, flere måneder senere, er forskningsartiklen "*Speech and Feeding Improvements in Children after Posterior Tongue-Tie Release: A Case Series*" blevet udgivet.[61] Denne artikel er frit tilgængelig for alle, fordi vi har betalt for, at alle frit skal kunne læse den og dele den videre til andre. Artiklen beskriver fem tilfælde, hvor vi har set markante forbedringer i udtale, spisning og søvn. De fik alle lavet indgrebet med en CO_2-laser, og patienterne lavede stræk af såret i tre uger efterfølgende. Case-rapporterne er opsummeret herunder.

Case 1

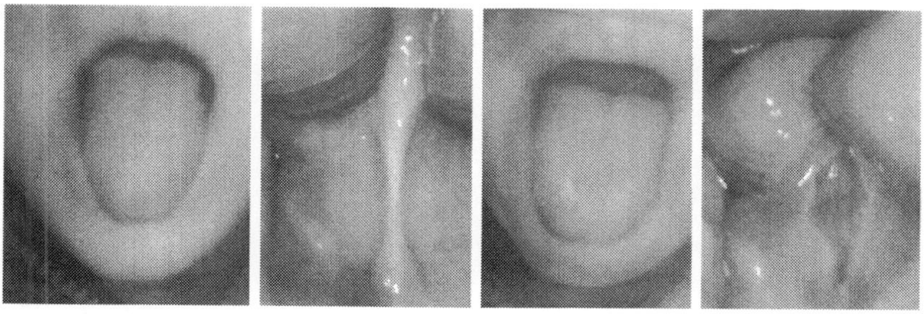

Udstræk før klip — *Løft af tunge før klip* — *Udstræk efter klip* — *Løft af tunge efter klip*

En 5-årig dreng blev henvist, fordi han havde udfordringer med at tale og spise. Han kæmpede med bogstavlydene L, TH, S, R og M, og det blev værre, jo hurtigere han snakkede. Han talte lavt og mumlede ofte, og han var sky og ikke selvsikker, når han skulle kommunikere med andre. Han var kræsen og kløjedes i flere forskellige teksturer af mad, særligt kartoffelmos. Han havde problemer med at spise puréret mad som baby og sov uroligt. Ved undersøgelsen kunne han stikke sin tunge ud til cirka en tredjedel af afstanden ned mod sin hage, men han kunne ikke få sin tunge løftet op i nærheden af sin gane. Han havde et posteriort stramt tungebånd, vurderet til Kotlow Klasse II, da han havde et tykt bånd af væv, der holdt hans tunge nede, men som ikke var umiddelbart synligt.

Han blev givet lattergas (dinitrogenoxid), en lille smule lidokain blev injiceret i frenum (tungebåndet), og alle de fibre, der gav restriktion, blev løsnet ved hjælp af en CO_2-laser. Der blev ikke sat nogle sting, der opstod ingen blødning, og man kunne straks se, at han var i stand til at løfte tungen højere og få den længere ud af munden. Umiddelbart efter indgrebet lagde moren mærke til, at han talte klarere, og han var i stand til bedre at sige S- og M-lyde. Han kløjedes desuden mindre, og han begyndte at smage på mad, som han tidligere havde nægtet at spise, blandt andet grisekød og tærte.

Case 2

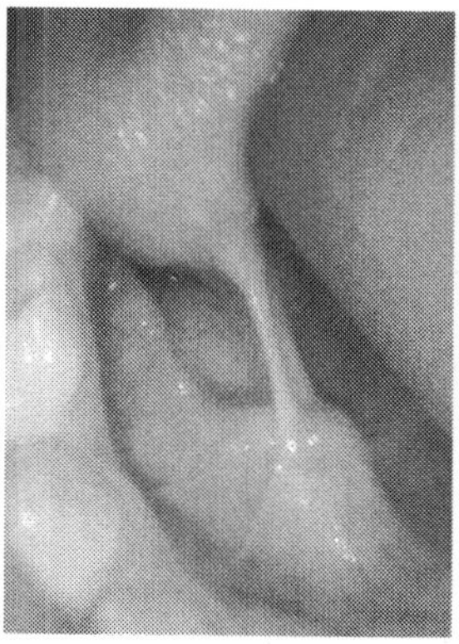

Løft af tungen før klip

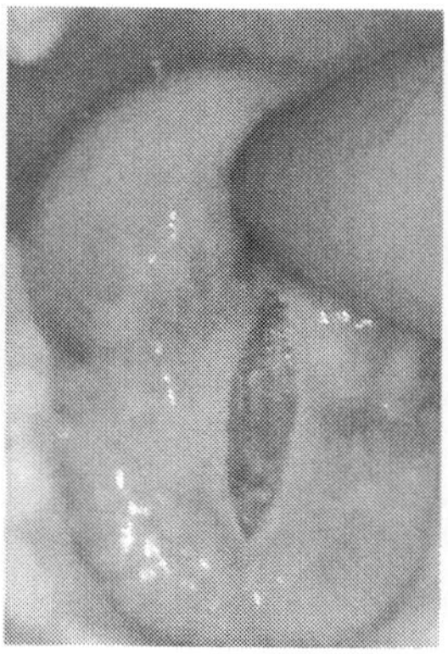

Løft af tungen efter klip

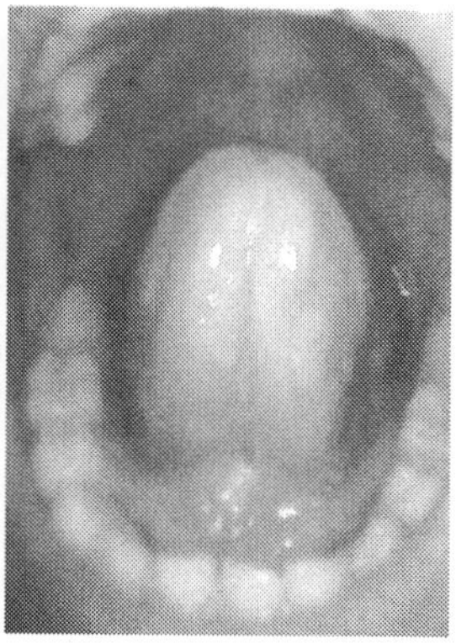

Heling efter 1 uge

Denne 5-årige dreng havde problemer med at udtale lydene S, R og CH. Han fik mad galt i halsen og kastede op, når han spiste bestemte teksturer, og han undgik at smage på ny mad. Han klagede også ofte over smerter i nakken. Dette barn havde også et tungebånd, som var sært umiddelbart at se og diagnosticere, et Kotlow Klasse II, posteriort stramt tungbånd.

Han fik lattergas (dinitrogenoxid) og en lille smule bedøvende gel (lidokain) på tungebåndet, og 10 sekunder senere var de restriktive fibre opløst (fordampet) uden hverken blødning eller sting, hvilket efterlod et diamantformet sår. En uge senere havde han ingen smerter, han kunne løfte tungen mere opad og hans mor, som var fysioterapeut, fortalte, at han havde fået bedre bevægelighed i hans nakke, hvilket gjorde, at han også sov bedre. Han var nemmere at forstå, og kunne nu sige S-, R- og CH-lydene meget tydeligere. Han tog store bidder af sin mad, og kunne nu spise yoghurt, kartofler, budding og kage uden at få det galt i halsen eller kaste op. Hans mor sagde, at det var den slags mad, han ikke havde kunne spise før indgrebet.

Case 3

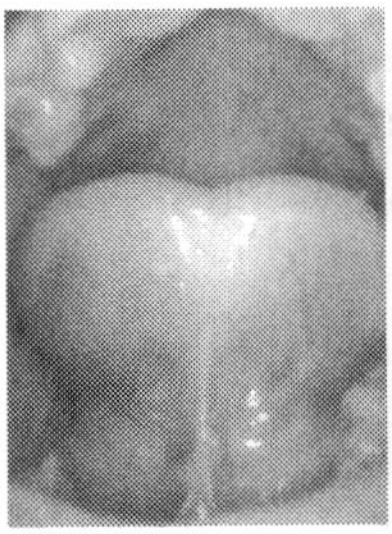

Løft af tungen før klip

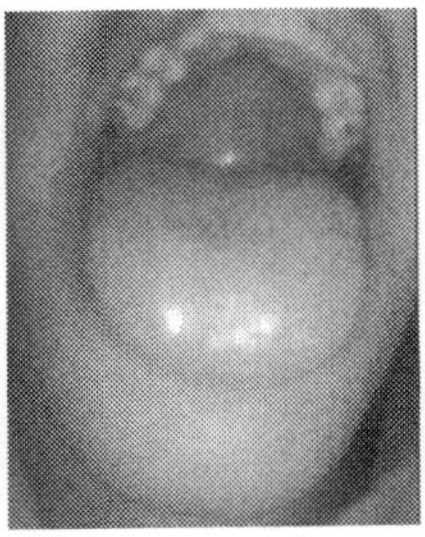

Udstræk før klip

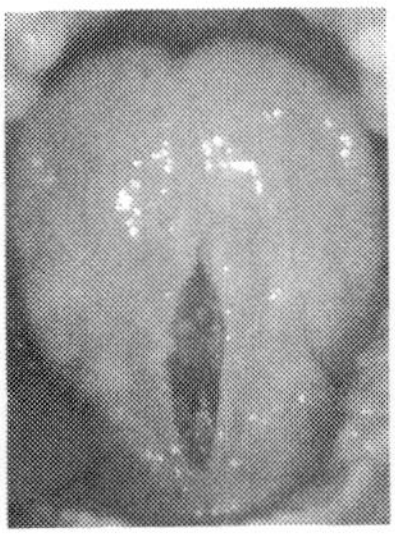

Løft af tungen efter klip

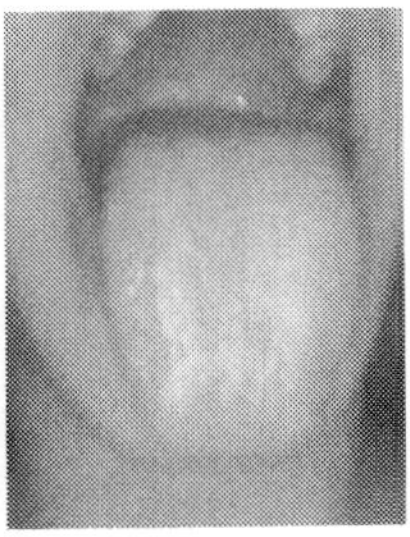

Udstræk efter klip

Denne 11-årige pige talte babysprog, stammede, mumlede og havde problemer med at udtale TH- og L-lyde. Som baby havde hun haft svært ved at blive ammet, svøbte dårligt om brystet, havde kolik og problemer med at tage på i vægt. Da hun begyndte at spise fast føde, var hun meget kræsen og spiste langsomt. Hun klagede dagligt over nakkesmerter og skar tænder, når hun sov (bruxism). Hun trak primært vejret gennem munden og havde kronisk bihulebetændelse. Hendes gane var smal og høj. Hun havde et Kotlow Klasse II, posteriort stramt tungebånd og kunne stikke tungen ud, så den lige præcis kom ud over læberne, men ikke meget længere.

Efter et 20 sekunder langt indgreb, som hun klarede godt og uden at fortælle om oplevet smerte, kunne hun løfte sin tunge signifikant højere samt strække tungen væsentligt længere ud af munden. Efter indgrebet fortalte hendes mor, at datteren var blevet nemmere at forstå, og at hun nu kunne lave lyde, som hun ikke tidligere havde kunne lave. Det er værd at bemærke, at hun oplevede en øjeblikkelig bedring af spænding og smerter i nakken. Ved en opfølgende telefonkonsultation tre uger senere, fortalte moren, at datten talte og spiste meget bedre. Hun spiste nu konsekvent hele måltider og havde også fået en bedre søvnkvalitet.

Case 4

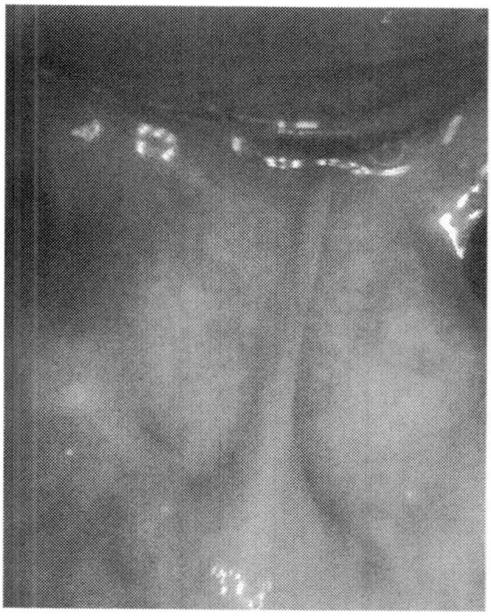

Løft af tungen før klip

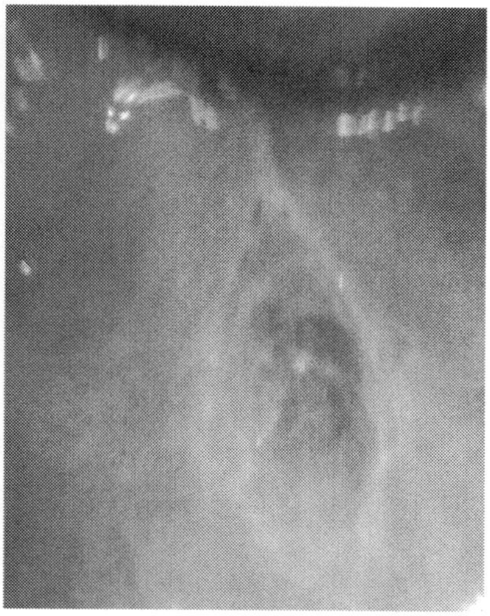

Løft af tungen efter klip

En dreng på 2 år og 10 måneder blev henvist til os, fordi han ikke havde særlig meget fremgang ved talepædagogen. Han begyndte først at pludre, da han var 2 år, og nu havde han et ordforråd på omkring 30 ord, hvilket indikerede en forsinkelse i sprogudviklingen. Hans udtale var svær for både forældrene og andre at forstå. Han proppede sine kinder med mad som et jordegern og havde en sygehistorie med gentagne øreinfektioner. Hans posteriort stramme tungebånd, Kotlow Klasse I, var næsten ikke synligt og lignede en tynd streng (se billedet), som kunne synes ubetydelig.

Eftersom vi kun benyttede lidt lidokain/prilokain-gel som bedøvelse, var det en smule ubehageligt for ham under indgrebet, men han faldt hurtigt til ro bagefter. Hans løft af tungen blev straks bedre, og området under tungen føltes nu blødt og svampet med normal elasticitet. Han lavede øvelser og stræk af såret i 3 uger. Ved den opfølgende konsultation en uge efter indgrebet, fortalte hans mor, at han nu pludrede det meste af dagen, sagde nye ord og endda satte ord sammen til korte sætninger, som for eksempel

"Op mig", hvilket han aldrig tidligere havde gjort. Han begyndte også at efterligne dyrelyde. Han virkede generelt mindre frustreret og var blevet et gladere barn. Selvom hans spining ikke var blevet nævnt som et problem før indgrebet, fortalte mor, at han nu spiste mere og hurtigere end før, og at han også var stoppet med at proppe kinderne med mad.

Case 5

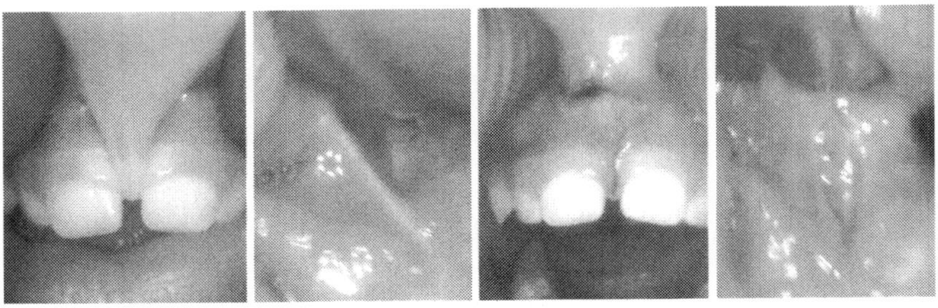

En pige på 17 måneder havde udtaleproblemer og forsinket sprogudvikling. Hun begyndte at pludre, da hun var 15 måneder, og kunne kun sige få ord som "*mama*" og "*dada*" (mor og far). Hendes børnelæge og gastroenterolog[26] anbefalede en kikkertundersøgelse af den øvre del af fordøjelsessystemet (gastroskopi) og en røntgenundersøgelse med kontraststoffet barium på grund af en sygehistorie med fordøjelsesproblemer og synkeproblemer, inklusiv at hun ofte kløjedes, når hun drak væske. Som baby havde hun svært ved at få godt fat både på flasken og brystet, hun havde lav vægtøgning, refluks og kolik. Amningen var meget smertefuld for hendes mor. Moren fortalte desuden, at det var svært at børste hendes øverste tænder, og at hun sov uroligt og vågnede ofte i løbet af natten. Hun blev undersøgt og diagnosticeret til at have et signifikant stramt læbebånd (Kotlow Klasse IV) og posteriort

26 Speciallæge i mave-tarm-sygdomme

stramt tungebånd (Kotlow Klasse II). Bedøvende gel og et par dråber lidokain blev injiceret i læbe- og tungebåndet.

Læbebåndet blev løsnet med laser på omkring 15 sekunder ved 1.45 avg W med CO_2-laseren, og tungebåndet tog kun 5 sekunder at løsne. Der blev ikke givet sløvende midler af nogen art. Der blev observeret umiddelbar forbedring af både mobilitet og løft. Hendes mor rapporterede, at datteren lige efter indgrebet sagde fire nye ord: "*bubba*," "*pawpaw*," "*juice*," og "*hot*." Samme dag, som hun fik lavet indgrebet, stoppede hun med at kløjes i væsker og kaste op, og der har ikke været flere episoder af den art siden. Moren fortalte desuden, at hendes stemme blev forbedret, så den var "højere, klarere og ikke så hæs."

Disse historier er et bevis for de funktionelle problemer, der kan komme hos store babyer, tumlinge og ældre børn på grund af en anatomisk restriktion som følge af et stramt tungebånd. De fleste børn oplever en forbedring efter indgrebet, men nogle gange tager det mange dage eller uger, og kræver intensiv terapi, at rette op på kompensationerne. Andre gange sker bedringen med det samme, og børnene ved instinktivt, hvad de skal gøre, fordi deres reflekser er fuldstændig intakte; efter indgrebet opnår de hurtigt en normal funktion. Vi håber, at disse 5 nyere case-rapporter vil inspirere til mere research i fremtiden af andre klinikere. Børn med et posteriort stramt tungebånd kan gå rundt i årevis, før restriktionen bliver opdaget. Men de mange brikker i puslespillet bliver stadigt nemmere at se, og der er håb for, at et større antal af børn med lignende problemer bliver opdaget, undersøgt og får den rette hjælp til at løse disse livsforandrende begrænsninger, ikke kun i forhold til spisning og udtale, men, som vi kommer ind på senere, også andre relaterede udfordringer.

Afsnit 3: Sprog

Vi bruger mange af de samme strukturer, både når vi taler og spiser, og derfor er det heller ikke overraskende, at mange børn, som har problemer med at spise, også kan opleve udtaleproblemer. For at kunne lave sproglyde, artikulere, kræver det en koordinering af en lang række orale strukturer samt en passende luftmængde. Tungen er den mest alsidige og hyppigst brugte artikulator. Dens bevægelsesfrihed bliver begrænset, hvis tungebåndet er stramt, hvilket kan gøre det svært for tungen at nå forskellige steder i mundhulen og derved danne visse lyde. Den begrænsede mobilitet kan også have indvirkning på stemmens klang, som er en vigtig del af artikulationen. I dette afsnit dykker vi ned i, hvordan de orale strukturer arbejder sammen for at danne udtale, og hvordan et stramt tungebånd kan påvirke samarbejdet mellem disse strukturer.

KAPITEL 16

Hvordan Former Vi Vores Sprog?

Lauren Hughes, MS, CCC-SLP

Introduktion

Udtale af ord er kompliceret arbejde. Strukturer i munden, kaldet artikulatorer, bruges til at dirigere udåndingsluften og danne stemmens klang. Der er 44 sproglyde (f.eks. fonemer) i det engelske sprog. Alle 44 sproglyde bliver dannet ved at bruge forskellige kombinationer af vores artikulatorer. For eksempel bliver D- og G-lyde begge dannet ved at presse tungen op mod ganen, men forskellige dele af tungen og ganen bliver brugt ved de to lyde. Artikulatorernes placering tillader luften og klangen at blive formet, så der kan dannes forskellige sproglyde. Udtale er en af de mest sofistikerede, finmotoriske færdigheder i kroppen. I det følgende kapitel skal vi i undersøge detaljerne i, hvordan vi laver sproglyde, og identificere de strukturer, som er nødvendige for at lave dem. I næste kapitel går vi mere i dybden med, hvordan et stramt tungebånd kan påvirke vores udtale.

Som en af de mest sofistikerede, finmotoriske funktioner i kroppen kræver udtale, at en række systemer arbejder sammen. Disse systemer inkluderer blandt andet artikulation (placering af artikulatorer), genklang (manipulationen af luftstrømmen), stemme (hvordan vi bruger vores stemmelæber) og udtryksevne (hastigheden og hvor nemt, ordene flyder). Lad os kigge nærmere på hvert af disse systemer og diskutere dem mere detaljeret.

Komponenter i Dannelsen af Sproglyde

Artikulation

Ifølge den engelske ordbog *Oxford Living Dictionary,*[62] defineres artikulation som: *Formationen af en sproglyd ved mindskelse af luftgennemstrømningen i taleorganerne på bestemte steder og måder.* Den amerikanske ordbog Merriam-Webster[63] definerer artikulation som "handlingen eller måden, hvorpå forskellige dele rammer hinanden."

Ordet *artikulation* bruges i den lægefaglige verden til at beskrive, hvordan to knogler mødes og former et led (for eksempel knæ, skulder og albue). Det bruges også byggefagligt til at beskrive mange forskellige materialer (for eksempel mursten og cement), som sættes sammen på en bestemt måde. I denne bog bruger vi den definition af ordet "artikulation", som vist også er den mest alment brugte, der beskriver orale strukturer, der føres sammen for at frembringe sproglyde. Nu da vi ved, at "artikulation" betyder "to dele, der bringes sammen", er vi nødt til at vide, hvilket "dele", der bliver brugt, når vi skal producere sproglyde. Nogle orale strukturer er ubevægelige (statiske), mens andre er bevægelige (dynamiske). De primære orale strukturer, som bruges ved udtale, inkluderer:

» Alveolarkammen (statisk)
» Læber (dynamiske)
» Tungen (dynamisk)
» Den hårde gane (statisk)
» Den bløde gane (dynamisk)
» Tænder (statiske)
» Kæben (dynamisk)

Hver af strukturerne spiller en rolle i produktionen af udtalen. Lad os tage et nærmere kig på disse orale strukturer for at se, hvordan de hver især fungerer.

Alveolarkammen: Alveolarkammen er den lille forhøjning, du kan mærke lige bag ved dine øverste fortænder. Selvom alveolarkammen er statisk og ikke bevæger sig, er den et vigtigt pejlemærke for tungen, for at den kan lave en lang række lyde, blandt andet D, T, N og L. Prøv at sige disse sproglyde og læg mærke til, hvordan din tunge "tapper", eller hviler, på alveolarkammen.

Læberne: Læberne bruges både sammen og hver for sig, når vi danner forskellige sproglyde. For eksempel laves F-lyden ved at sætte tænderne i overmunden mod den nederste læbe, mens B-lyden laves ved at presse begge læberne sammen. Prøv at sige ordet "bue". Læg mærke til, hvordan læberne presser mod hinanden og rundes, når du siger det ord.

Tungen: Tungen er den mest alsidige, og mest brugte, artikulator. Den bruges i samtlige sproglyde på en eller anden måde. Ved lyde som B eller M hviler den i bunden af munden for at lave et større resonanskammer. Tungen løftes og sænkes for at forme forskellige vokallyde. Forskellige dele af tungen rører ved tænderne, alveolarkammen, den hårde gane og den bløde gane for at lave konsonantlyde. Sig lydene G (som i "guitar"), S og TJ (som i "tjørn"). Læg mærke til, hvordan forskellige dele af din tunge arbejder sammen med forskellige områder i din mundhule.

Den Hårde Gane: Vi kalder den hårde gane for "mundhulens loft". Det er den flade, knoglede struktur, som udgør det meste af området mellem dine tænder i overmunden. Det er også den, der udgør bunden af din næsehule. Den hårde gane er statisk og bevæger sig ikke, men spiller en vigtig rolle i forhold til at skabe den genklang, der skal til for at kunne danne de forskellige sproglyde. Afhængigt af strukturen på den hårde gane, kan det være vanskeligt at producere nogle bestemte lyde, eller de kan lyde forvrængede. Den hårde gane er ofte høj og smal hos børn og voksne, som har stramt tungebånd, fordi tungen ligger lavt i munden, når man synker.[64] Babyer med stramt tungebånd fødes med en høj gane, fordi tungen også har ligget lavt, når de har øvet sig på at synke inde i livmoderen. Amning, at få løsnet tungebåndet, myofunktionelle øvelser, udvidelse af ganen og tandbøjler hjælper alt sammen på at gøre ganen bredere.

Den Bløde Gane: Dette er det bløde område, som kommer lige efter den hårde gane, og som også styrer luftpassagen fra næsen ned i halsen og luftvejene. Den bagerste del af tungen bliver løftet mod den bløde og den hårde gane, når vi skal lave sproglyde som for eksempel K og G. Den bløde gane er også vigtig, når vi skal producere lyde som M og N, som laves ved at luft føres ud gennem næsen. Sig lydene K (som i "kig") og M. Du bør kunne mærke, at den bagerste del af din tunge løfter sig, når du siger "kig", og du kan måske også mærke den bløde gane bevæge sig opad, når du siger M.

Tænder: Vores tænder er statiske og bevæger sig derfor ikke, når vi taler, men de spiller en rolle med hensyn til genklang. Du har måske lagt mærke til dette, når dit barn har tabt en fortand og prøver på at sige S-lyden, eller hvis en person fjerner sin tandprotese. Deres udtale lyder anderledes, end når deres tænder sidder, som de skal. Tænderne spiller også en rolle ved sproglyde som for eksempel det engelske TH (som "this" eller "three"). Når du laver denne lyd, kan du lægge mærke til, hvordan tungen glider ud mellem tænderne.

Kæben: Kæben bruges i dannelsen af alle sproglyde på en eller anden måde. Oftest bevæger den sig op og ned for at lave en enten smal eller bred mundhule, som påvirker genklangen og giver støtte til, når vi bevæger tungen. Den giver også stabilitet til mundhulen, når man kombinerer forskellige sproglyde for at danne fraser og sætninger. Prøv at sige ordene "av", "hvid" og "kage". Læg mærke til, hvordan din kæbe bevæger sig, i takt med at du laver de forskellige sproglyde i hvert ord.

Genklang (Oral Resonans)

Genklang, eller oral resonans, er allerede blevet omtalt flere gange, men lad os gå lidt mere i dybden med, hvad det er. Tænk på et sejlskib. Hvis man bevæger sejlet bare en lille smule i den ene eller den anden retning, vil båden flytte sig i en ny retning. Artikulatorer kan gøre noget af det samme. Den mindste bevægelse af en artikulator kan resulterer i, at du laver en anden lyd. En anden måde at tænke på det er, hvis man tænker på måden, luften løber rundt om bilen, når den kører. Bilen "flytter" på luften og får den til at bevæge sig i en anden retning end den, den ville bevæge sig i, hvis bilen ikke havde været der.

Genklang er en kombination af luft, der bliver åndet ud, og artikulatorer, som manipulerer luften for at kunne danne forskellige lyde. Produktionen af hver sproglyd varierer ud fra den indblanding, der kommer fra tungen, læberne og tænderne. Derudover bliver den påvirket af, hvor åben munden (kæben) er samt udformningen/strukturen af den hårde og den bløde gane. Hvis den hårde gane er høj, eller den bløde gane ikke hæver sig på det rigtige tidspunkt, kan en sproglyd komme ud med forvrængning eller lyde mere som en af de andre sproglyde.

Stemme og Lufttilførsel

En anden grad af kompleksitet er, om en sproglyd er stemt eller ustemt. En stemt lyd frembringes ved at stemmelæberne presses sammen, når luften passerer forbi dem, mens stemmelæberne står stille og er åbne, når man laver en ustemt lyd. For eksempel dannes sproglydene T og D på samme måde, nemlig ved at tungen tapper mod alveolarkammen (det hvælvede område af den hårde gane, som er lige bag ved fortænderne).Den eneste forskel i dannelsen af disse to lyde er, om stemmelæberne bliver brugt eller ej. Lad os prøve at lave en øvelse for bedre at kunne forstå konceptet. Læg din hånd mod din hals og sig ordene "te" og "det". Du bør kunne føle en vibration i halsen, når du siger "det", fordi stemmelæberne bliver brugt til at danne D-lyden. Du kan gentage øvelsen med ord som "bue" og "tue" eller "kat" og "gat". Du bør her kunne mærke vibrationen ved "bue" og "gat", fordi stemmelæberne bliver brugt for at lave B og G.

Udtryksevne

Udtryksevnen er letheden, eller "prosodien", af din udtale. For at blive ved formålet af denne bog, taler vi her om en persons evne til at tale langsomt eller hurtigt, samtidig med at der er en flydende udtale. Vi har været inde på, at dannelsen af bare en enkelt sproglyd involverer mange forskellige handlinger og strukturer. At kombinere lyde, så der bliver dannet ord og sætninger, kræver en særlig grad af koordination. Det er svært at opnå den nødvendige koordinationsevne, når orale strukturer ikke fungerer optimalt. Artikulatorerne skal kunne bevæge sig frit og blive formet korrekt for at kunne få den rigtige koordinering. Hvis for eksempel tungen ikke er i stand til at bevæge sig frit til forskellige områder af mundhulen, bliver koordinationen også begrænset, og det kan resultere i variering af udtalen, blandt andet gentagelse af lyde eller ord og en langsom udtale.

Typiske Udtalefejl

I det følgende kapitel vil vi se nærmere på udtaleproblemer, som er relateret til et stramt tungebånd. Her kommer en kort forklaring af de forskellige typer af udtalefejl, så vi kan dykke dybere ned i emnet i det næste kapitel:

Udskiftninger: når en sproglyd bliver erstattet med en anden lyd. Typiske substitutioner inkluderer T i stedet for K, D i stedet for G, W i stedet for R og Y i stedet for L. For eksempel bliver ordet "kat" til "tat" eller "gul" bliver til "dul".

Forvrængning: en sproglyd bliver skiftet ud med noget andet end en af de kendte fonemer. Nogle eksempler kan være, at S-lyden fremstår snøvlende, eller at man læsper.

Udeladelser: når en sproglyd mangler i et ord. Et barn kan for eksempel sige "bå" i stedet for "blå" eller "di" i stedet for "fordi".

Tilføjelser: sproglyde bliver tilføjet et ord, hvor de ikke skal være. Eksempler kan være "bøhlå" i stedet for "blå" eller "kat*eh*" i stedet for "kat".

Konklusion

Formålet med dette afsnit var at illustrere kompleksiteten i at danne udtalen samt det system af strukturer, som arbejder sammen for at producere hvert eneste ord, vi siger. Hvis en oral struktur ikke fungerer, som den skal, bliver det svært at producere sproglyde. I det næste kapitel skal vi diskutere, hvordan den strukturelle anormalitet, der er, når tungebåndet er stramt, kan have indflydelse på udtalen.

KAPITEL 17

Stramt Tungebånd og Udtale

Lauren Hughes, audiologopæd (MS, CCC-SLP)

Prøv at tænke på et barn, der har tabt en fortand. Nogle sproglyde kommer til at lyde anderledes, indtil den blivende tand er kommet op. Dette er en lille og midlertidig, strukturel forandring, som giver en ændring i, hvordan udtalen lyder. Hvad skete der sidste gang, du var forkølet? Din stemme lød garanteret anderledes, fordi luftstrømmen mellem svælget og næsen blev blokeret af slim eller hævelse. I de få dage, du var syg, fungerede den bløde gane og dine luftveje ikke optimalt, og din stemme blev ved med at lyde mærkelig, indtil slimdannelsen blev normal igen, og hævelsen forsvandt.

Dette er eksempler på midlertidige, strukturelle problemer, som har indflydelse på kvaliteten af din udtale. Et stramt tungebånd er et permanent, strukturelt problem, som kan påvirke kvaliteten af din udtale. Der er ingen evidens for, at et stramt tungebånd kan blive strukket eller formet længere gennem øvelser eller kropsbehandling alene, så et kirurgisk indgreb er den eneste kendte løsning på et restriktivt frenum. Taleterapi er ofte nødvendigt før og/efter klippet for at rette op på mundmotoriske vaner og lære barnet, hvordan man får de rigtige sproglyde frem. Selvom taleterapi er en vital del af processen, kan det ikke få det stramme tungebånd til at forsvinde. Derfor er det vigtigt, at talepædagogen og fagpersonen, der skal klippe tungebåndet, arbejder tæt sammen for at give patienten den bedst mulige behandling.

Da min bror og jeg var lille, yndede vi at binde snørebåndene på min fars sko sammen, mens han sov middagslur. Som regel opdagede han det, før han rejste sig, men en enkelt gang eller to var vi snedige nok til at det lykkedes os at få ham til at snuble eller falde. (Børn kan være onde, ikke sandt?) At have stramt tungebånd er på mange måder ligesom at have snørebånd, der er bundet sammen. [59] Med et stramt tungebånd har tungen svært ved at bevæge sig uafhængigt af andre orale strukturer, som for eksempel kæben, eller ved at nå de steder, der skal nås for at producere sproglyde (for eksempel alveolarkammen eller den bløde gane). Med den information, vi lærte i forrige kapitel, i baghovedet, skal vi nu udforske, hvordan det stramme tungebånd kan have indvirkning på udtalen, og hvorfor et klip af det stramme væv kan forbedre kvaliteten af sproget.

Komponenter i Dannelsen af Udtale

Artikulation

Som det blev gennemgået i forrige kapitel, kræver artikulationen, at en række orale strukturer arbejder sammen. Tungen er uden tvivl den vigtigste struktur for artikulationen. Hvis tungens bevægelse er begrænset, har den svært ved at nå steder, som er nødvendige for at kunne lave sproglyde. Afhængig af graden og placeringen af restriktionen, kan en person muligvis ikke være i stand til at løfte den bagerste del af tungen for at danne K- og G-lyden, eller man kan have svært ved at koordinere tungens muskler for at danne L og R.

Genklang

Genklang, eller oral resonans, kræver, at mundhulen antager en bestemt størrelse og form, alt efter hvilke lyde man laver. Et stramt tungebånd kan gøre, at sproglyde kan blive forvrængede (se forrige kapitel for at få defineret forvrængning). Fejlene følger ofte et bestemt mønster. For eksempel ser man ofte, at børn erstatter K og G med T og D. Forvrængninger kan blive forårsaget af en upræcis placering af artikulatorer eller af en påvirket genklang. Har du nogensinde set et barn sidde foran en luftblæser og lave lyde eller sige ord? De elsker det, fordi det lyder skørt og anderledes end deres "normale" stemme. Det er det samme, når genklangen er ændret. Når luftstrømmen, som kommer fra lungerne, bliver ledt, eller forhindret i at flyde, på en anderledes måde, vil de lyde, en person laver, også lyde anderledes. Et stramt tungebånd kan forhindre tungen i at bevæge sig på en måde, der leder luftstrømmen på den rigtige måde.

Stemme og Luftmængde

Selvom et stramt tungebånd ikke direkte har indvirkning på stemmen eller luftmængden, giver det mening at antage, at det øger belastningen, når man skal danne sproglyd. Hvis du er ligesom mig, er det, at få alle dine indkøbsvarer med ind fra bilen på én gang, en udfordring, der skal vindes. På de dage, hvor jeg bruger alt for mange penge i butikken, kan jeg bare ikke få de sidste par poser eller den store pose hundemad med ind. Jeg ved, at hvis jeg prøver at tage bare én enkelt ting mere i hænderne, vil det betyde, at jeg kommer til at tabe glasset med salsa, og så skal jeg til at tørre det op. At have et stramt tungebånd, eller anden mundmotorisk dysfunktion, kan give en tilsvarende "overbelastning". Når en person er nødt til at koncentrere sig for at koordinere hans eller hendes tunge, i stedet for at det bare er en automatisk bevægelse, kan det have indflydelse på overskuddet til at koncentrere sig om stemmen eller at bruge luftmængden effektivt. Det er et sjældent, men muligt, symptom på stramt tungebånd.

Udtryksevne

Flydende udtale kræver, at tungen kan bevæge sig effektivt og uden problemer. Når tungen bliver hæmmet i sine bevægelser af et stramt tungebånd, kan det føles som om, tungen bliver holdt nede. Prøv at tænke på engang du trænede ved at løfte vægte. Hvis du brugte vægte, som var en smule for tunge, bevægede dine arme sig langsommere og begyndte måske også at ryste. Hvis du havde fået bundet vægte om dine håndled, ville det være sværere at lave finmotoriske bevægelser, som for eksempel at binde dine snørebånd eller at skrive. Vægtene ville hæmme dine bevægelser og gøre koordinationsevnen ringere. Et stramt tungebånd kan give den samme slags manglende koordinationsevne og ineffektivitet, hvilket kan resultere i, at man stammer. Når en person med stramt tungebånd taler hurtigt, eller i lang tid af gangen, kan flydende udtale være endnu sværere at opretholde.

Påvirker Et Stramt Tungebånd Mit Barns Udtale?

Nu hvor vi har snakket om, hvordan et stramt tungebånd kan påvirke udtalen, skal vi se på nogle udtale-relaterede symptomer, som måske kan skyldes et stramt tungebånd. Denne liste er på ingen måde fyldestgørende, og dit barn behøver ikke at have alle symptomer på listen før end man kan sige, at et stramt tungebånd påvirker hans eller hendes udtale.[59]

» Frustration, når man prøver at kommunikere
» Dårlig forståelighed ved sammenhængende tale (f.eks. fraser, sætninger eller samtale)
» Mærkværdige fejl (f.eks. ofte forvrængning eller atypiske sprogfejl)
» Stammen
» Langsom og/eller sløret udtale

» Apraksi-agtig udtale:
  - Uregelmæssige udtalefejl (f.eks. siger "fæn" i stedet for "pæn" og næste gang "bæn" i stedet for "pæn")
  - Stemmefejl (f.eks. "Dale" i stedet for "tale" eller "dul" i stedet for "gul")
  - Lægger trykket forkert på stavelser ("BA-nan-er" i stedet for "ba-NAN-er")

» Fejl ved vokallyde

» Undgår bestemte ord eller talesituationer

» Taleforsinkelse eller taleforstyrrelser, særligt fejl ved de følgende sproglyde:
  - K, G og NG (f.eks. se**ng**)
  - SH, CH og DGE (f.eks. rut**sje**)
  - Y (f.eks. **y**atzy)
  - TH (f.eks. de engelske ord too**th** eller **th**ree)
  - T, D, N, L, R, S, Z

Selvom der er en overvejende sandsynlighed for, at dit barn har et stramt tungebånd, hvis mange af disse symptomer er til stede (særligt hvis I har en forhistorie med dårlig amning som baby, eller hvis du også ser problemer med at spise og/eller at sove), så husk på, at der kan være mange potentielle grunde til disse sprogfejl. Det er vigtigt at få dit barn vurderet ved en talepædagog (audiologopæd), som har erfaring med stramt tungebånd, mundmotoriske dysfunktioner og taleforstyrrelser. Talepædagogen kan afgøre grunden(e) til, hvorfor der er taleproblemer, og kan sørge for, at alle aspekter af problemerne bliver adresseret, som de skal.

En bemærkning omkring de potentielle resultater af et klip af tungebåndet: Børnene og deres forældre oplever typisk nogen grad af forbedring i udtalen, spisning og søvn efter indgrebet. Men der er nogle familier, som oplever minimal eller slet ingen forbedring på disse områder efter tungebåndet er blevet løsnet. Begrænsede resultater kan forventes, hvis der ikke er lavet et fuldstændigt klip, og der derfor stadig er restriktivt væv. Både forældre og fagpersoner bør desuden anerkende muligheden for, at andre faktorer medvirker til, at man fortsat oplever symptomer. Overvej følgende scenarie:

> *Brittany er småtspisende, og andre har svært ved at forstå, hvad hun siger, når hun taler. Hendes kost begrænser sig til mad som pizza, pomfritter, yoghurt og kyllingenuggets. Hun er meget tøvende, når hun bliver bedt om at smage på nye ting, og hun har ofte en stærk følelsesmæssig reaktion, hvis hun bliver opfordret til at prøve noget nyt. Når forældrene lytter opmærksomt til hendes udtale, lægger de mærke til, at hun ikke kan sige lyde som for eksempel T, D, K, G, SH og S. De tager hende til en talepædagog for at få en vurdering, og her opdager talepædagogen, at tungebåndet er stramt. Talepædagogen henviser Brittany til en børnetandlæge, som er enig i diagnosen og løsner tungebåndet. Ved hendes kontrolbesøg hos tandlægen en måned senere er Brittanys udtale lidt tydeligere, men der er ingen ændringer i hendes spisevaner. Næste gang, familien ser talepædagogen, laver hun endnu en funktionel undersøgelse af munden, og hun stiller opfølgende spørgsmål til Brittanys forældre omkring udtale og spisning. Forældrene fortæller, at morgenerne ofte er en kamp hjemme hos dem, fordi det er en kæmpe udfordring at få tøj på. Brittany har brug for, at hendes sokker ligger på en helt bestemt måde, og alle mærker skal klippes ud af tøjet, før hun vil gå med det. Talepædagogen vurderer, at Brittany har en sensorisk bearbejdningsforstyrrelse, som får hende til at afvise bestemte teksturer af mad. Hun lægger også mærke til, at Brittany har udviklet nogle "dårlige vaner" i løbet af årene for at kompensere for den manglende bevægelighed i tungen. Talepædagogen anbefaler behandling for spiseproblemer, på grund af mundmotorisk dysfunktion, sammen med ergoterapeutisk behandling for at gøre noget ved andre sensoriske behov.*

Selvom Brittany havde et stramt tungebånd, som skulle løsnes, så hun og hendes familie ikke umiddelbart resultater, fordi der også var andre medvirkende faktorer til problemerne. Fortsat indblanding fra talepædagogen og andre sundhedsfaglige behandlere hjalp denne familie til at finde svar, som kunne hjælpe Brittany til at udvikle passende spise- og talefærdigheder. Dette scenarie danner baggrunden for det, vi skal diskutere i resten af dette kapitel, hvilket blandt andet inkluderer behandling af taleproblemer, når man skal have klippet et stramt tungebånd, hvilke kompenserende vaner, der kan være, og andre medvirkende årsager.

Træning hos Talepædagog: Før og Efter

Det er af mange årsager vigtigt at træne med en talepædagog før og efter klip af tungebåndet.[27] Træning før indgrebet kan hjælpe med at forberede barnet og dets familie på både indgrebet og den efterfølgende sårbehandling og øvelser (aftercare). Forældre og børn har en chance for at øve de stræk, øvelser eller aktiviteter, de er blevet anbefalet at lave, så de kan blive trygge ved processen, inden der kommer et sår i munden. Det sker ofte, at vævet vokser stramt sammen hos børn, der ikke laver den anbefalede aftercare, og derfor kan træning før indgrebet mindske risikoen for, at det vokser stramt sammen.

En talepædagog bør følge dit barn og kan give anbefalinger til, hvad der er passende træning efter indgrebet. Børn med mild grad af taleforstyrrelse har måske kun brug for få træningssessioner for at rette op på udtalefejl. Men et stramt tungebånd kan også føre til andre problemer, som kan løses gennem træning med en talepædagog. Børn med stramt tungebånd har, ud over udtaleproblemer, ofte også oralmotoriske problemer eller problemer med at spise. Ved at løsne tungebåndet kurerer man ikke på magisk vis børnenes symptomer, men det kan være et vigtigt skridt på vejen mod bedre udtale.

27 I USA har mange talepædagoger taget en ekstra uddannelse som OMFT-terapeut. Det er vigtigt at finde en talepædagog, som har specialiseret sig i at arbejde med de problemer, et stramt tungebånd kan give, da det ikke er en del af grunduddannelsen.

Konklusion

Et stramt tungebånd kan være en medvirkende årsag til, at børn har forsinket eller afvigende sprogudvikling. Afhængigt af, hvornår det stramme tungebånd bliver opdaget og behandlet, vil børnene have varierende grader af symptomer. Nogle børn vil have få eller nærmest ingen symptomer, der relaterer sig til sprogdannelsen, men så kompenserer de måske for restriktionen ved at danne sproglydene på ineffektive måder. Disse kompensationer og strukturelle ændringer, som det stramme tungebånd forårsager, som for eksempel en høj eller smal gane og at tungen hviler forkert, kan give problemer på sigt, blandt andet smerter i nakke og ryg, temporomandibulær dysfunktion (TMD) og hyppige bihulebetændelser. Bare fordi et barn ikke har problemer med udtale eller spisning, betyder det ikke, at tungebåndet ikke skal løsnes. Forældrene skal have et tæt samarbejde med den fagperson, som skal udføre indgrebet, talepædagogen og andre relevante fagpersoner for at kunne træffe den beslutning, der er bedst for deres barn. Når man kigger på, om der er frem- eller tilbagegang i symptomerne, efter tungebåndet er blevet løsnet, skal man huske på, at der også er andre faktorer, der kan spille ind på fortsatte problemer med spisning eller tale. En opfølgende samtale med talepædagogen eller andre fagpersoner kan hjælpe til at sikre, at alle områder, som kan være relevante at få gjort noget ved, bliver adresseret.

KAPITEL 18

Forskningen Bag

Når det kommer til forskning om stramt tungebånd, ser det ud til, at babyerne får al opmærksomheden. Der er ingen tvivl om, at amning er vigtigt, og at et stramt tungebånd på mange måder kan have en væsentlig indflydelse på amningen, men når babyer vokser op med et ubehandlet, stramt tungebånd, kan der opstå en lang række andre problemer. Vi har brug for forskning til at støtte op om de kliniske beslutninger, vi tager på vegne af disse større børn. Der er mangel på forskning, som viser sammenhængen mellem stramt tungebånd og spisning, men heldigvis findes der et par fagfællebedømte forskningsartikler, som beskæftiger sig med stramt tungebånd og udtale.

Messner og Lalakea (2002)

Messner og Lalakea udførte en kohorteundersøgelse på 30 børn med stramt tungebånd (i alderen 1 til 12 år) for at dokumentere, om man kunne se nogle forandringer, efter de fik klippet deres tungebånd.[65] Studiet inkluderede evaluering af udtale, men det var ikke standardiseret. Børnene blev bedt om at udføre tungeøvelser i en måned efter indgrebet. Det bør bemærkes, at 26 ud af de 30 børn i dette studie fik foretaget indgrebet i fuld narkose, og at ingen af børnene oplevede nogle komplikationer i forbindelse med indgrebet. Studiet blev udført med en undergruppe på 21 patienter, som gennemgik en almindelig talepædagogisk evaluering, før de fik klippet tungebåndet. Ud af disse konstaterede talepædagogen, at 15 af patienterne (71%) havde udtalefejl, som skyldtes en nedsat mobilitet i tungen. En mindre undergruppe på 15 børn blev evalueret af deres talepædagoger (12 forskellige fagpersoner) både før og efter indgrebet, og ud af disse 15 børn havde 11 af dem afvigende artikulation før klip af tungebåndet. Ni ud af disse 11 patienter oplevede en forbedring efter indgrebet — en succesrate på 82%. Hos de sidste to patienter var der forbedring i tungens mobilitet, men artikulationen var stadig en udfordring. Dog var den ene af de to patienter meget ung og derfor svær at lave en fuld vurdering af. Forældrene oplevede også, at der var en forbedring i udtalen ($p < 0.01$), og de var generelt meget tilfredse med behandlingsforløbet. Forfatterne til studiet kommer med flere pointer, som det er værd at dele:

» At stikke tungen ud af munden (protrusion) er ikke det bedste kriterie at vurdere ud fra, i forhold til om barnet har brug for at få klippet tungebåndet eller ej.
» Den interincisale afstand (løft af tungen mod ganen, mens munden er åben) er bedre til at undersøge restriktion af tungen, end om den kan komme ud af munden.
» Der ses mærkbare forbedringer i mobilitet og artikulation efter klip af tungebåndet, hvilket er et mindre indgreb med meget lille risiko.
» Sproglyde, som er påvirket, er T, D, Z, S, TH, N og L.
» Det er svært at forudse, hvilke børn med stramt tungebånd, som vil udvikle udtaleproblemer.

Disse resultater og anbefalinger bør tages alvorligt og bør implementeres i klinisk praksis. Når folk siger, at et stramt tungebånd ikke har nogen indflydelse på udtalen, så burde de i virkeligheden sige, at et stramt tungebånd ikke altid har en indflydelse på artikulationen. Vi har set patienter med tungebånd, der hæftede helt ude på spidsen af tungen, som havde perfekt artikulation. Men de kæmpede stadig med at tale hurtigt og højt, eller også blev de trætte, når de snakkede, fordi de bliver nødt til at anstrenge sig kraftigt for at kunne sige noget. At have et stramt tungebånd er som at forsøge at gå med en elastik bundet om benene. Det kan lade sig gøre, men det kræver en del energi.

Nogle børn har et tungebånd, som ser ud til at være stramt, men uden overhovedet at have nogle problemer med at snakke. Hvis der heller ikke er andre problemer omkring udtalen, spisning eller søvn, er det ikke nødvendigt at foretage et indgreb. Som vi har sagt hele vejen igennem denne bog: "Hvis det ikke er i stykker, skal det ikke repareres!"[28] Men for børn med udtaleproblemer, bør stramt tungebånd stå ØVERST på listen over mulige diagnoser, særligt ved de børn, der har problemer med de lyde, man normalt ser ved stramt tungebånd, og ved børn, der har haft problemer med at amme eller spise. Et lusket posteriort, eller submukøst, stramt tungebånd kan meget vel være synderen. I forskningsartiklen står der, at forskerne havde planlagt at have en kontrolgruppe, men at samtlige forældre havde et stærkt ønske om at deres børn skulle gennemgå indgrebet frem for at vente til senere. En mulig fejlslutning, som står nævnt i artiklen, handler om forsinkelse i sprogudviklingen. Artiklen slår fast, at et stramt tungebånd ikke giver forsinket udtale; men studiet var slet ikke designet til at kigge på forsinkelser i udtalen, så denne konklusion er ikke evidensbaseret. Ved børn, som har forsinket udtale og et stramt tungebånd — ofte posteriort stramt — har vi observeret, at så snart tungebåndet bliver klippet, begynder patienterne at pludre eller tale mere, enten samme dag eller inden for et par dage! Der er ikke nogle publikationer, som understøtter denne observation, men almindelig sund fornuft siger os, at børn, som har svært ved at danne lyde, har større risiko for at blive afskrækket fra at bruge sproget.

> ***Der ses mærkbare forbedringer i mobilitet og artikulation efter klip af tungebåndet, hvilket er et mindre indgreb med meget lille risiko.*** [65]

28 "If it ain't broke, don't fix it!"

Ito et al. (2015)

Denne forskningsartikel af Ito et al. (2015) er udarbejdet af en gruppe af japanske forskere. Den beskriver 5 børn i alderen 3 til 8 år, som er blevet udsat for en artikulationstest bestående af 50 billeder med japansk tekst, som er blevet vurderet af en talepædagog.[66] Resultaterne før og efter klip af tungebåndet blev sammenlignet efter 1 måned, 3 måneder, 1 år og 2 år. Forskerne lagde mærke til, at børnene brugte substitutter (sagde en anden lyd i stedet for den korrekte lyd), udeladelser (undlader at sige en lyd i et ord) og forvrængninger (læspen, mumlen osv.), når de talte. I 4 tilfælde fik børnene foretaget indgrebet i fuld narkose, mens 1 fik det klippet uden. De fleste af problemerne var ved lydene S, T, D og R. Fire patienter benyttede tilsammen 19 substitutter forud for indgrebet, hvilket var faldet til 10 en måned efter indgrebet, syv substitutter 3-4 måneder efter indgrebet og kun en enkelt substitut i en enkelt patient 1-2 år efter indgrebet. Fem udeladelser før indgrebet blev reduceret til tre efter 1 måned, to efter 3-4 måneder og én hos en enkelt patient 1-2 år efter indgrebet. Dette er særdeles mærkbare resultater. 13 forvrængninger blev observeret hos fem patienter før indgrebet, og det faldt til otte ved 3-4 måneder efter indgrebet, men steg igen til ét tilfælde ved opfølgningen 1-2 år efter indgrebet. En patient ud af de fem var årsagen til stigningen ved opfølgningen. Alle de andre patienter (80%) havde mindsket deres forvrængninger. Studiet var designet med en standardiseret artikulationstest, som gjorde det muligt at skelne mellem barnets udtale før og efter indgrebet, og forskerne noterede sig, at substitutter og udeladelser blev forbedret relativt hurtigt efter indgrebet. De ræsonnerede, at forvrængninger, som er mindre udtalefejl end substitutter og udeladelser, tager længere tid at rette op på, men denne konklusion var baseret på en patients forværring af forvrængning. Det tyder på, at klip af tungebåndet faktisk er en hjælp til forbedring af sprogdannelsen, men ligesom at alle børn er forskellige, vil det også være forskelligt, i hvor høj grad det vil hjælpe det enkelte barn.

Walls et al. (2014)

I dette studie kortlagde man hospitalsjournaler på 3-årige børn for at undersøge, om de børn, som var blevet født med et stramt tungebånd og havde fået det klippet ved frenotomi, havde bedre udtale end de børn, der aldrig havde fået klippet deres stramme tungebånd.[67] Med dette studie forsøgte man at finde et svar på spørgsmålet: "Giver det bedre muligheder for at udvikle udtalen, hvis man klipper babys stramme tungebånd?" Gruppen af dem, der havde fået foretaget indgrebet, bestod af 71 børn, som fik foretaget en frenotomi eller et klip på hospitalet kort efter fødslen. Denne gruppe blev sammenlignet med en gruppe på 15 børn, som havde stramt tungebånd, men som ikke havde fået foretaget en frenotomi, samt en gruppe på 18 børn, som aldrig havde haft stramt tungebånd. Resultaterne i dette studie viser, at de børn, som fik klippet deres stramme tungebånd ved fødslen, havde en bedret udtale tre år senere sammenlignet med dem, der ikke fik klippet deres stramme tungebånd. Børnene, som havde fået tungebåndet klippet, havde samme sprogudvikling som de børn, der aldrig havde haft stramt tungebånd. Ud over det, så havde børnene i gruppen af dem, der ikke havde fået løsnet deres stramme tungebånd, sværere ved at rense tænderne ved hjælp af tungen, sværere ved at slikke sig på ydersiden af læberne samt sværere ved at spise is.

Dollberg et al. (2011)

Dette studie forsøger at komme med et svar på det samme spørgsmål, som det forudgående studie, ved at sammenligne børn, som fik behandlet deres stramme tungebånd tidligt i spædbarnsalderen (8 børn), med børn, som ikke havde fået behandling for deres stramme tungebånd (7 børn), samt en kontrolgruppe, hvor der ikke var en forhistorie om stramt tungebånd (8 børn).[68] Forskerne fandt, at de børn, der fik behandlet deres stramme tungebånd med frenotomi eller klip som spædbørn, lavede færre udtalefejl end børn, som ikke havde fået klippet deres stramme tungebånd. Men de fandt også, at gruppen af børn, som havde fået klippet deres tungebånd, stadig lavede flere fejl end den gruppe af børn, som aldrig havde haft stramt tungebånd. Børnene med stramt tungebånd havde sværere ved at bevæge deres tunge sammenlignet med kontrolgruppen eller den gruppe, som havde fået tungebåndet klippet som spæd. Hvorfor oplevede gruppen af børn, som havde fået klippet tungebåndet, fortsat problemer med udtalen? Forfatternes hypotese er, at dybden af frenotomien, eller "klippet", muligvis har været utilstrækkeligt udført, og, som resultat deraf, at børnene stadig havde noget resterende restriktion af tungens bevægelse, som havde indvirkning på deres sprog. Det er muligt, at de forskellige teknikker, som er brugt til at løsne tungebåndene, kan have givet unøjagtigheder i datamaterialet i dette studie. Det er ikke unormalt for babyer og større børn, som tidligere har fået klippet tungebåndet, fortsat at opleve problemer, fordi de ikke har fået foretaget et klip, der var dybt nok (fuldstændigt). Når det sker, er det ofte nødvendigt at få det klippet igen. Dette studie er baseret på en lille gruppe af forsøgspersoner, og Walls-studiet fra 2014 vil måske blive anset for at være bedre end det her; men det er alligevel en god idé at inkludere det her for helhedens skyld, fordi de to studier baner vejen for fremtidig forskning på dette område. Fordi disse er retrospektive studier, og fordi nogle børn ikke modtager behandlingen af forskellige grunde, som ikke har at gøre med videnskabelig research, er der ingen etiske dilemmaer forbundet med at indsamle den slags data.

Baxter og Hughes (2018)

Den udgivede case-serie, som kan ses med billeder i Kapitel 15, viser forbedring i både spisning og udtale hos alle 5 børn, som fik løsnet tungebåndet.[61] Mange flere cases, hvor der er forbedring af udtalen, er tilgængelige. Forfatterne foreslår, at der sker et paradigmeskifte i måden, vi tænker på, i forhold til at se et stramt tungebånd som et "spektrum eller kontinuum frem for en enkelt sygdomstilstand." Alle typer af restriktioner bør kunne udelukkes, hvis underliggende symptomer eller den kliniske sygehistorie peger på, at der kan være tale om restriktion af tungen. Tungebåndets umiddelbare udseende kan være misledende, da nogle fibre kan være gemt under overfladen og kræve yderligere undersøgelse. Denne case-serie er den første, der viser en sammenhæng mellem stramt tungebånd og forsinket sprogudvikling hos børn. To yngre børn (34 måneder og 17 måneder gamle) havde markant forsinkelse af deres sprog samt andre sprogproblemer og spiseproblemer. Den ældste af patienterne begyndte at bruge nye ord og kombinationer af ord umiddelbart efter at have fået løsnet tungebåndet, hvilket han ikke tidligere havde gjort. Den yngste patient fordoblede sit ordforråd samme dag, som hun fik foretaget indgrebet. Straks, da hendes tunge blev løsnet, sagde hun fire nye ord: "*bubba*", "*pawpaw*", "*juice*" og "*hot*". Desuden stoppede hun også med at få væske galt i halsen og kaste op og kunne dermed undgå yderligere medicinske undersøgelser for at finde frem til årsagen til, hvorfor hun havde problemer med at synke. Forskningsartiklen understreger også vigtigheden af, at det er en helhedsorienteret behandling, hvor selve indgrebet, hvor tungebåndet bliver klippet, supplerer træningen hos talepædagogen og ikke bruges som erstatning herfor.

***Stramt tungebånd bør ankendes som et "spektrum af restriktion."*[61]**

Studierne, som er opsummeret ovenfor, demonstrerer, at et klip af babys tungebånd kan hjælpe barnet med at opnå en normal sprogudvikling senere i livet — og egentlig er dette koncept simpel fysik. Hvis en person får sin mund syet sammen, vil han højst sandsynligt have vanskeligt ved at spise og tale. Tilsvarende, hvis en kirurg går ind og syr en persons tunge fast til mundgulvet, vil han have problemer med at tale (prøv at tale med tungen holdt nede, det giver en god fornemmelse af, hvordan det er at have et stramt tungebånd!). Hvordan kan det være kontroversielt, at man ved at løsne en tunge, som har været holdt nede af et stramt tungebånd, kan forbedre udtalen og spisefærdighederne? Desværre findes der et systematisk review af dette emne (Webb, 2013), som hævder, at der "ikke findes stærk evidens for, at ankyloglossi forårsager udtaleproblemer."[69] Fordi der ikke findes fagfællebedømte forskningsartikler på det her emne, kommer forfatteren desværre til den konklusion, at man ikke skal tillægge argumentet om, at det er "sund fornuft", at det stramme væv kan have indvirkning på sproget, nogen værdi. Webb hævder, at det er muligt at artikulere bestemte sproglyde, som for eksempel L eller TH, selvom tungespidsen er nede frem for i den normale position oppe mod ganen eller tænderne, men den anormale tungeposition får barnet til at sige lyden forkert, og det ansporer barnet til at kompensere uden at være klar over, hvordan det påvirker udtalen. Artikulation er blot en af måderne, man kan vurdere sprogdannelsen, og selvom et barn kan sige L-lyden, betyder det ikke, at barnet vil sige lyden korrekt under almindelig, sammensat tale. Den kendsgerning mærkede jeg på egen krop, da jeg engang forsøgte at bestille en sandwich med kalorielet ("*light*") dressing, men jeg i stedet fik en med hvid ("*white*") dressing — fordi jeg brugte det bagerste af min mund til at forme L-lyden, som altså lød som en W-lyd for den, der skulle betjene mig. Jeg er stadig nødt til at koncentrere mig om hver eneste L-lyd, jeg laver, for at kunne udtale den korrekt, og Apples "Siri" misforstår stadigvæk nogle af mine L-lyde.

Klip af tungebåndet er et supplement til træning af udtalen, ikke en erstatning for den.

Forskningen mangler, men det beviser på ingen måde, at udtalen ikke kan blive påvirket, eller at den ikke bliver forbedret som følge af et klip af det stramme tungebånd, hverken i spædbørnsalderen eller senere i barndommen. Det er kun et spørgsmål om tid, før talepædagoger, børnelæger og andre sundhedsprofessionelle ser, hvilken forskel det kan gøre for et barns sprogproduktion, når man løsner tungebåndet. Børn kan hurtigt forbedre deres udtale, når deres tunger får fri bevægelighed. Indgrebet er ikke en magisk løsning, og forbedringerne ses ikke altid lige med det samme (men det gør de nogle gange), men et klip af tungebåndet kan hjælpe til, at sproget udvikles korrekt. Det er en medicinsk nødvendig procedure, som har potentiale til drastisk at nedbringe antallet af timer, der skal trænes med en talepædagog, samt forbedre resultatet af træningen, og også livskvaliteten, for mange børn.

Afsnit 4: Andre Problemer

De nombreux aspects de la vie sont affectés par uDer er mange andre aspekter af livet, som bliver påvirket af et stramt tungebånd, ud over amning, spisning og udtale. Mange af de kropsfunktioner, der kan blive påvirket, er langt vigtigere end dem, der ofte bliver nævnt, som typisk er: svært ved at slikke på en is, spille på blæseinstrumenter eller tungekysse[70–72], selvom det selvfølgelig også er vigtige ting at kunne! Mange problemer, der umiddelbart virker urelaterede, som for eksempel forstørrede mandler og polypper, gentagne infektioner i ørerne, problematisk vejrtrækning under søvn, tandproblemer, nakkesmerter og hovedpine, kan alle stamme fra et stramt tungebånd. Det er først for nylig, man er blevet opmærksom på sammenhængen mellem et stramt tungebånd og problemer med nakke og hoved, så forskningen på disse områder er først ved at blive udført nu. En forståelse for disse sammenhænge kan hjælpe forældre og behandlere til at genkende tegn, man skal holde øje med, i takt med at børnene udvikler sig. En tidlig indsats for at bedre problemerne kan forhindre nogle af de omfattende, korrigerende indgreb, som disse børn nogle gange bliver nødt til at få lavet hos tandlægen senere hen. Desuden kan man også forhindre udviklingen af først ammeproblemer, senere problemer med at spise og tale og også nakkesmerter, hovedpine, dårlig søvn og skæve tænder, som kræver bøjlebehandling, inden det påvirker barnets (eller den voksnes) livskvalitet.

KAPITEL 19

Mandler, Polypper og Dræn, Årh Manner!

Mange børn, som har stramt tungebånd, trækker vejret gennem munden. Mundånding kan i sig selv give en række symptomer, og er bredt anerkendt som noget, der kan føre til sygdom (patologisk). Det gør, at man ofte har åben mund, hvilket påvirker både holdningen og udviklingen af kraniet, og kan give en aflang ansigtsform[73,74]. Når tungen ikke hviler øverst i munden, mod ganen, som den skal, påvirker det synkeprocessen og gør, at ganen ikke bliver formet naturligt bred. I stedet vokser ganen til en V-form frem for den normale U-form; og oftest skyldes dette et stramt tungebånd.[75] Når tungen ligger lavt i munden, stimulerer det også til mundånding fremfor vejrtrækning gennem næsen.

Så snart et lille barn får klippet sit stramme tungebånd, vil tungen automatisk søge op og finde sin hvileposition i ganen, og vanen med at trække vejret gennem munden går i nogle tilfælde i sig selv, uden at man behøver at få hjælp til at træne en ny vane. Barnet trækker vejret gennem næsen, sover bedre og vågner mere udhvilet. Ældre børn og voksne har brug for træning med en OMFT-terapeut for at lære at få tungen til at hvile i ganen efter i årevis at have levet med dårlige vaner og kompenserende adfærd. Hvis ganen ikke bliver formet bred, er der større risiko for, at barnet har behov for at få bøjle på tænderne og endda at få trukket nogle af tænderne ud (typisk visdomstænderne), fordi der er pladsmangel i den underudviklede overkæbe. Når amningen driller, og man i stedet giver flaske, forværrer det problemerne, fordi ganen ikke bliver udvidet og gjort flad, som den naturligt bliver af amning.[76] Mange babyer bliver født med en høj gane, fordi de har øvet sig på at synke, siden de lå inde i mors mave (det starter de på allerede ved 20 uger), og med et stramt tungebånd, som har givet restriktion og har holdt tungen nede i bunden af munden. Vores moderne livsstil med blød mad har også meget at sige i forhold til at udvikle høj, smal gane, men det er ikke det, denne bog skal handle om (se i stedet bogen *The Dental Diet* af tandlæge Dr. Steven Lin for mere om det emne).[77]

Et stramt tungebånd forhindrer den midterste og bagerste del af tungen i at kunne bevæge sig normalt, og resultatet bliver, at man får en gane, som ikke er normal. Når muskler og knogler kæmper mod hinanden, vil det altid være musklerne, der vinder. Tungen er en kraftfuld muskel, som hjælper med at forme ganen og hjælpe knoglerne i munden til at vokse rigtigt.[78] Når tænderne først bryder frem, er det tungens opgave at hjælpe dem til at stille sig rigtigt på række. Tænderne hviler i en neutral position mellem læberne og tungen. Selv i hvile giver tungen et tilstrækkeligt stort pres til, at tænderne i over- og undermunden kommer til at stå skævt i forhold til hinanden (malokklusion). Det er tandregulerende kræfter, som blidt, men sikkert, flytter tænderne og de knogler, de sidder på. Vaner, som måske kan virke harmløse, men som for et barn kan føre til uønskede ændringer i biddet, uhensigtsmæssige, orale funktioner og ændringer i ansigtets form. Overkæben vil vokse sig smal og ikke så langt fremad, som den ville gøre normalt, som det skete for mig. Jeg var nødt til at få foretaget en ganeudvidelse, da jeg var lille, og siden tre omgange med bøjle på tænderne, inden det kulminerede i en kæbeoperation, hvor de brækkede min over- og underkæbe, inden de kirurgisk satte dem på plads igen i en anden position. Er et stramt tungebånd grunden til alle former for skævheder i kæberne og kæbeoperationer? Sikkert ikke. Men det kan uden tvivl være en medvirkende årsag til, at tungen hviler forkert i munden, mundånding og unaturlig kæbevækst. Desuden kan et dysfunktionelt synkemønster, orale vaner og andre orale kompensationer føre til nedsat bevægelighed i kæbeled og kæbemuskler, så der kommer kliklyde (temporomandibulær dysfunktion) og andre kraniofaciale smerter, som kan starte i ungdommen og fortsætte ind i voksenlivet.

Mundånding kan skyldes mange faktorer, men et stramt tungebånd bør overvejes som en mulig, og ofte overset, grund. Næsen er designet til at trække vejret med, og munden er designet til at spise med. Vejrtrækning gennem munden kan føre til en lang række problemer, som for eksempel iltmangel, hyposmia eller anosmia (hhv. nedsat og manglende lugtesans) og amme- og spiseproblemer for spædbørn og ældre børn. Mundånding kan også resultere i stress i kroppen, som giver en atypisk muskelfunktion, der kan resultere i nedsat knoglevækst.[79] Ilt er, uden tvivl, det vigtigste næringsstof, vores kroppe har brug for, og kronisk iltmangel kan medføre inflammation overalt i kroppen.[80] Allergier og astma bliver også forværret, hvis man konsekvent trækker vejret gennem munden.[81] Der er desuden set en sammenhæng mellem udviklingen af børneeksem og atopisk eksem hos personer, der trækker vejret gennem munden dag og nat.[82]

En helt ny gruppe indenfor tandlægevidenskaben er begyndt at fokusere på behandling af både luftvejene og "hele personen", frem for kun at kigge på tænderne. Specialtandlægerne ser på skæve tænder som andet og mere end bare noget kosmetisk, som skal behandles ved traditionel tandlægebehandling. Disse læger vil gerne hjælpe deres patienter til et flottere smil, samtidig med at de udvider luftvejene og giver dem muligheden for at opleve fordelene ved at have optimal muskelstyrke, vejrtrækning og vækst. Det opnår de ved at hjælpe patienterne med at få gode vaner, som for eksempel at trække vejret gennem næsen og at træne en korrekt hvileposition for tungen og læberne.[83]

Forkert vejrtrækning kan påvirke helbredet generelt, men hvad har det at gøre med mandler, polypper og dræn? Ganen udgør gulvet i næsehulen. Hvis næsehulen bliver gjort mindre af en høj gane, på grund af et stramt tungebånd, vil næseskillevæggen ofte blive skæv, luftvejene i næsen vil blive mindre end normalt, og luftgennemstrømningen i næsen vil blive mindsket. Det kan blive så svært at få tilstrækkeligt med luft gennem næsen, at baby vil begynde at trække vejret gennem munden i stedet. Denne vane med mundånding kan fortsætte gennem barndommen og som voksen. En karikatur på en, der trækker vejret gennem munden, ses i filmen *Napoleon Dynamite*, hvor hovedpersonen har et aflangt ansigt, utilstrækkeligt læbeluk (det er ikke naturligt for ham at have lukket mund) og hans mund er på vid gab, når han trækker vejret. Hvis en persons luftindtag gennem næsen er hindret eller turbulent, kan det give mikrotraumer på polypper og mandler, hvilket giver øget inflammation i vævet.[84] Disse traumer kan gøre dem forstørrede, hvilket starter en ond cirkel af forsnævring af luftvejene i næsen, som gør inflammationen i polypperne og mandlerne værre, indtil de til sidst blokerer luftvejene i så høj grad, at man er nødt til at fjerne dem kirurgisk. I følge lokale otolaryngologer (ØNH-læger), er der i dag flere børn, der får fjernet mandler på grund af søvnproblemer og mundånding end på grund af infektioner. Faktisk har mange børn, som går rundt med et udiagnosticeret stramt tungebånd, en historie med at få fjernet mandler og polypper. Der er ingen udgivne studier, som viser hyppigheden af børn med stramt tungebånd, som på et tidspunkt har fået fjernet mandler eller polypper, men baseret på anekdotisk evidens sker det ret ofte.

Når polypperne er forstørrede, kan de blokere åbningen til det eustakiske rør. Børn med stramt tungebånd oplever også et dysfunktionelt synk og begrænset tungemobilitet. Dette kan skyldes det klassiske, anteriort stramme tungebånd eller det posteriore, eller skjulte, stramme tungebånd. Når man ikke kan synke korrekt, og tungen er forhindret i at blive løftet op mod ganen, kan det eustakiske rør ikke åbnes og udligne trykket i mellemøret på normal vis. Den primære muskel, som har til opgave at åbne for røret, *tensor veli palatini*, har svært ved at udføre sin opgave, når der ikke synkes korrekt.[85] Når man har brug for at udligne trykket i ørerne — for eksempel ombord i trykkabinen på et fly eller i elevatoren på en høj bygning — kan man åbne for det eustakiske rør ved at tygge tyggegummi, gabe eller synke. Børn med stramt tungebånd har svært ved dette og lider ofte af kronisk tilbagevendende infektioner i ørerne, hvilket kan give et højt forbrug af antibiotika. Antimikrobielle midler kan have negativ effekt på tarmens mikrobiom (tarmfloraen) og tarmsundheden, og det kan øge antibiotikaresistensen for den enkelte person eller i en hel befolkning. Når barnet spiser af flaske, kan det også give udfordringer for det eustakiske rør. Tungen bevæger sig i en unaturlig stilling, når et fremmed element, som en flaskesut er, bliver indført i munden.[85] Når tungen bliver løftet og skubbet tilbage af flaskesutten, kan det lukke af for det eustakiske rør.[85] At sutte på tommelfinger eller sut kan fordre den samme tungepositur, og hvis tungen er bundet til mundgulvet af et stramt tungebånd, kan den falde bagud mod svælget under søvn. Når tungen blokerer den bagerste pharynx (svælget), kan det give blokering af luftvejene i varierende grad og føre til søvnforstyrrende vejrtrækning (se Kapitel 21). *American Academy of Family Physicians*[29] og *American Academy of Pediatrics*[30] anbefaler begge, at man udfaser brugen af sut omkring 6 til 10 måneders-alderen på grund af den øgede risiko for øreinfektioner.[86]

Når man ikke kan synke korrekt, og tungen er forhindret i at blive løftet op mod ganen, kan det eustakiske rør ikke åbnes og udligne trykket i mellemøret på normal vis.

Nogle børn, som kommer for at få vurderet tungebåndet, kan have haft op mod 40 tilfælde af øreinfenfektioner og have fået lagt dræn 3 gange! Ikke alle børn med stramt tungebånd får infektioner i ørerne, forstørrede mandler og store polypper, men mange gør. Fjernelse af mandler og polypper (tonsillektomi og adenoidektomi) og anlæggelse af dræn (myringotomi) trækker fysiske, emotionelle og økonomiske veksler på familien. Helingsperioden efter tonsillektomi kan være meget ubehagelig for patienter i alle aldre. Alle disse aspekter må tages i betragtning i kontekst til de ukendte

29 Sammenslutningen af amerikanske familielæger

30 Sammenslutningen af amerikanske børnelæger

risici, der kan være ved at lægge barnet i fuld narkose i forhold til hjernens udvikling. Det virker derfor klogt at evaluere spædbørn for stramt tungebånd allerede ved fødslen. Det er en mulighed, at mange af de udviklingsmæssige og sundhedsmæssige abnormaliteter, som fører til høje udgifter i sundhedsvæsenet, kan forebygges ved et godt udført klip af et stramt tungebånd.

KAPITEL 20

Søvn og Problemer med Luftvejene

I følge *Centers for Disease Control and Prevention*[31] står amerikanerne overfor en sand epidemi af søvnproblemer. 35% af voksne amerikanere angiver, at de sover syv timer eller mindre om natten.[87] Mange har søvnapnø, hypopnø eller UARS[32], og endnu flere snorker. Disse varierende lidelser har ofte en hel del at gøre med anatomi og funktion af de øvre luftveje. Snorken, som tidligere blev anset for blot at være en irriterende vane hos voksne og børn, og endda sødt, når helt små børn gjorde det, anses nu for at være et stort faresignal, som indikerer, at der sandsynligvis er problemer med søvnen hos den, der snorker. Bruxisme, hvor man enten skærer tænder eller presser tænderne hårdt sammen under søvn, kan også hænge sammen med søvnapnø, og at man trækker vejret forkert, når man sover. Engang mente man, at det at skære tænder hang sammen med stress (og det kan det bestemt også gøre), men en af de mulige årsager til, at børn og voksne skærer tænder om natten, kan meget vel være blokeringer i luftvejene. Når en person falder i søvn og slapper af, og luftvejene af den ene eller den anden grund er for smalle, vil musklerne i halsen og munden

31 Den amerikanske pendant til Sundhedsstyrelsen herhjemme

32 En forkortelse af betegnelsen *Upper Airways Resistance Syndrome*, som, oversat til dansk, betyder blokering i de øvre luftveje-syndromet.

gøre det muligt for tungen at falde bagud og blokere luftvejene. Typiske grunde til, at der er ringe plads i den bagerste del af svælget, er overvægt og smalle luftveje (for eksempel forårsaget af et stramt tungebånd eller en moderne, blød diæt). Når vejrtrækningen er hindret, vil kroppen forsøge at åbne op for luftvejene ved at skyde den nederste kæbe fremad og skære tænder eller presse dem hårdt sammen.[88,89] Disse mekanismer bliver sat i gang, når kroppen registrerer et fald i iltmætningen.

Forskere er nu klar over, at hjernen er på hårdt arbejde, når vi sover, hvor den bearbejder minder og genopbygger sig selv. Hvis en person ofte vågner i løbet af natten, fordi kroppens forsvarsmekanismer vækker vedkommende i et forsøg på at få gang i vejrtrækningen igen, så vil den person lide under dårlig søvnkvalitet. Når hjernestammen skal vælge mellem, om personen skal sove eller overleve, vil den vide, hvad der er nødt til at ske, og derfor vække sin ejermand. Problemet er, at hvis personen kun vågner delvist, vil han ikke kunne huske, at han har været vågen. Nogle gange sker disse episoder, kaldet "mikroopvågninger", mange gange i timen, og det forhindrer personen i at komme ned i de dybe søvnstadier. Før du får foretaget en søvnundersøgelse, er du måske ikke engang klar over, at du oplever dette søvnmønster.

Hvis tungen holdes nede i bunden af munden af et stramt tungebånd, vil tungen ofte falde bagud i svælget under søvn og blokere luftvejene.

Hos børn kan den søvnforstyrrende vejrtrækning føre til udtalt søvnighed om dagen og også symptomer, som ligner dem, man ser ved *attention deficit disorder* (ADD) og *attention deficit hyperactivity disorder* (ADHD). Ifølge en artikel mener man, at 81% af børn, som snorker og har ADD, kan fjerne symptomerne ved at få rettet op på deres søvnproblemer.[90] Et nyere studie viser, at børn mellem 4 og 5 år, som har ADHD, oftere har problemer med søvnen på grund af forstørrede polypper end børn uden ADHD. Ved ældre børn, i alderen 6 til 11, skyldes ADHD og søvnforstyrrelser typisk forstørrede mandler, fordi polypperne ofte skrumper ind omkring denne alder.[91] Forskerne noterede sig også, at jo mere udtalt hypertrofi (forstørrelse af mandlerne), jo værre var søvnproblemerne, og jo flere ADHD-symptomer.[91] Den gentagne hypoxi[33] og lave iltmætning i blodet, som følger af søvnapnø, har indvirkning på hjernens funktion, og de gentagne opvågninger gør, at man ikke kommer ned i den restorative, dybe søvn. Forskerne så, at børnene med ADHD kom sent i seng, havde sværere ved at falde i søvn, havde svært ved at blive i søvnen og havde flere emotionelle og kognitive forstyrrelser som følge af dårlig søvnkvalitet.[91] Nyere studier har desuden vist, at børn, som lider af søvnapnø, har mindre grå substans i hjernen på grund af forsinket udvikling af nervesystemet eller ødelagte neuroner.[92,93] Børn bør som minimum blive screenet for søvnproblemer (der findes en række simple spørgeskemaer, man kan bruge til dette) og, ideelt set, gennemgå en søvnundersøgelse, før de bliver sat på medicin for ADD. Søvnkvaliteten er meget vigtigere, end vi tidligere har været klar over.

Når vejrtrækningen er hindret, vil kroppen forsøge at åbne op for luftvejene ved at skyde den nederste kæbe fremad og skære tænder eller presse dem hårdt sammen.

Hvad har et stramt tungebånd med søvn at gøre? Som vi tidligere har været inde på, kan et stramt tungebånd og lav tungeposition føre til, at man trækker vejret gennem munden. Mundånding forhindrer hjernen i at komme ned i den dybe søvn; derfor er folk, som mundånder, trætte, når de vågner. Børn og voksne sover måske det rigtige antal timer, altså den rigtige kvantitet, men mange får ikke nok kvalitetssøvn. Snorken, som kommer af UARS, kan være et advarselstegn på søvnapnø eller søvnforstyrrende vejrtrækning. Klip af tungebåndet i spædbarnsalderen kombineret med amning kan forebygge dette fænomen, fordi det hjælper barnet til at udvikle en bred, flad gane og veludviklede bihuler og luftveje i næsen. Mundhulen hos babyer med stramt tungebånd vokser og

33 Hypoxi (eller hypoxia) er en tilstand af iltmangel i vævet.

udvikler sig ikke optimalt.[3] Kæberne er smalle, og tungen bliver skubbet bagud mod svælget i halsen. Tungen bør hvile i ganen og hjælpe med at udvide den. Hvis ganen er smal, og den nederste kæbe er låst eller tilbagetrukket, vil kæben også optage plads i luftvejene. Hvis den bliver holdt tilbage, er der kun én anden vej, tungen kan flytte sig, og det er bagud, hvilket lukker af for luftvejene. Smal gane og en forlængelse af den bløde del af ganen er for nyligt i et studie blevet kædet sammen med at have stramt tungebånd.[64] Efter et fuldstændigt klip af tungebånd ses det konsekvent, at børn sover dybere, snorkere mindre, har roligere søvn med færre bevægelser, og at de føler sig mere udhvilede om morgenen. Ofte kan de bedre koncentrere sig og er også mindre hyperaktive. Det er fascinerende, at en lille streng kan have en så dramatisk indflydelse på menneskets fysiologi og livskvalitet.

Børn og voksne sover måske det rigtige antal timer, altså den rigtige kvantitet, men mange får ikke nok kvalitetssøvn.

En smal gane fører til mindsket luftvolumen i næsehulen, og når pladsen bliver mindre, øges luftmodstanden firedobbelt. Med andre ord: hvis luftvejene mindskes til halvt størrelse, bliver det 16 gange sværere for luften at strømme igennem dem, når man trækker vejret. Den gode nyhed er, at et indgreb så simpelt som en ganeudvidelse med bøjle kan øge volumen i næsehulen, og at det ser ud til, at denne ændring forbliver permanent. Det mindsker luftmodstanden og gør det nemmere for barnet at trække vejret gennem næsen.[94] Fjernelse af mandler og polypper i kombination med en ganeudvidelse ser ud til at lindre søvnapnø og søvnforstyrrende vejrtrækning. Fordelene ved de tre indgreb bygger oven på hinanden. Det ser ikke ud til, at det gør en forskel, i hvilken rækkefølge de bliver udført, så meget som at man laver en kombination af ganeudvidelse og reduktion af lymfevævet.[95]

Sommetider kan en kombination af et klip af tungebåndet i kombination med ganeudvidelse (med ganebøjle) eller growth appliance ligeledes hjælpe barnet, men der mangler forskning i, om det kan reducere søvnapnø eller søvnforstyrrende vejrtrækning. Anekdotisk og eksperimentel evidens peger dog på, at denne metode også virker. Et klip af tungebåndet og en udvidelse af ganen giver tungen frihed til at komme væk fra luftvejene og hvile oppe i ganen, og det øger pladsen i næsehulen (og mindsker dermed luftmodstanden), så barnet kan trække vejret gennem næsen. Næseånding kan reducere mikrotraumer mod mandler og polypper, som kommer af at trække vejret gennem munden, og kan få mandler og polypper til at skrumpe, så man i nogle tilfælde helt kan undgå en operation af disse.

Sengevædning[34] ses ofte hos børn, og er svært at gøre noget ved. Ofte kommer sengevædning på grund af mangel på dyb søvn. Børn (og voksne) med søvnforstyrrende vejrtrækning har hyppige opvågninger eller mikro-opvågninger, hvilket kan give barnet tissetrang. Søvnforstyrrende vejrtrækning er blevet kædet sammen med tis i sengen om natten, og et nyere systematisk review, hvor man kiggede på effekten af at fjerne mandler og polypper, viste, at sengevædning blev forbedret hos mere end 60% af patienterne, og hos 50% forsvandt symptomerne helt.[96] Hos mange patienter, der lider af sengevædning, kan en simpel operation af tungebåndet (som har færre eftervirkninger end tonsillektomi) give barnet en dybere søvn og stoppe sengevædning — nogle gange endda samme nat. At få fjernet mandler og polypper, få indsat en ganeudvider og at få klippet tungebåndet kan alt sammen forbedre både søvnkvantitet og -kvalitet.

34 Sengevædning er, når barnet tisser i sengen efter det er fyldt fem år, jf. sundhed.dk.

KAPITEL 21

Tandproblemer

Stramt tunge- og læbebånd kan give tandproblemer hos tumlinge, børn i alle aldre og endda hos voksne. Problemerne kan blandt andet være tilbagetrukket tandkød, områder i munden, som er svære at gøre rene, skæve tænder og forkert tandstilling (malokklusion). Som vi tidligere har været inde på, kan problemer, der umiddelbart kan virke ubetydelige, som for eksempel det at skære tænder (bruxisme), være et tegn på dybere problemer, som for eksempel søvnforstyrrelser eller kompromitterede luftveje. Talsmanden for den amerikanske nations helbred[35] er kendt for sin udtalelse om, at munden er en "spejling af det generelle helbred og velvære", og for sin understregning af den vigtige rolle, tandsundheden spiller for resten af kroppen.[97] I takt med, at forskning og klinisk erfaring øges, bliver dette udsagn mere og mere bekræftet. Denne bog diskuterer et eksempel på dette princip, eftersom der er mange, tilsyneladende urelaterede, ting, som bliver påvirket af den "lille streng under tungen".

35 *The Surgeon General of the United States* er den ledende embedsmand i *U.S. Public Health Service Commissioned Corps (PHSCC)*, og dermed talsmand for offentlige helbredsanliggender i USA.

Stramme Læbebånd og Diastema (Mellemrum Mellem Tænderne)

Det første, og mest tydelige, tandproblem, som kan være relateret til restriktivt, oralt væv - i dette tilfælde et stramt læbebånd - er diastema, som er et mellemrum mellem tænderne. Et stramt læbebånd kan give mellemrum mellem de to øverste tænder, og et stramt tungebånd kan gøre, at der kommer mellemrum mellem de to nederste fortænder. Tendensen med mellemrum mellem fortænderne er ofte arvelig, nedarvet som dominant gen fra generation til generation, fordi den samme proces, der giver stramt læbebånd, ofte også giver diastema.

Et tykt, restriktivt læbebånd kan også være skyld i, at madrester eller mælk bliver fanget i lommen mellem læben og tænderne, og kan give huller i tænderne (karies) hos patienter i alle aldre.[53] Til at starte med vil hullerne vise sig som en hvid streg på tanden, tæt ved gummen. Senere vil det blive til et hvidligt område, før emaljen til sidst er så blød, på grund af kalkmangel, at overfladen bliver brudt og efterlader et hul. Dette er noget, der ofte ses ved tandlægepatienter, hvor deres forældre ikke er klar over, at deres barn har et stramt læbebånd. Det stramme læbebånd kan give smerter, når fortænderne bliver børstet (oftest ved mindre børn), og tandbørsten rammer læbebåndet. Når forælderen løfter læben for at hjælpe med tandbørstningen, kan stramheden, der hvor læbebåndet hæfter, også gøre ondt på barnet. I begge tilfælde er det sværere for forældrene at børste deres barns tænder, hvilket, ligesom når maden sidder fast ved fortænderne, kan øge risikoen for, at barnet udvikler karies.

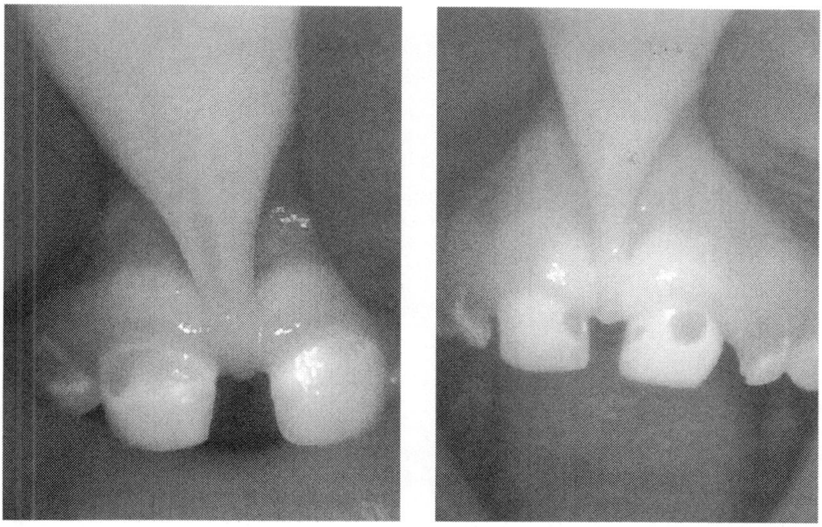

Et stramt læbebånd kan gøre det svært at børste tænderne ordentligt, og kan gøre, at der sidder madrester eller væsker tæt ved tænderne, hvilket øger risikoen for, at barnet får huller.

I nogle tilfælde vil det sundhedsfaglige personale fortælle forældrene, at de ikke skal bekymre sig om det øverste læbebånd (ved maxilla), fordi børn ofte falder og får revet det over, og på den måde faktisk selv får lavet, hvad der svarer til et klip af læbebåndet (frenektomi). Selvom dette råd umiddelbart lyder som en hjælp, så vil dette, hvis det skulle ske, give stor blødning og være meget ubehageligt for både barnet og forældrene, og så fjerner det faktisk ikke vævet, hvilket betyder, at det vil blive et ufuldstændigt "klip". Desværre gives dette råd også i forbindelse med stramt tungebånd, hvor der fortælles en myte om, at barnet også selv kan falde og rive det stramme bånd under tungen over (eller man mener, det kan strækkes længere). Det er stort set umuligt at rive tungebåndet over ved et fald, fordi det er gemt bag ved tænderne, og at rådgive forældre til at behandle en sygdomstilstand med et fremtidigt påført traume er, i bedste fald, uhjælpsomt.

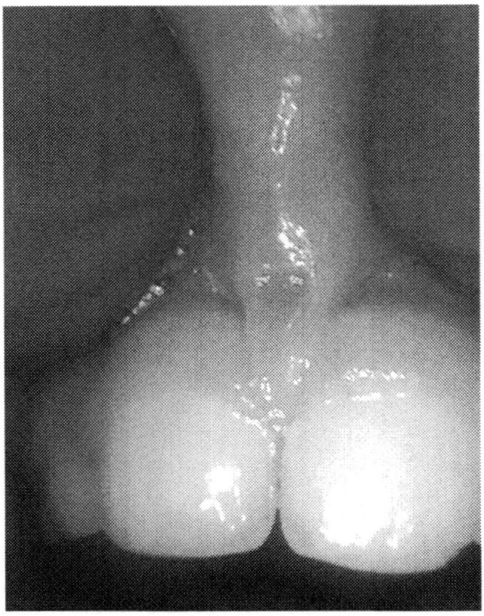

Læbebåndet her er efter et fald ikke løsnet fuldstændigt. Det har blødt meget. Bemærk, at vævet stadig hæfter på gummen, og at det derfor vil hele stramt sammen igen efter et par uger.

Hvis et barn har huller i tænderne som 2-årig eller 3-årig, kan det være svært at gøre noget for at behandle det. Og alt afhængigt af, hvor mange og hvor store huller der er, vil barnet højst sandsynligt være nødt til at blive givet sløvende medikamenter eller blive lagt i narkose, førend det er muligt for tandlægen at genopbygge tænderne. Derfor er det bedst at klippe læbebåndet, hvis det giver problemer med at børste tænder, eller hvis forældrene er nødt til at slås med barnet hver aften, når fortænderne skal børstes. Det er nærmest umuligt at løsne et læbebånd fuldstændigt ved brug af en saks på grund af tykkelsen på saksens blade samt tykkelsen på tandkødet (gingiva). Et simpelt snip vil mindske noget af spændingen, men vil efterlade et stykke væv på læben, som stadig hæfter på gummen, og som typisk gør, at såret ikke kan lukkes rigtigt. Til sammenligning kan en kirurg, som bruger laser, fjerne hele restriktionen på et par sekunder med kun lidt eller ingen blødning og med minimalt ubehag for patienten. I virkeligheden er der ikke nogen konkurrence, når det kommer til, hvilken af de tilgængelige redskaber, der er bedst til at løsne læbebåndet; den nyeste laserteknologi har ingen konkurrenter.

Mange børn har mellemrum mellem deres fortænder. Betyder det så, at alle læbebånd skal fjernes med laser? Nej. Mellemrum mellem mælketænderne er faktisk helt normalt, og så længe de er nogenlunde ligeligt fordelt mellem alle tænderne, er det faktisk en god ting, fordi det indikerer, at der er rigeligt med plads til, at de blivende tænderne kan vokse frem uden mange problemer. Selv når der kun er mellemrum mellem de to fortænder, betyder det ikke automatisk, at der skal gøres noget ved det. En funktionel evaluering af en fagperson, der er specialuddannet i at klippe tungebånd, kan hjælpe. Hvis mellemrummet er meget bredt (større end et par millimeter), er der muligvis grund til at klippe læbebåndet. Hvis det bevirker, at barnet har problemer med at børste fortænderne, eller hvis mad sætter sig fast under læben, og der samtidig er et bredt mellemrum, er fordele ved at klippe læbebåndet ganske givet større end ulemperne. Det vil være yderst sjældent, at et barn behøver at blive lagt i fuld narkose for at få foretaget sådan et indgreb, eller at det skal foretages med saks. Ved en erfaren behandler, som bruger en højkvalitetslaser, er det nemt klaret i klinikken på omkring 20 sekunder, og med minimalt ubehag for barnet. Hvis barnet er under 18 måneder gammel, og hjørnetænderne endnu ikke er brudt frem, vil mellemrummet mellem tænderne lukke sig signifikant, hvis ikke fuldstændigt, i løbet af uger eller måneder efter indgrebet. Hvis barnet er ældre end 18 måneder, men det stramme læbebånd stadig giver funktionelle problemer, som for eksempel at det har svært ved at spise fra en ske eller at forme lyde, kan læbebåndet løsnes uanset alder. Det næstbedste tidspunkt at få klippet læbebåndet, for at lukke et mellemrum mellem tænderne, ser ud til at være, når de blivende tænder begynder at vokse frem, eller når de lige er kommet frem.[17] Der er en naturlig bevægelse af tænderne på dette tidspunkt, og når alle de blivende tænder er kommet, er der meget mindre migration af tænderne, som vil kunne hjælpe med at lukke hullet uden hjælp fra en bøjle. Denne procedure kan mindske behovet for at få bøjle (i hvert fald på grund af diastema), men er bestemt ikke nogen garanti. Ved et ældre barn er klip af læbebåndet med laser et simpelt indgreb, som giver minimalt ubehag, der kan lindres med smertestillende midler som for eksempel ibuprofen eller paracetamol.

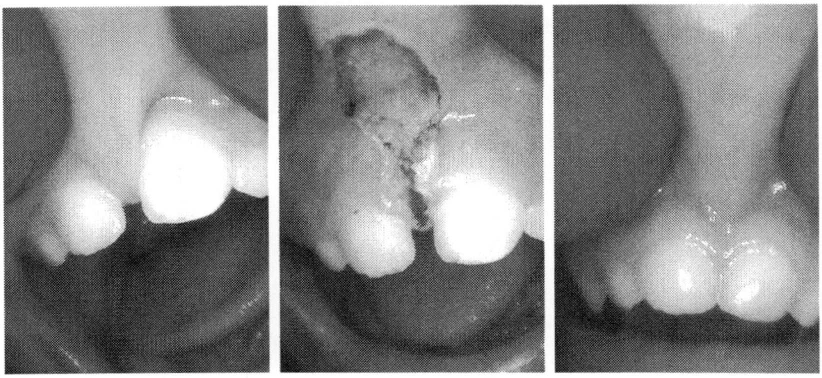

Tydeligt luk af mellemrummet mellem fortænderne, efter det stramme læbebånd blev klippet, inden de første hjørnetænder brød frem.

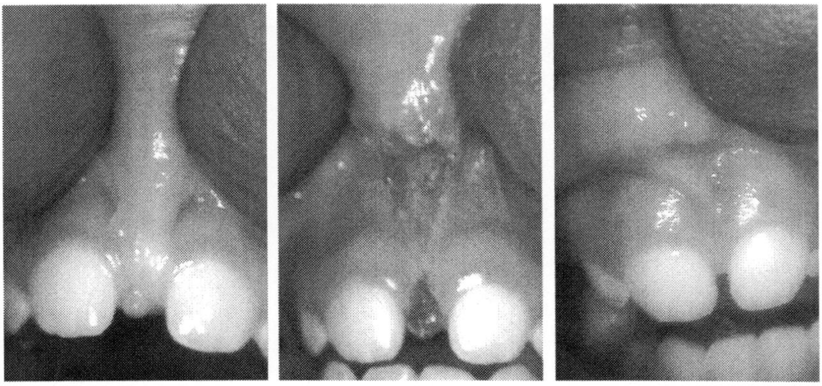

Markant bedre mulighed for at opretholde en god mundhygiejne, samt luk af mellemrummet mellem tænderne, efter laserbehandling af det stramme læbebånd.

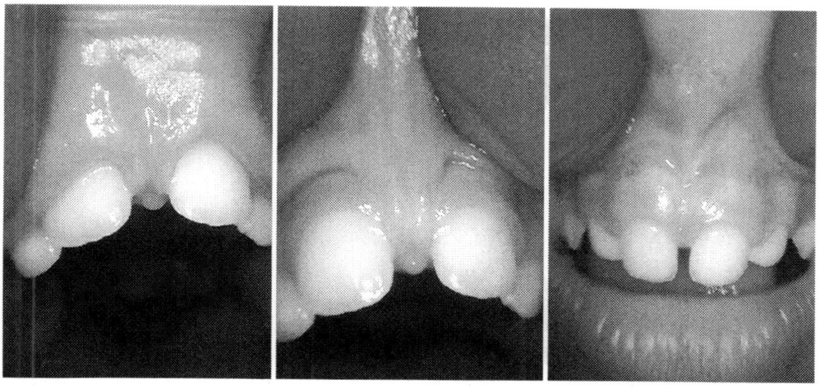

Det tykke læbebånd gør det svært at børste tænderne (venstre), læbebåndet bliver hvidligt (midten), og seks måneder efter, det er blevet løsnet (højre). Patienten opnåede forbedret læbemobilitet, havde nemmere ved at børste tænderne, fik markant mindre mellemrum mellem fortænderne og intet arvæv. Resten af mellemrummet bør lukke sig, når de blivende tænderne bryder frem.

Nogle tandlæger foretrækker måske, at forældre venter, indtil barnet har fået taget bøjlen af tænderne, før læbebåndet bliver løsnet. Dette er et forældet råd, som er baseret på et forslag fremsat af en specialtandlæge i ortodonti[36] i starten af det 20. århundrede. Den mest citerede årsag til, hvorfor man skal vente med at fjerne læbebåndet, indtil efter tandbøjlen er væk, finder vi i en artikel af Bishara (1972), hvor han gentager holdningen om, at "det virker til at være ønskeligt at lukke mellemrummet ved hjælp af ortodonti så tidligt i behandlingen som muligt og herefter foretage et kirurgisk indgreb."[98] Denne anbefaling er dog udelukkende denne fagpersons mening og er ikke baseret på evidens. Bekymringen var, at et klip af læbebåndet kunne give dannelse af arvæv, som ville have indvirkning på, hvordan mellemrummet mellem tænderne ville lukke sig. Siden dengang har man observeret, at tænderne, af sig selv og uden ortodontisk behandling, rykker tættere på hinanden i løbet af uger eller måneder efter en frenektomi. For nylig lykkedes det Dr.

36 Tandregulering

Kotlow at få denne uhensigtsmæssige anbefaling — at vente med at klippe det stramme læbebånd indtil de blivende tænder er brudt frem — fjernet fra retningslinjerne for behandling, som er udarbejdet af *the American Academy of Pediatric Dentistry*, som er evidensbaserede. Nogle mennesker er også bekymrede for, at et klip af læbebåndet vil give barnet et "tandkødssmil", men der er ingen grund til at tro, at et klip af læbebåndet vil give tandkødssmil hos en patient, som ikke ville have fået sådan et under alle omstændigheder. Klip af læbebåndet giver oftest ikke nogen ændring i barnets normale smile- eller hvileposition af læben. I stedet giver det barnet en bedre chance for at opnå normal mobilitet og funktion, og det gør det ofte muligt for tænderne at lukke mellemrummet imellem sig uden brug af bøjle.

Mellemrummet mellem de øverste tænder vil ofte lukke sig af sig selv, hvis det er 2 mm eller mindre. I disse tilfælde kan forældrene vælge at vente med at få foretage et klip, hvis der ikke er andre funktionelle problemer eller problemer med mundhygiejnen. Sådan nogle stramme læbebånd kan blive evalueret igen senere, og om nødvendigt løsnet, når barnet er ældre, og de blivende fortænder bryder frem, hvilket sker omkring 7-9-års-alderen. Ofte er et klip ikke nødvendigt for patienter i denne aldersgruppe, og forældrene bliver rådet til at vente og se, hvordan barnet gror. Hvert tilfælde bør behandles individuelt, og den bedste videnskab og kliniske erfaring, som findes på det givne tidspunkt, bør bestemme, hvad der er bedst for barnet.

> ***Det bedste tidspunkt at lave indgrebet, for at lukke mellemrummet mellem tænderne, er før barnet bliver 18 måneder, eller når de blivende tænder bryder frem.***
> ***- Larry Kotlow, DDS***[17]

At Skære Tænder (Bruxisme)

Tidligere mente man, at det at skære tænder var relateret til stress i et barns eller en voksens liv. Jo mere stress, jo mere skar man tænder. Dette kan absolut være rigtigt, og at skære tænder kan nogle gange være resultatet af en øget stressbelastning. Men tænderskæren om natten, eller bruxisme, kan også være et advarselssignal om noget andet. Den nye måde at anskue problemet på er, at det at skære tænder (hvilket mange forældre synes, lyder som negle mod en gammeldags kridttavle!) faktisk kan være et tegn på søvnforstyrrende vejrtrækning, som vi diskuterede i forrige kapitel. Dette kan være relateret til et stramt tungebånd, fordi tungebåndet binder tungen til mundgulvet, så den ikke har friheden til at komme op og hvile på dens naturlige hvilested i ganen. I takt med, at kroppens muskler begynder at slappe af under søvn, kan tungen falde bagud og blokere luftvejene og gøre det sværere at trække vejret. Hypotesen er, at hjernen sender signal til tænderne om at bevæge sig i et forsøg på at vække barnet (eller den voksne) til et lettere søvnstadie — og også skyde den nederste kæbe fremad for at skabe mere plads i luftvejene og dermed en lettere vejrtrækning.

Bruxism er ofte et advarselstegn om noget andet.

Tilbagetrukket Tandkød

Tilbagetrukket tandkød er normalt forekommende hos patienter med stramt tungebånd, men det ses også ved stramt læbebånd og stramme kindbånd. De stærke muskler i tungen, læberne og kinderne vil trække i tandkødet og over tid resultere i, at det langsomt bliver trukket væk fra tænderne, så tandhalsene efterlades blottede. Tilbagetrækningen ses typisk på indersiden af de nederste fortænder, når der er stramt tungebånd, på ydersiden af de øverste og nederste fortænder, når læbebåndet er stramt, og på hjørnetænderne eller de små kindtænder, hvis kindbåndene er stramme. Når frena (båndene) fjernes, og det skadende træk afbødes, kan vævet i nogle tilfælde trække sig nedad igen og derved mindske problemet med tilbagetrukket tandkød, men ofte vil skaderne blive ved at være der. Tilbagetrækningen af tandkødet burde dog blive bremset og ikke forværres, blot man børster tænderne blødt fremover. Det er vigtigt, at patienten laver strækøvelser for at holde sårets yderpunkter fra hinanden og derved forhindre, at det nye frenum, der dannes, også er stramt. Tandkødstransplantation kan være nødvendigt, men ofte kan transplantation undgås, hvis et stramt frenum løsnes, så snart tilbagetrækning af tandkødet opdages.

Karies (Huller i Tænderne)

Huller i tænderne, eller karies, ses hyppigere hos børn og voksne med stramt tunge- eller læbebånd. Som nævnt tidligere i bogen kan et stramt læbebånd gøre, at der sætter sig mad fast ved siden af tænderne, og det kan gøre det vanskeligere at børste dem ordentligt. Tungen har mange funktioner, men et af dens hovedformål, ud over at forme maden til en blød bolus, der er nem at sluge, er at rense for efterladte madrester og også synke dem. Børn (eller voksne) med stramt tungebånd kan opleve, at maden sætter sig fast mellem kinderne og tænderne, fordi tungen er så hæmmet i sin bevægelighed, at den ikke kan rense ved de bagerste tænder. Ofte må disse patienter stikke deres fingre ind i munden for at få madresterne ud af tænderne, fordi deres tunge ikke er i stand til at gøre det godt nok; det vi betegner som mundhygiejne. En af de første ting, folk bemærker, når de får løsnet deres tungebånd, er, at deres tunge nu for første gang kan nå den bagerste del af deres tænder og gøre dem rene! Maden kan også sætte sig fast i ganen, så man er nødt til at bruge sin finger for at få det fri. Disse vaner kan være ret frastødende, når man spiser ude i offentligheden.

Tandbøjle og Kæbekirurgi

Tandbøjler eller tandregulering er ofte nødvendigt for patienter med stramt tunge- eller læbebånd. Som vi allerede har været inde på, kan et stramt læbebånd give mellemrum mellem tænderne, som kræver behandling med bøjle, men andre problemer kan også opstå ud fra stramme stykker væv, som hindrer væksten. Den ene eller begge kæbeknogler kan påvirkes af et stramt tungebånd, hvilket kan gøre, at kæbeknoglen vokser for lidt, det kan give problemer med at få plads til alle tænderne, hindre kæberne fra at sidde optimalt sammen og ultimativt gøre, at man får brug for en kæbeoperation. Desværre oplevede jeg selv denne gene fra et stramt tungebånd. Jeg havde et uopdaget, stramt tungebånd, så min tunge hvilede i bunden af min mund i stedet for at ligge oppe i ganen. Denne hvileposition hæmmede væksten af min overkæbe, eller maxilla. Jeg fik bøjle på tænderne og en ganebøjle, da jeg var omkring 7 år gammel, tandbøjle igen fra 11 til 13 år og endelig, da jeg havde bestået *high school* og skulle til at starte på *college*[37], en kompleks og dyr kæbeoperation kombineret med en tredje omgang med tandbøjle.

Kæbekirurgi udføres først, når kæben er stoppet med at vokse, normalt omkring 16 år for piger og 18 år for drenge. Unge voksne oplever mange emotionelle og fysiske forandringer i løbet af deres teenageår, og omfattende kirurgi og bøjler kan betyde store, psykosociale udfordringer for dem. Ud over kæberelaterede problemer, kan det også give temporomandibulær dysfunktion[38], som det gjorde i mit tilfælde. Jeg udviklede degenerative ændringer i bruskskiverne i kæbeleddene som 18-årig, så derfor opererede lægerne også disse led under min kæbeoperation, og jeg har haft stivhed i dem lige siden. Alle disse følgesygdomme kan opstå på grund af et stramt tungebånd, og de gør det. Hvis disse problemer kunne forebygges ved, at et stramt tungebånd blev diagnosticeret og behandlet ved fødslen, kunne anseelige sundhedsomkostninger og sygdomstilstande undgås. Selv hvis stramme, orale væv ikke opdages før den tidlige barndom, bør det mindske behovet for bøjlebehandling og efterfølgende kæbekirurgi dramatisk. Fordelene

37 På dansk svarer college til de skoleår, som vi herhjemme kender som enten en grunduddannelse, bacheloruddannelse eller mellemlang uddannelse.

38 Temporomandibulær dysfunktion (TMD) refererer til en samling tilstande, som er karakteriseret ved smerte i kæbemuskler og/ eller -led samt omgivende strukturer, funktionsmæssige begrænsninger i kæbeleddet eller lyde (knæk, krepitation) fra kæbeleddet under bevægelse.

ved at løsne det stramme væv øges, når det kombineres med myofunktionel terapi, som hjælper med at genetablere den korrekte balance mellem mundmuskulaturen og tungens hvileposition. Et klip af tungebåndet i kombination med myofunktionel terapi kan hjælpe med at forhindre tilbagefald ved ortodontiske tilfælde (at man behøver at få bøjle på igen) og kan også være gavnligt i de tilfælde, hvor der skal laves ortodontisk-kirurgisk behandling.

Ortodonti, eller bøjlebehandling, er behandling med orale apparaturer og skinner, som bruges til at lægge et konstant pres på specifikke områder på tænder og kæber, så tænderne over tid flytter sig. Dette er nødvendigt, når der er en ubalance mellem tungens, læbernes og kindernes muskelkræfter, eller når der er forskel i kæbernes vækst, som giver for lidt plads til, at tænderne kan være der, eller gør at de vokser skævt. De fleste børn bliver født med en høj gane. Dette er ikke godt for hverken tænderne eller luftvejene. Fordi ganen udgør bunden af næsehulen, har disse børn større risiko for at få skæv næseskillevæg, smalle luftveje, problemer med afløb fra bihulerne og øget luftmodstand i næsen, som giver øget risiko for at trække vejret gennem munden, hvilket blot forværrer problemerne.

En høj gane vil på en baby ofte flade ud og gå fra en v-form til en mere normal u-form, hvis tungebåndet bliver klippet og amningen optimeres. Spisning fra flaske giver ikke de samme gode effekter, som Dr. Brian Palmers forskningsarbejde viser.[76] Når ganen er v-formet, er der ikke plads nok til, at tandbuen bliver bred nok til at kunne rumme alle tænderne, og derfor kommer de skævt op, når de bryder frem, vokser hen over hinanden eller der er for lidt plads til, at de overhovedet kan komme op (det sker som regel ved hjørnetænderne eller visdomstænderne). Børn med meget lidt plads i munden, og som ikke har plads til alle sine tænder, har ofte brug for at få trukket en eller flere af deres små kindtænder (præmolarer) ud. Når man trækker tænder ud, kan det gøre problemerne med luftvejene større og give flere problemer med vejrtrækningen senere i livet. Det er bedre at undgå at trække blivende tænder ud, fordi en mindre tandbue kan give vejrtrækningsproblemer, som kan give iltmangel i kroppen, og det har langt mere vidtrækkende og alvorligere konsekvenser, end bare om tænderne er lige. Apparaturer, som giver ekspansion og fremmer væksten, frem for at trække tænder ud eller tilbage, er en bedre idé i størstedelen af tilfældene. De fleste af dem, dem har brug for en udvidelse af ganen, har stramt tungebånd. De fleste af dem, som har brug for en kæbeoperation, har højst sandsynligt også et stramt tungebånd. Ortodontisk kirurgi er en af de dyreste udgifter du har, når du opfostrer et barn, og mange familier har ikke råd til selv at betale for bøjlebehandling, som anses for at være en luksus sammenlignet med at kunne få mad på bordet, tøj på kroppen og tag over hovedet. Hvis man ser på det ud fra et perspektiv om, at det kan forhindre fremtidig sygdom og dyr, korrigerende behandling, som for eksempel bøjlebehandling eller kæbekirurgi, kan det, at få klippet tungebåndet, ses for det, der er: en virkelig udbytterig, livsændrende gave.

KAPITEL 22

Andre Sammenhænge med Stramt Tungebånd

Der findes ikke meget formaliseret forskning på de sammenhænge, vi kigger på i dette afsnit, så læseren opfordres hermed til at gøre sine egne observationer og til at overveje at bidrage til erfaringerne på de her områder. Sammenhængene, som vi kommer ind på her, er så nyligt observerede, at der ikke har været tid til at forske i dem eller til at adskille det, der omhandler stramt tungebånd, fra den generelle sygdomsudvikling. Engang vil vi måske forstå disse observationer bedre, men for nu er det interessant at kigge efter sammenhængene mellem forskellige tilstande ved at sammenholde de mange historier fra patienter, som har oplevet bedring af dem.

Midtlinjedefekter er den fælles betegnelse for en række medfødte tilstande, som kan opstå langs kroppens midtlinje. Eksempler på disse er læbe- og ganespalte, medfødte hjertefejl, rygmarvsbrok (spina bifida), "smilehuller" over lænden, at urinrøret i penis er placeret forkert (hypospadi), at man er født uden endetarmsåbning (anal atresi) og bugvægsdefekt (omphalocele), for at nævne et par stykker.[99] Stramt tunge- og læbebånd anses også for at være midtlinjedefekter. Disse medfødte tilstande, og flere, er blevet kædet sammen med stramt tunge- og læbebånd. Betyder det, at alle børn, som har et stramt tungebånd, også har disse lidelser?

Absolut ikke. Har nogle børn med disse lidelser også et stramt læbe- eller tungebånd? Muligvis, hvilket er grunden til, at disse børn bør undersøges af en trænet professionel, som har erfaring med restriktive, orale væv. Det er ikke alle drenge med hypospadi, som også har stramt tungebånd, men mange har set en sammenhæng mellem de to lidelser, og derfor bør man checke disse babyer. Det samme gør sig gældende for børn med ganespalte, smilehuller og medfødte hjertemisdannelser.

Der findes et enzym med navnet *methylenetetrahydrofolate reductase*, som oftest omtales med forkortelsen: MTHFR. Dette enzym tager sig af methyleringen, som er den måde, kroppen udskiller giftstoffer og genopbygger sin DNA. Variationer og mutationer af dette genkodende enzym er blevet sat i forbindelse med midtlinjedefekter, og altså også stramt tungebånd. Sammenhængen er ikke definitiv, og det er ikke alle med MTHFR-mutationer, som har stramt tungebånd. Det er et komplekst sammenspil, men værd at nævne. Methylering og MTHFR spiller en rolle i, hvordan ens DNA kommer til udtryk og på epigenetik, et fremstormende og fascinerende felt indenfor den medicinske videnskab. Selvom din DNA har koden for en lidelse, har epigenetik og udefrakommende faktorer indflydelse på, om genet er "tændt", i hvilken grad det er tændt, og hvornår det bliver tændt. Du kan indsende en spytprøve til et firma, der analyserer DNA, som kan adskille din DNA. Data kan herefter uploades på en uafhængig hjemmeside og fortælle, hvilke MTHFR-varianter du har.

De to oftest forekommende MTHFR-genvarianter er A1298C og C677T, men i nogle lande har op til 50% af befolkningen en mutation på et af disse områder i deres DNA. Disse genmutationer kan føre til en nedsat aktivitet i MTHFR og dermed nedsat methylering. Nogle eksperter mener, at mødre, som har en mutation af MTHFR-generne, bør supplere deres kost med en aktiv form af folat i stedet for folinsyre, som siden 1992 er blevet anbefalet at tage under graviditet for at mindske risikoen for neuralrørsdefekter, som for eksempel rygmarvsbrok. Folinsyre er den syntetiske form af folat, som skal omdannes mange gange i kroppen for at blive lavet om til den type af folat, kroppen kan bruge. Folinsyre bliver også tilsat i kornprodukter, som for eksempel brød, morgenmadsprodukter og andre forarbejdede fødevarer, så befolkningen spiser allerede store mængder af folinsyre, ganske særligt gravide kvinder.

Har du nedsat MTHFR-aktivitet, har du svært ved at omdanne folinsyre til den slags folat, kroppen har brug for, og derfor kan denne ekstra folinsyre forhindre kroppen i at udnytte folat og kan faktisk gøre, at man mangler folat, fordi der er så meget af den inaktive form, folinsyre, i blodet. En bedre måde at tage tilskud (i stedet for folinsyre) kan være at tage den aktive form (folat, L-5-methylfolate eller L-5-MTHF), som ikke kræver ekstra af kroppen for at blive aktiveret.

Få studier viser, at tilskud af folinsyre har øget risikoen for kræft[100] og fået kræftknuder til at vokse hurtigere,[101] og det kan også skjule mangel på B12-vitamin.[102] Mange af de studier, der er lavet om sammenhængen mellem MTHFR og hjertefejl, Downs Syndrom og ADHD, giver ikke noget klart resultat, og nogle giver modstridende resultater.[103] Sammenhængen mellem MTHFR og rygmarvsbrok (myelomeningocele og spina bifida) er større, men ikke definitiv. Fordi MTHFR, folat og methylering alle har en kringlet finger med i spillet af både lukningen af neuralrøret og programmeret celledød (apoptosis), giver det mening, at dannelsen af et stramt tungebånd, som involverer migration af celler og fejlslagen apoptosis i cellerne i neuralpladen (neuroectoderm), er relateret til folat, methylering og MTHFR. En artikel nævner en relativ mangel på folat på celleniveau som en mulig årsag til neuralrørseffekter,[104] hvilket også kan være konsekvensen af for meget folinsyre, som blokerer for, at den aktive form af folat kan nå sit mål i kroppen. Det mest sandsynlige er, at MTHFR blot er toppen af isbjerget, og at den faktiske årsag til, at antallet af stramme tungebånd i befolkningen

> ***Det er ikke så simpelt, at man bare kan sige "det her gen er det, der giver stramt tungebånd", for så havde man fundet frem til det allerede.***

vokser, er kompleks. Som det er tilfældet med de fleste lidelser, er det ikke så simpelt, at man bare kan sige "det her gen er det, der giver stramt tungebånd", for så havde man fundet frem til det allerede.

Hvorfor er udbredelsen af stramt tungebånd stigende?

Det virker til, at flere og flere får stillet diagnosen om stramt tungebånd, og det skyldes en række faktorer. Først og fremmest kan det hænge sammen med, at der er sket en stigning i antallet af mødre, som ønsker at begynde at amme deres nyfødte, og dermed at flere oplever ammeproblemer hos både mor og barn, ligesom der også er kommet mere kendskab til stramt tungebånd. Der er en fornyet interesse i at behandle stramme tungebånd, og den teknologiske udvikling og det, at tungebåndet i dag let kan løsnes med laser, har skabt mulighederne for en meget nemmere vej til at få løst problemet. Hvis man som mor skal vælge imellem at lægge sit barn i fuld narkose for at få løsnet et stramt tungebånd eller at skifte til at give modermælkserstatning i flaske, vil mange vælge flasken. For mange mødre har et lille eller ufuldstændigt klip med en saks ikke løst problemerne, og derfor er løsningen med laser blevet så populær. Hvis valget står mellem et hurtigt indgreb i lokalbedøvelse eller at opgive amningen, vælger mange nu at gå igennem indgrebet for at redde amningen (for ikke at tale om de mange andre helbredsfordele, vi har gennemgået i bogen). Desuden løser det heller ikke på magisk vis problemerne med det stramme tungebånd, fordi man skifter til flaske eller modermælkserstatning. De babyer (og familier) kæmper stadig med spiseproblemer, og de kan lide under slemme mavesmerter, på grund af luft i maven, kolik og refluks, og de kan have tendens til at få maden galt i halsen eller have brækfornemmelser og kaste op, når de spiser.

Erfarne læger vil måske sige, at det at behandle stramt tungebånd er en modedille, men jeg vil argumentere for, at det at behandle stramt tungebånd ikke er mere en dille end at behandle for autisme. Ifølge Centers for Disease Control and Prevention[39] er

39 Den amerikanske pendant til Sundhedsstyrelsen herhjemme

antallet af personer, der får stillet en autismediagnose, steget fra 1 ud af 150 børn i år 2000 til 1 ud af 59 børn i 2018,[105] og den stigning skyldes i høj grad, at der er kommet et større fokus på lidelsen og dens tegn, symptomer og funktionelle påvirkning af livskvaliteten, men også at et større antal børn udvikler den. Det er det samme for diagnosen "stramt tungebånd", som flere ganske givet får stillet på grund af en kombination af øget fokus og øget forekomst. Stramt tungebånd kan bestemt være arveligt. I mange familier opdager forældrene, at et eller flere af de ældre børn har symptomer på stramt tungebånd, fordi et yngre barn har problemer med at amme; og de får som regel deres mistanke bekræftet ved en undersøgelse. Ofte sker det, at en eller begge forældre opdager, at de har funktionelle problemer og symptomer på stramt tungebånd, når deres barn får stillet diagnosen. Ved en undersøgelse lærer de, at de har en restriktion (og at en række symptomer forsvinder, når tungebåndet bliver løsnet, hvilket indikerer, at restriktionen var roden til deres problemer). Antallet af stramme tungebånd stiger til dels også, fordi de i årtier er blevet overset, og på grund af den måde et dominerende gen viser sig i en befolkning. En forælder kan give det videre til alle eller de fleste af hans eller hendes børn, hvilket giver en sneboldeffekt. En anden brik i det store puslespil inkluderer sandsynligvis vores moderne levevis og diæt, som resulterer i epigenetiske forandringer (vores omgivelser påvirker vores genetiske kode). Vi oplever nye og større problemer, muligvis på grund af de miljømæssige påvirkninger, vi bliver udsat for, som for eksempel flere ultralydsscanninger i fosterstadiet, at vi opholder os mere indendørs, kemikalier som glyphosate (Roundup®), toksiner, flammehæmmere og forarbejdede eller genmodificerede fødevarer, som fører til flere tilfælde af autisme, diabetes, kræft, autoimmune sygdomme og også stramt tungebånd. Men igen, forskerne er kun lige begyndt at lære om alle

Det er det samme for diagnosen "stramt tungebånd", som flere ganske givet får stillet på grund af en kombination af øget fokus og øget forekomst.

de skadelige effekter, vores moderne livsstil har på vores kroppe, og yderligere forskning er nødvendig.

Sociale og Psykologiske Konsekvenser af Stramt Tungebånd

De tilsyneladende ubetydelige problemer, som stammer fra et stramt tungebånd, kan forårsage overraskende vidtrækkende problemer, blandt andet også psykologiske og sociale problemer. Et barn, der kom i vores praksis, havde det tykkeste, stramme tungebånd (som hæftede helt ude på spidsen), jeg nogensinde havde set. Han havde huller i mange af sine tænder, talte utydeligt, ville helst ikke sige noget og virkede meget genert. Jeg kan forestille mig, at han, hver gang han talte, er blevet spurgt: "Hvad sagde du?" af tilhørerne, eller at de tydeligvis ikke har kunne forstå, hvad han har sagt, og at han derfor bare har lukket sig inde i sig selv og tiet stille. Faktisk skete der det et par måneder efter, vi havde løsnet hans tungebånd, at hans bror kom ind i vores klinik for at få en rutinemæssig tandrensning. Broren fortalte, at han var et fuldstændig andet barn! Han var blevet snaksagelig og mere udadvendt, og han talte mere klart.

En pige, som havde haft udtalevanskeligheder hele sit liv, kæmpede for at blive forstået af vennerne på sit softball-hold. En piges sociale samspil under den udviklende periode i ungdommen kan have kæmpe indflydelse på, hvordan hun tænker om sig selv resten af sit liv. En måned efter, hun fik klippet tungebåndet, fortalte hendes far, at hendes softball-træner oplevede hende som gladere, og at hun interagerede mere med de andre børn. Han bemærkede også, at børn ikke længere spurgte voksne i nærheden om, hvad hun sagde. Faren sagde, at "det er ingen overdrivelse at sige, at klip af tungebåndet har ændret hendes liv."

Forleden fortalte en bedstemor om en dreng, som hun gik i klasse med for over 60 år siden, som havde stramt tungebånd. Hun fortalte, at lærerne tvang ham til at tale foran hele klassen for at få ham til at sige mere og komme sig over sin generthed; desværre var både lærerne og de andre elever lede ved ham. Selvom han var kløgtig, blev han latterliggjort og udstødt, fordi børnene vidste, han ikke kunne tale særlig godt. Da han blev teenager, begik han selvmord, fortalte bedstemoren, fordi han var blevet behandlet så dårligt og afvist på grund af udtalevanskelighederne, som var resultatet af det stramme tungebånd. De psykologiske indvirkninger på børn og voksne med stramt tungebånd er blevet voldsomt negligeret, og de sociale fordele, vi ofte ser ved klip af tungebåndet (og de mulige skadelige virkninger ved ikke at gøre noget), bør blive forelagt patienterne og deres forældre.

Børn bliver bebrejdet for en række spiseproblemer (kræsen, langsom spiser, smasken eller at spise med munden åben), taleproblemer (mumlen og såkaldt babysprog) og for at være generte, når de i virkeligheden prøver at skjule, at de har disse problemer med at spise og tale. Selv psykologiske problemer som depression, ADD, ADHD og sengevædning kan være relateret til et stramt tungebånd, som vi har været inde på. Og så er der også alle de psykologiske problemer, som mødre kan opleve i forbindelse med amningen, blandt andet følelsen af at være en fiasko til noget, som, i deres bevidsthed, burde være helt naturligt for dem, samt fødselsdepression eller posttraumatisk stresslidelse (PTSD) efter igen og igen at blive påført smerte af sin baby under amningen (og dårlig samvittighed over at have det sådan). Ofte bryder mor grædende sammen, når hun kommer i vores klinik og begynder at beskrive, hvor svært det har været, og hvor frustreret hun er over, at ingen sundhedsfaglige har identificeret problemet, og hvor meget smerte og lidelse både hun selv og hendes baby har været igennem. Selvfølgelig spiller hormonerne også en rolle, men de her mødre har været igennem deres egen krig og har kæmpet hver dag i ugevis, eller måneder, for at få mad i deres babyer. Den psykologiske belastning, et stramt tungebånd kan have på både patienter og deres familier, bør undersøges nærmere af en dygtig behandler og behandles med terapi, hvis det vurderes nødvendigt. Når sundhedspersonale konkluderer, at der "ikke er noget galt" eller at "alt er fint", fordi baby tager på i vægt, på trods af alle de andre problemer (som ignoreres eller negligeres), er det, helt ærligt, fejlbehandling.

Nakkespændinger og Smerter

Hos voksne, og også hos børn, trækker en tunge, som har begrænset bevægelighed, i tungebenet i halsen, så det bliver trukket opad. Det giver øget spænding i alt bindevævet (fascia) i nakken, men også i resten af kroppens bindevæv, fordi det hænger sammen. Nakkespændinger, smerte og graden af bevægelighed bliver ofte markant forbedret, efter man får løsnet et stramt tungebånd, og dette bliver bekræftet af fysioterapeuter og kiropraktorer, som har set patienterne på ugentlig basis, nogle gange gennem flere år, og som er chokerede over forskellen. Ofte, når vi klipper tungebåndet på voksne, fortæller de efterfølgende, at de ikke længere behøver (og faktisk slet ikke er i stand til) at knække deres led eller knække i nakken for at løsne spændinger i deres bindevæv. Findes der noget bevis i den eksisterende litteratur for, at klip af tungebåndet hjælper på at lindre trangen til at knække i leddene? Nej, for der er ingen, som gider at bruge penge på at undersøge, hvorfor man knækker i leddene. Ikke desto mindre er det resultatet, vi ofte ser i vores klinik, og som andre over hele landet også har observeret. De samme personer vil ofte samtidig rapportere, at de føler mindre angst, som hvis en tung byrde er blevet løftet fra deres skuldre, da de fik løsnet deres tungebånd. Den konstante spænding i nakken stråler ud i hele kroppen og bringer personen i en ubevidst stresstilstand, når "kæmp-eller-frys-tilstanden" bliver aktiveret i det sympatiske nervesystem. Den sympatetisk-adrenale kropsrespons og den ekstra adrenalin, der bliver udskilt i kroppen, kan desuden føre til fordøjelsesproblemer som for eksempel irritabel tyktarm (IBS), hvilket er svært at behandle, kan give hovedpine, angst eller endda depression. At få løsnet denne lille streng kan altså have omfattende betydning for en persons hverdag.

Har alle patienter, som lider af stramt tungebånd, disse symptomer? Absolut ikke, og det varierer også, hvordan det kommer til udtryk. Nogle har tale- og spiseproblemer, hvor andre har tandproblemer, migræne og angst, og andre igen har en kombination af mange eller få symptomer. Vil et klip af tungebåndet fjerne alle patientens problemer? Ofte vil det hjælpe på mange, men ikke alle, symptomer, og nogle gange vil det også lindre problemer, som man end ikke var klar over, at man havde, som for eksempel søvnproblemer. Der er så lav risiko ved dette indgreb, at fordelene opvejer risici, hvis det har potentiale til at hjælpe bare en lille smule.

KAPITEL 23

Orofacial, Myofunktionel Terapi (OMFT)

Paula Fabbie, RDH, BS, COM og Lorraine Frey, RDH, LDH, BAS, COM, FAADH

Det følgende kapitel er et uddrag fra forfatternes kommende bog, The Miracle of Orofacial Myofunctional Therapy: A Parent's Must-Have Guide for Information, Resources, and Easy to Implement Strategies.

Du undrer dig måske over, hvorfor du aldrig før har hørt om orofacial, myofunktionel terapi (OMFT). Det skyldes primært, at den brede befolkning stadig ikke er klar over, at denne fantastiske terapiform eksisterer. Lige nu er der mangel på veluddannede sundhedspersoner, som har viden om om orofaciale, myofunktionelle problemer (OM-problemer) og hvordan disse kan påvirke søvn, vejrtrækning, tygge- og synkemønstre, vækst og udvikling, adfærd, indlæring og visse udtaleproblemer. Der er også mangel på kvalificerede og erfarne behandlere, og vi opfordrer derfor de faggrupper, som har kvalifikationerne, til at få den nødvendige uddannelse og træning, så det voksende behov for denne slags behandlere kan blive mødt.

Både sundhedspersonale og forældre bliver stadig mere interesserede i helhedsorienterede løsninger på disse problemer. Som det er nu, er der meget få, professionelle undervisningsinstitutioner, som udbyder den grundlæggende viden i forhold til at identificere og behandle disse lidelser, men efterspørgslen på den slags terapi er stigende.

Eksperter er enige om, at en tidlig indsats giver de bedste og mindst omkostningsfulde resultater. Forældrene er sultne efter at få serveret denne viden, og de udtrykker til tider også frustration og skuffelse over, at deres børns OM-problemer ikke er blevet taget hånd om tidligt nok. Vores mål er at hjælpe forældre til at genkende OM-problemer og lære dem, hvornår de skal søge hjælp, give dem ressourcer og klæde dem på til at træffe velinformerede beslutninger omkring deres børns helbred.

Historien om Myofunktionel Terapi: Hvordan blev myofunktionel terapi udviklet?

Orofacial, myofunktionel terapi, eller OMFT-træning, som det ofte bliver kaldt, stammer helt tilbage fra starten af 1900-tallet. En prominent artikel, "Exercises for the Development of the Muscles of the Face, with View to Increasing Their Functional Activity," blev publiceret i 1918.[106] Forfatteren, tandlæge Alfred Paul Rodgers, beskrev myofunktionel terapi og korrekt tungeposition i ganen for at fremme kæbens vækst, næseånding og kraniets udformning.

I 1960'erne blev OMFT-træning udviklet af bøjletandlægen Walter Straub som en hjælp til at genlære et atypisk synk. Fra 1960'erne og frem til i dag er interessen for orofacial, myofunktionel terapi øget betydeligt. Hvorfor nu? Evidensbaseret forskning, udført af børnelæger med speciale i søvn, konkluderer, at OMFT-behandling er en behandlingsmulighed, der giver gode resultater, og de anbefaler og forsøger at skubbe på i forhold til, at denne form for behandling genindføres.

I et stort, flerårigt studie, som blev færdiggjort i 2012, konkluderede epidemiolog og PhD-forsker, Karen Bonuck, at hos børn i alderen 6 måneder til 7 år kan snorken, søvnapnø og vejrtrækning gennem munden resultere i neurologiske sygdomme, inklusiv en forhøjet risiko for at udvikle ADHD, svært ved at indgå i sociale sammenhænge samt øget aggression og angst.[107]

Stanford-forskerne Camacho et al. (2015) konkluderede i en artikel i tidsskriftet *Sleep*, efter at have lavet et systematisk review, at OMFT-træning forbedrer søvnapnø med omkring 50% hos voksne og 62% hos børn. Forskerne slog også fast, at myofunktionel terapi kan fungere som supplerende behandling til andre former for behandling ved søvnapnø.[108]

Tandlæger og bøjletandlæger (speciallæger i ortodonti) er klar over den skade, orofaciale, myofunktionelle problemer kan forårsage. Problemerne tælle blandt andet at sutte på tommelfinger eller andre fingre eller objekter, neglebidning, hyppig fugtning af læberne, læbebidning, at tungen skubber mod fortænderne, kæben skydes fremad, at man savler meget, spiser sløset og tygger med åben mund, synker forkert, har aversioner mod at spise bestemte teksturer eller typer af mad, at man skærer tænder eller presser dem hårdt sammen samt vejrtrækning gennem munden.

Nyere forskning peger på, at der er meget mere involveret, når vi taler om en tunge, der skubber mod fortænderne, suttebehov, som ikke er i forbindelse med mad, og forkert positionering af tungen, læberne og tænderne, når du slapper af. Eksperter i børns søvn kigger efter uhensigtsmæssig udvikling af ansigtet og kæben, hvilket har indflydelse på de øvre luftveje. Den forkerte positionering, når du slapper af, og de skadelige vaner kan spille en rolle i udviklingen af søvnforstyrrende vejrtrækning og søvnapnø. Hvis dit barn snorker, bør det blive undersøgt nærmere, ifølge officielle retningslinjer (Pediatric Clinical Guidelines). Ofte ser man, hos de børn, som udviser disse symptomer, at andre i familien også har en historie med søvnapnø og forstyrrende snorken."[109]

Ifølge forfatterne til artiklen *Contemporary Orthodontics*, er det sådan, at "på grund af hurtig vækst hos børn i de første, definerende år, bør man opleve succes, hvis korrigerende behandling af uregelmæssigheder i kæbernes udformning sker i en meget tidlig alder. Hvis man behandler i alderen 4 til 6 år, hvor den hurtige vækst sker, kan man på kort tid opnå signifikante forbedringer i skeletale uregelmæssigheder." Forfatterne, Proffitt et al. (2006), konkluderer, at "stabiliteten af sådanne resultater afhænger af, at man mindsker OM-problemer og i stedet etablerer en harmonisk muskelfunktion."[110]

Ved en grundig undersøgelse vil en OMFT-behandler benytte sig af forskellige teknikker for at bestemme funktionen, tage mål og lave observationer efter at have spurgt grundigt ind til klientens sygehistorie, tandlægebesøg og søvn. Orofacial, myofunktionel terapi involverer ikke invasive procedurer eller manipulerende behandling.

Orofacial, Myofunktionel Terapi (OMFT): Hvad Alle Forældre SKAL Vide

Symptomer på Orofasciale, Myofunktionelle Problemer

Kæmper dit barn med, eller lider af...

- » Tilstopning/mundånding
- » Åben mund (Open mouth posture) under hvile
- » Allergier
- » Lav muskeltonus
- » Skæve tænder/Skævt bid/Overbid
- » Høj og smal gane
- » Stramt tungebånd
- » Savler
- » Mørke cirkler under øjnene
- » Sutter på tommelfinger eller på andre objekter
- » Neglebidning
- » Sengevædning
- » Tygger med åben mund/grisser med maden

Hvad er tegnene på orofaciale, myofunktionelle problemer (OM-Problemer)?

Næsen

» Tilstoppet næse, som fordrer vejrtrækning gennem munden
» Højlydt vejrtrækning
» Overånding/hyperventilering
» Gaber meget
» Snøfter ofte
» Sukker ofte
» Synlig bevægelse i den øverste del af brystkassen/skuldrene, når man trækker vejret

Læberne

» Åben mund (Open mouth posture) — hvor læberne er adskilte det meste af tiden
» Tørre, flossede og sprukne læber
» Slappe/ lav muskeltonus
» Stor, hængende underlæbe
» Slikker sig om læben
» Bider sig i læben
» Suger læben indad
» Synligt spyt i mundvigene
» Overdreven savlen og ikke i stand til at styre savl

Tungen

» Synlig, når den hviler
» Synlig, når man taler
» Skubber mod tænderne
» Forekommer at være stor og i vejen
» Tandmærker på siden af tungen
» Stramt tungebånd

Underkæben

- Kæben har tendens til at blive skudt til venstre, højre eller fremad
- Over- og underkæbe passer ikke sammen
- Hovedpine/smerter andre steder i hovedet
- Kæber sidder forskudt
- Kliklyde, små pop eller lyde, når kæberne bevæger sig
- Ringen for ørerne
- Kan ikke åbne munden højt op
- Pludseligt skift i ens bid
- Har brug for at tygge tyggegummi ofte
- Har brug for at støtte med hænderne, når man sidder eller står stille

Vejrtrækning i vågen tilstand

- Højlydt vejrtrækning
- Tendens til at trække vejret gennem munden, når man taler, spiser og udfører dagligdagsopgaver eller koncentrerer sig.
- Forstørrede mandler og polypper, som blokerer luftvejene

Søvn

- Snorker
- Larmende vejrtrækning
- Skærer tænder eller presser dem hårdt sammen
- Overværet søvnapnø (hvor barnet stopper med at trække vejret i mange sekunder eller minutter)
- Nattesved
- Gentagne mareridt
- Tisser i sengen
- Sover uroligt eller spjætter i søvne
- Sover med åben mund
- Sover med nakken drejet helt bagover
- Svært ved at vågne om morgenen
- Træt eller irriteret i løbet af dagen
- Humørsyg eller adfærdsproblemer
- Hyperaktivitet og kognitive problemer

Vaner

- » Sutter på tommelfinger, andre fingre eller objekter
- » Bider negle eller neglebånd
- » Trang til at putte hænder eller ting i munden
- » Slikker på læberne eller bider/suger dem ind
- » Trang til at tygge på alting
- » Mundånding
- » Piller ofte næse
- » Piller hud eller hår af
- » Hiver øjenbryn eller øjenvipper ud
- » Bider hud af
- » Rømmer sig ofte
- » Hoster, selvom der ikke er sygdom
- » Kæben skurrer eller klikker
- » Trang til at knække i nakken
- » Trang til at knække i knoerne
- » Sutte på sutteklud
- » Overdreven brug af tyggegummi

Med denne viden opfordrer vi forældre til at reagere tidligt på de oplistede symptomer og få dem behandlet grundigt under vejledning af en erfaren og uddannet OMFT-behandler.

Hvad er orofacial, myofunktionel terapi?

Orofacial, myofunktionel terapi involverer korrekt tungeposition i ganen for at forbedre de orale og den mundmotoriske funktion og tonus, fremme vejrtrækning gennem næsen og forbedre kraniofaciale og orale hvilepositioner. Ifølge den nuværende forskning, og mange studier lavet af blandt andet forskere fra Stanford, er myofunktionel terapi på vej til igen at blive en integreret del af en tværfaglig tilgang til behandling af vejrtrækningsproblemer under søvn samt en del af behandling med tandregulering for at fremme optimal kranieudvikling og forebygge ortodontisk tilbagefald.

Jeg tror, mit barn har et OM-problem… hvad kan jeg gøre?

Det er en god idé at starte med at snakke med børnetandlægen, børnelægen, øre-næse-halslægen, søvnforskeren eller en pulmonolog. Mange medicinske og tandlægefaglige grunduddannelser er begyndt at inkorporere screening for disse problemer.

Hvad er sammenhængen mellem OM-problemer og orale vaner?

Sammenslutningen af amerikanske børnetandlæger, *American Academy of Pediatric Dentistry*, udviklede i 2013 nogle retningslinjer med henblik på at hjælpe tandlægerne med at træffe beslutninger om både det praktiske og tidsmæssige aspekt i et barns orale vaner, som for eksempel at sutte på fingre eller ting, skære tænder, at tungen presser mod fortænderne og neglebidning, som der skal tages hånd om, før man retter skæve tænder og/eller et forkert bid og uønsket ansigtsform. Vi anbefaler patienter med disse vaner, at de får dem behandlet, hvad enten patienten er 2 eller 14 år gammel. Forbedringer i tændernes struktur vil hjælpe til at opnå et bedre bid, korrekte orale funktioner og et smukt ansigt og smil. Resultatet bliver, at barnet vokser op med harmoniske ansigtstræk og et fuldt funktionsdygtigt tandsæt. Din tandlæge eller børnetandlæge er underlagt retningslinjerne om at screene for disse dårlige, orale vaner.

Næseånding eller mundånding… er der en forskel?

Ja, og forskellen er markant. For at trække vejret gennem munden, bliver den nødt til at være åben med tungen hvilende lavt i bunden af munden. Disse dysfunktionelle, orale hvilepositioner af læberne og tungen øger risikoen for en række vækst- og udviklingsmæssige problemer hos børn, og desuden helt generelle helbredsproblemer. For at sige det enkelt… hvis tungen ikke vanemæssigt hviler i ganen, og barnet trækker vejret gennem munden, har det en negativ effekt på kraniets udvikling. Børn med dysfunktionelle, orale hvilepositioner, som trækker vejret gennem munden, er mere tilbøjelige til at have skæve tænder, smalle kæber, ikke nok plads til tungen, forstørrede mandler og polypper, tandkødsbetændelse, huller i tænderne og en aflang ansigtsform. Desuden har de også en større risiko for at udvikle en lang række helbredsproblemer, som for eksempel allergier, astma og søvnforstyrrende vejrtrækning, inklusiv søvnapnø. Næseånding giver desuden flere sundhedsmæssige fordele, som mundånding ikke gør.

Vejrtrækning gennem næsen filtrerer luften, der kommer ind og fjerner partikler og allergener samt varmer og fugter indåndingsluften. Når man trækker vejret gennem næsen, producerer bihulerne en gas kaldet nitrogenoxid, som får blodkarrene til at udvide sig og som er dødbringende overfor både bakterier og vira. Nitrogenoxid sørger også for en større iltoptagelse i blodet, så mundåndere får faktisk en mindre iltoptagelse end dem, der ånder gennem næsen.

Hvad er der af tegn, som kan indikere, at mit barn måske har et problem med vejrtrækningen under søvn?

Snorken, lange pauser mellem indåndingerne, højlydt vejrtrækning gennem munden, skærer tænder og/eller presser tænderne hårdt sammen, sveder under søvn, tisser i sengen, natteskræk, vedvarende urolig søvn, svært ved at vågne om morgenen og tørhed i munden er symptomer, som kan tyde på, at dit barn har problemer med vejrtrækningen under søvn, og som bør undersøges nærmere.

Der kan også ses symptomer i løbet af dagen. En nyere longitudinalundersøgelse[40] bekræftede en stærk og vedholdende sammenhæng mellem et barns symptomer på søvnforstyrrende vejrtrækning og deres adfærd. PhD-forsker og professor ved afdelingen for pædiatri (Department of Pediatrics) på Albert Einstein College of Medicine, har foretaget det til dato største

40 Kaldes også længdesnitundersøgelse, en undersøgelsesmetode baseret på gentagne målinger af de samme undersøgelsesobjekter.

studie, som giver bevis for, at adfærdsforstyrrelser, som for eksempel koncentrationsbesvær, hyperaktivitet, angst, depression, svært ved at indgå i sociale sammenhænge og adfærdsproblemer, først viser sig flere år senere.[107] Babyer, som udviser symptomer mellem 6 og 18 måneder, har mellem 40 og 50% øget risiko for at udvikle adfærdsproblemer, inden de bliver 7 år. På grund af de seriøse og langvarige følgevirkninger, anbefaler vi nu en undersøgelse af symptomer på søvnrelaterede vejrtrækningsproblemer inden for barnets første leveår.

Hvordan kan jeg vide, om mit barn har et orofacialt, myofunktionelt problem (OM-problem)?

Der er mange tegn, som kan indikere, at et barn har et OM-problem. Stærke indikatorer for, at der er et OM-problem, er for eksempel: åbentstående mund (open mouth posture), mundånding, at tænderne vokser ind over hinanden, en høj gane, smalle kæber, at tungen skubber mod tænderne og kan ses, når du slapper af, spiser og/eller taler, overbid, krydsbid, kronisk stoppet næse, kronisk savlen eller svært ved at styre sit savl, mandler som rører hinanden, at man holder hovedet langt fremme (forward head posture), at man skærer tænder (både i vågen tilstand og under søvn) og mørke cirkler under øjnene.

Mit skolebarn sutter stadig på tommelfinger. Er det et stort problem? Og hvis ja, hvordan kan jeg hjælpe hende til at holde op?

Alt, som forhindrer tungen i at ligge helt oppe mod ganen, er et problem, og tommelfingre kan give store problemer! Lav muskelstyrke (muskeltonus) bliver kædet sammen med at sutte på tommelfinger, og suttevaner kan gøre, at man udvikler kompenserende teknikker, der giver muskeldysfunktion og påvirker måden, man tygger og synker på, samt udviklingen af tænder og kranie. OMFT-behandlere er eksperter, når det kommer til at bekæmpe vanen med at sutte på tommelfingre. Hvis dit barn stadig sutter på tommelfinger, efter hun er fyldt fire år, og hvis dine forsøg på at hjælpe hende af med vanen ikke er lykkedes, er det tid til at opsøge professionel hjælp for at minimere de skader, det kan give. Jo tidligere, jo bedre!

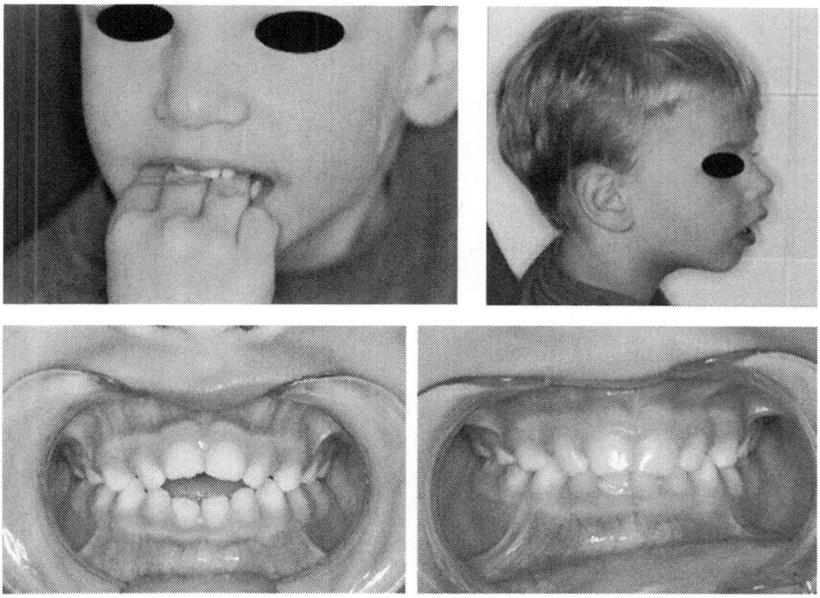

Eksempel på, hvordan myofunktionel terapi har hjulpet en dreng på 2,5 år, som havde en vane med at sutte på sine fingre. Resultatet til højre er efter tre sessioner hen over en periode på tre måender.

Hvorfor er det så vigtigt at tygge?

Vi har kæber, og det er meningen, vi skal bruge dem til at tygge! Desværre har vores moderne livsstil gjort, at vores kost primært består af højt forarbejdede og raffinerede fødevarer, hvilket har reduceret vores behov for at skulle tygge. Prøv at tænke på, hvor meget det kræver at tygge sig igennem et helt, råt æble sammenlignet med, hvad det kræver af tyggebevægelser at spise en omgang æblemos. Råvarer, i deres naturlige, uraffinerede tilstand, kræver mere muskelaktivitet at tygge og synke ordentligt. Mere muskelaktivitet giver øget optimal vækst og udvikling for et barn. Antropologer, som studerer kranier, har fundet ud af, at nutidens mennesker har smallere kæber og konsekvent smallere luftveje end vores forfædre havde for bare et par hundrede år siden, og det understøtter evidensen af, at der er en epigenetisk effekt af vores moderne, bløde diæt og livsstil.

Hvad vil det sige at have stramt tungebånd eller en tunge med nedsat mobilitet?

På undersiden af tungen sidder noget blødt væv, kaldet *lingual frenum* eller tungebåndet, som forbinder tungen til mundgulvet. Dette er en normal struktur, men hvis tungebåndet er stramt, eller det binder til mundgulvet på en måde, som nedsætter bevægelserne af, eller mobiliteten i, tungen, kan tungen muligvis ikke komme op og ligge og/eller hvile i ganen. I stedet finder en tunge, som er hæmmet af et stramt tungebånd, en lav hvileposition i bunden af munden, hvilket kan resultere i mange orofaciale, myofunktionelle problemer (OM-problemer). Et succesfuldt resultat med myofunktionel terapi kræver, at tungen uden problemer kan komme op i ganen og hvile. Hvis tungen er hæmmet i sine bevægelser, kan man udføre et kirurgisk indgreb kaldet frenektomi, hvor man løsner det stramme tungebånd og dermed giver større mobilitet og bedre tungefunktion. Myofunktionel terapi er også essentielt i forhold til at få et godt resultat fra tungebåndsklippet og bør derfor indarbejdes i den efterfølgende behandlingsplan, da det hjælper til at bevare den fulde bevægelighed i helingsprocessen og genoptræner tungen, så den får korrigeret sin hvileposition og muskelhukommelse. Hvis man undlader at lave efterbehandling af såret samt myofunktionelle øvelser umiddelbart efter indgrebet, resulterer det ofte i fibroid sammenlukning af det overklippede væv, så det heler stramt sammen.

Kan orofacial, myofunktionel terapi hjælpe voksne?

Uden tvivl. Forskningen bliver ved at bekræfte fordelene ved, at voksne laver myofunktionel terapi. I 2015 udgave Stanford-forskeren Macario Camacho (MD) og hans team en review-artikel over den tilgængelige litteratur på området i tidsskriftet *Sleep* fra *Sleep Research Society*, med titlen "Myofunctional Therapy to Treat OSA."[108] Forskerne konkluderede, at myofunktionel terapi nedsætter AHI (Apnø-hypopnø-indekset, som er en måde at måle sværhedsgraden af søvnapnø) med omkring 50% hos voksne og 62% hos børn, og at snorken og træthed om dagen blev forbedret hos voksne, efter de havde lavet myofunktionel terapi. Camachos review af forskningen konkluderede, at myofunktionel terapi kan anbefales som supplerende terapi i behandlingen af obstruktiv søvnapnø.

Hvordan finder man frem til brugbar information og rådgivning omkring OM-problemer og OMFT-forløb?

Hver persons individuelle behov er forskelligt og unikt, og kan kun adresseres ordentligt af en kvalificeret OMFT-terapeut gennem en personlig undersøgelse. Sociale medier og andre ressourcer på internettet kan give forkert eller utilstrækkelig information. Mere information om organisationer, der beskæftiger sig med OM-problemer, kan findes i afsnittet "Få Mere Viden".

KAPITEL 24

Kiropraktisk Behandling

Marty C. Lovvorn, DC

Hvorfor vil nogen dog tage en baby til en kiropraktor? Behandlere hører ofte en eller anden version af dette spørgsmål. Dette afsnit kommer ind på det og andre spørgsmål, som relaterer sig til kiropraktisk behandling. Behandling af babyer, børn og voksne vil blive diskuteret, ligesom vi kommer ind på, hvordan tilsyneladende urelaterede problemer som smerter og spændinger i nakken, skuldersmerter og hovedpine kan hænge sammen med et stramt tungebånd.

Antallet af personer, som søger hjælp hos en kiropraktor til deres børn eller dem selv, er steget inden for de seneste år. Det er sandsynligt, at familier søger råd hos deres børnelæge eller egen læge i forhold til, hvordan kiropraktisk behandling foregår, og hvad man kan bruge det til. Det er vigtigt, at forældre og andre behandlere kan få god information om, hvilke fordele der kan være ved at tage til en kiropraktor og få behandling. I USA er kiropraktorer vokset til at være den tredjestørste gruppe af sundhedsfaglige (efter læger og tandlæger), som er den første, patienterne opsøger for at få hjælp.[111] Ifølge en undersøgelse fra 1994, var kiropraktorer den type alternative behandler, som oftest blev opsøgt af pædiatriske patienter[41].[112] Selvom de fleste voksne (85%) konsulterer en

41 Pædiatriske patienter = børn

kiropraktor for at få hjælp til muskuloskeletale[42] problemer, kommer børn ofte til en kiropraktor for en række problemer, der rangerer fra bekymringer angående vejrtrækning til problemer med øre/næse/hals, og endda også adfærdsproblemer. Og endnu vigtigere, så opsøger et stigende antal forældre kiropraktisk behandling til deres børn for at opnå en forebyggende effekt. I 1993 rapporterede *the American Chiropractic Association*, at 8% af kiropraktiske patienter var yngre end 16 år, og *the National Board of Chiropractic Examiners* rapporterede, at 10% var yngre end 17 år. Dette svarer til omkring 20 millioner besøg fra børn i kiropraktiske klinikker om året.[112] Antallet af børn, som besøger en kiropraktisk klinik, er forholdsvis højt, og er fortsat steget, efter tallene blev publiseret.

Når nogle mennesker hører om kiropraktisk behandling på børn, er deres første forestilling, at kiropraktoren tager deres skrøbelige, nyfødte baby og knækker eller manipulerer deres nakke i en unaturlig stilling. Denne forestilling kunne ikke være længere fra virkeligheden! Kiropraktisk behandling på babyer er blid og smertefri, og babyerne virker ofte mere afslappede og rolige efter behandlingen. Kiropraktoren begynder ofte med at spørge ind til nuværende symptomer, spisevaner og den generelle tilstand, og vil også gerne høre om, hvordan fødslen gik; de første ubalancer kan opstå, når baby bliver født. Babyen bliver herefter undersøgt for, om der er nogle små anormaliteter i kranieform, muskeltoning og/eller bevægelsen af leddene. Hvis en ryghvirvel er ude af led, lægges der et blidt pres for at opnå normal bevægelse af rygsøjlen. Justeringen foregår ikke sådan på en voksen, hvor man ofte hører, at det popper og knækker. Justeringen på babyer kræver et roligt, blidt pres, hvor man kun bruger fingerspidserne. Trykket svarer til, når man i supermarkedet checker modenheden på en avokado eller tomat. Efter at være blevet justeret, kan babyerne ofte bevæge hovedet mere frit til begge sider, hvilket kan give en bedring af amningen. Babyer vil desuden også ofte blive afslappede, få et afbræk i kolik-

42 Muskuloskeletale smerter omfatter en række lidelser, der forårsager smerter i knogler, led, muskler eller omgivende strukturer.

symptomere eller få gang i fordøjelsen. Hvorfor sker disse ting? Knoglerne i rygsøjlen, kaldet ryghvirvlerne eller *vertebrae*, omgiver og beskytter knoglemarven, som består af milliarder af nervefibre, som løber gennem hele kroppen. Disse nerver fungerer som en vej eller en passage, som hjernen kan bruge til at kommunikere med resten af kroppen. Selvom de fleste kun tænker på nerver i forbindelse med smerter, så er det kun en lille del af nervernes funktion. Nerverne har også ansvar for de vigtige ting i livet — som for eksempel vejrtrækning og tarmbevægelser. Hvis en ryghvirvel er ude af led, kan det lægge pres på nerven og give en dysfunktion. Når det sker, kommer babyen i en tilstand stress og slapper ikke af. Hos babyer og spædbørn opstår de fleste ubalancer i den øvre del af deres nakke, også kaldet den cervikale del af rygsøjlen, hvilket kan sende deres nervesystem i den sympatiske "flygt-eller-kæmp"-tilstand. Ved at berolige nervesystemet, giver kiropraktiske justeringer babyernes kroppe mulighed for at fungere, som det er meningen, de skal, og for at forebygge uønskede problemer som for eksempel dårlig fordøjelse og forstoppelse, ringe hovedkontrol, ammeproblemer (særligt hvis der er flere problemer i den ene side) og generel utilpashed.

Hvordan kan babys nakke komme ud af led?

Ligesom det er tilfældet ved voksne, så opstår ubalancer sjældent som følge af én stor hændelse, men som et resultat af gentagne mikro-traumer fra aktiviteter i dagligdagen. Normale ting, som at sove i en autostol eller bæresele, eller endda den måde, mødre vælger at holde deres baby på, kan alt sammen gøre, at en ryghvirvel kommer ud af led. Faktisk kan mange af de udviklingsmæssige milepæle, baby kommer igennem i løbet af de første to leveår, gøre, at det kan være nødvendigt med regelmæssige kontrolbesøg hos kiropraktoren. Milepæle, som blandt andet det at lære at sidde oprejst, begynde at kravle og trække sig op i stående stilling, ligesom hyppige fald, når man lærer at gå, kan spille en rolle. For nyfødte er det den stilling, de lå i inde i mors mave, udfordrende eller lange fødsler samt indgriben, som for eksempel brug af sugekop, tang eller endda kejsersnit, som kan give et øget pres på deres nakke og hoved, som kan give traumer hos skrøbelige babyer.

På grund af den stigende mængde af forskning i sikkerheden og effekten af kiropraktisk behandling på ofte forekommende symptomer hos spædbørn, som for eksempel ammeproblemer, kolik, refluks og øreinfektioner, søger mange mennesker nu kiropraktisk behandling som noget af det første, når de oplever disse problemer. Selvom der er en stigning i den tilgængelige research på, hvordan kiropraktisk behandling kan afhjælpe ammeproblemer, er der meget lidt forskning, som kigger på de bagvedliggende grunde til, hvorfor disse symptomer opstår.[113] En af de ting, kiropraktoren må og skal kigge på, er, om der muligvis er tale om stramt tungebånd.

Hvordan finder du en kiropraktor, som behandler spædbørn?

Det er ikke alle kiropraktorer, som behandler spædbørn eller børn, så det er vigtigt at undersøge, om den behandler, du vælger, er vant til at arbejde med børn. Nogle specialiserer sig i at behandle atleter, mens andre er mere optagede af at hjælpe familier. Typisk vil en kiropraktor, som ser mange gravide kvinder, også undersøge og behandle spædbørn. Et opkald til klinikken forud for din aftale kan være en god idé. Hvis receptionisten siger: "Åh ja, vi elsker at få besøg af babyer," så er det typisk et godt tegn. Hvis vedkommende lige er nødt til at spørge bagom, er det nok ikke den bedste idé at tage din nyfødte til den klinik, fordi de ikke ser dem regelmæssigt. En henvisning fra en ammekonsulent kan være en god hjælp, hvis du er usikker på, hvem der er god i dit område. Et andet sted at lede kan være i din mødregruppe, enten dem du mødes med eller dem, der findes online på sociale platforme, som for eksempel Facebook. Mange af dem, der findes i grupper for stramt tungebånd, vil allerede have ledt efter en kropsbehandler, for eksempel en kiropraktor eller kranio sakral terapeut, og kan give dig en anbefaling af nogen, som ikke blot er gode til at behandle spædbørn, men som også kender til de problemer, der kan hænge sammen med et stramt tungebånd.

Hvordan kan et stramt tungebånd have indvirkning på amning, torticollis og kraniets form samt forårsage hovedpine?

Det virker måske skørt, at der kan være en sammenhæng mellem en lille streng under tungen og så alle disse afledte problemer, som ses i hovedet, nakken og skuldrene. Men det er altså sådan, at musklerne og bindevævet, eller fascia, er tæt forbundet fra munden og kæben ned til kravebenet og brystbenet. Selvom der er mange lag af bindevæv omkring halsen og nakken (cervical fascia), som alle kan være påvirkede, er det, der oftest bliver påvirket af et stramt tungebånd, de yderste lag af bindevævet rundt om halsen, som blandt andet strækker sig fra den nederste kæbe (mandible) til tungebenet, halsmusklen sternocleidomastoideus og trapezmusklen (Trapezius), for at nævne et par stykker. En anormal stressbelastning på dette væv giver ubalancer, som kan føre til mange af de symptomer, man ofte ser hos babyer, børn og endda voksne.

Torticollis, også kaldet "fejlstilling af hovedet" eller cervical dystoni, er en muskuloskeletal tilstand, som er karakteriseret ved en manglende evne til at dreje hovedet lige meget til både højre og venstre, fordi der er spændinger i musklerne eller bindevævet i den ene side. Denne tilstand kan føre til en række symptomer hos babyer og børn, blandt andet ammeproblemer, at hovedet er drejet til den ene side eller en tendens til, at den ene skulder sidder højere end den anden. Hos voksne med torticollis ser man oftest nakkesmerter, hovedpine, fremadrettet hovedstilling (forward head posture) og spændte muskler i nakken og øverst i skuldrene. Derfor har patienter ofte smerter i nakken og ryggen på grund af problemer, der har deres rod i munden. Desværre er det ikke alle kiropraktorer, som er uddannede i at se efter, om et stramt tungebånd kan være en potentiel årsag.

En hurtig snak om skævt hoved hos spædbørn (plagiocefali). Denne tilstand beskriver en flad eller misformet hovedform. Det ses hos mange spædbørn, og betyder, at der er en asymmetrisk form af kraniet (kranieknoglerne). Det er en tilstand, hvor en eller flere suturer (eller led) i den nydfødtes kranie vokser for tidligt sammen og bliver til knogle. Selvom det kan skyldes mange faktorer, kommer det ofte af en kombination af den måde, babys lå i mors mave, en tidlig fødsel, en flerlingefødsel (tvillinger, trillinger osv.), torticollis, brug af autostol og endda også af at sove på ryggen. Den amerikanske sammenslutning af børnelæger (The American Academy of Pediatrics) anbefaler stadig, at babyer sover på ryggen for at mindske risikoen for vuggedød; derfor er mavetid og det, at vende hovedet på baby, vigtige redskaber, man kan benytte sig af for at undgå, at ens baby udvikler fladt baghoved. Kiropraktisk behandling og kranio sakral terapi kan være gode måder at behandle babyer med plagiocefali. I moderate eller svære tilfælde kan nogle børn være nødt til at at bruge en særlig forbinding eller hjelm for at hjælpe til at genskabe kraniets optimale form.

Problemer med ubalance af musklerne påvirker folk i mange aldre. Hovedpine, som udspringer fra nakken, kommer af en dysfunktion i nakken, typisk i nakkehvirvlerne. Selvom den helt præcise grund til hovedpinen ikke står klart, og kan have mange forskellige, medvirkende årsager, er netop dette symptom noget, som ofte ses ved muskelubalancer.[114] Disse ubalancer er højst sandsynligt et resultat af stramme og ømme muskelfibre i nakkeregionen, og omfatter mange af de samme muskler, som bliver påvirket af langvarige problemer fra et stramt tungebånd. Dette mønster af muskelubalancer resulterer ofte i dysfunktioner i leddene ved kraniebasen og den første halshvirvel (atlas). Et stramt tungebånd kan være en medvirkende årsag. Et klip af tungebåndet kan måske hjælpe til at nedsætte hyppigheden eller intensiteten af hovedpine og migræne.

Voksne er dem, der oftest besøger en traditionel, kiropraktisk klinik. Voksne, som har smerter eller spændinger i nakken og/eller skuldrene, og hvor problemerne bliver ved at vende tilbage, så de er nødt til at besøge kiropraktoren regelmæssigt, bør overveje at få undersøgt, om de har stramt tungebånd. Hvis den voksne også havde problemer med udtale eller spisning som barn, eller aktuelt har problemer med udtalen, at synke kødstykker eller at sluge piller, er det endnu mere relevant at mistænke et stramt tungebånd.

Desuden kan hovedpine og dårlig søvn, som søvnapnø, at man bevæger sig meget rundt i sengen, når man sover, at man vågner let eller har svært ved at falde i søvn, alt sammen pege på, at der kan være stramt tungebånd.

Når et stramt tungebånd bliver opdaget og klippet, giver det nærmest øjeblikkelig forbedring af funktionen hos både yngre og ældre patienter. Når tungen er blevet løsnet, bør kiropraktoren lave en ny undersøgelse og behandle, hvis det er nødvendigt, for at sikre, at der er kommet balance i ryghvirvlerne. Kranio Sakral Terapi (KST) bør også overvejes for at afhjælpe sammenklistret og indtørret bindevæv. Fra en kiropraktors perspektiv kan man forvente en tydelig bedring af bevægeligheden og færre spændingerne i nakken, fordi et klip af tungebåndet giver mindre sammenklistret bindevæv og mere afslappede muskler.

Hvis du observerer, at de justeringer, kiropraktoren laver på dig eller dit barn, ikke bliver ved at holde (så du er nødt til at tage forbi og få behandling regelmæssigt, og det altid virker til at være det samme sted, den er gal med), eller at du eller dit barn ofte klager over nakkesmerter, spændinger i nakken eller dårlig søvn, så skal du i høj grad mistænke, at en af jer har stramt tungebånd. Hvis disse problemer bliver suppleret af udtalevanskeligheder, spiseproblemer eller en forhistorie med ammeproblemer eller supplering/spisning fra flaske som spæd, så skal du få lavet en vurdering hos en, der er uddannet til at lave en funktionel vurdering af tungen.

KAPITEL 25

Kropsbehandling, Nervesystemets Udvikling og Mavetid!

Michelle Emanuel, blandt andet uddannet børneergoterapeut, kranio sakral terapeut og skaber af TummyTime!™ Metoden (OTR/L, NBCR, CST, CIMI, RYT200)

Kropsbehandling og Manuel Behandling af Blødt Væv

Kropsbehandler er en fællesbetegnelse, som bliver brugt til at beskrive en behandler, som er certificeret i at behandle med hænderne, og som arbejder med kroppen for at skabe en terapeutisk forandring. Et andet ord for kropsbehandling er *manuel terapi*. Typisk bliver kropsbehandling, eller manuel terapi af det bløde væv, udført gennem undersøgelse med hænderne i forskellige former og intensitet, men der kan også bruges instrumenter eller hjælpemidler, alt efter hvilken slags behandler, man går til. En kropsbehandler, eller en, som udfører manuel terapi, kan have en grunduddannelse som for eksempel ergoterapeut, fysioterapeut, kiropraktor, osteopat (som i de fleste tilfælde bygger oven på en fysioterapeutuddannelse) eller certificeret massør. Ud over disse grunduddannelser vælger de fleste terapeuter at bruge mange timer på at specialisere sig yderligere og fortsætte med andre sundhedsfaglige efteruddannelser for at udvide deres ekspertise og behandlingsteknikker.

Kropsbehandling er ikke én samlet størrelse. Der er mange typer af kropsbehandling at vælge ud fra, og dine valg er ofte afhængige af, hvor du bor og de behandlere, der findes i dit lokalområde. Eksempler på former for kropsbehandling/ værktøjer er kranio sakral terapi (KST), ansigtsmassage, akupressur, akupunktur, massage, therapeutic skin movement in pediatrics (TSMP), sacro-occipital teknik (SOT), dynamisk ansigtsterapi og mange flere. Der er mange lighedspunkter ved de forskellige former for behandling, og det er bedre at finde ud af, hvem der er i dit nærområde, frem for at søge efter en specifik behandlingstype. En af de vigtigste ligheder ved behandlingerne er, at graden og intensiteten af berøring og undersøgelse med fingrene altid er blid, og at det bliver gjort i et tempo, som bliver bestemt ud fra, hvad baby kan være med til. Selvom visse teknikker, måden at holde hænderne på og positioneringer kan se ens ud på babyer, er det i responsen fra, og det efterfølgende resultat i, vævet og babyen, som er det, der giver de terapeutiske forandringer. Det vigtigste kontrolspørgsmål, du skal stille en kropsbehandler er: "Har du erfaring med, og uddannelse i, at arbejde med babyer?" Helt generelt vil enhver manuel behandlingsform kunne hjælpe, hvis behandleren har erfaring med at behandle babyer, da de alle er effektive og vigtige. Desuden har de alle en effekt på babys nervesystem, og dette er givtigt for hele kroppen.

Andre ligheder ved forskellige former for blødvævsteknikker inkluderer at arbejde med fascia og huden og at involvere hjernen og nervesystemet. Fascia, på dansk kaldet bindevævet, gennemtrænger hele kroppen, hvor det forbinder muskler med knogler, og knogler med knogler, og omslutter muskelgrupper, og endda individuelle celler. Fascia strækker sig ubrudt gennem kroppen fra toppen af vores hoveder til spidsen af vores tæer. Det består af kollagen, elastin og en grundsubstans (en vandagtig væske). Et stramt tungebånd består af fascia, og dette væv er forbundet til alle andre dele af kroppen. Det er en af grundene til, at et stramt tungebånd har sådan en stor indflydelse på, hvordan en babys krop er positioneret og bevæger sig. Når tungebåndet bliver klippet, løsner fagpersonen fascia, ikke muskler. Muskler bevæger kroppen, fascia binder kroppen sammen; det er den forbundne dans mellem dem, som dikterer, hvordan knoglerne vokser, hvordan bevægelserne sker, og hvordan spisning og amning lykkes. Når baby får løsnet sit stramme tungebånd, bliver fascia/bindevævet løsnet, hvilket giver nervesystemet mulighed for at styre muskler til at bevæge tungen i større grad og med et mere optimalt og modent suttemønster.

Hvorfor har babyer brug for at få kropsbehandling?

Er babyer ikke allerede perfekte? Jeg bliver ofte stillet disse to spørgsmål i min private klinik og i den facebook-støttegruppe for forældre, som jeg administrerer. Babyer med oral dysfunktion og restriktivt, oralt væv har nedsat funktion af tungen. For din baby er munden det primære sensoriske og perceptuelle organ, og dens funktion, og manglen herpå, vil spejle sig i andre dele af kroppen. En baby med et normalt udviklingsmønster får sine "bedste" bevægelsesmæssige og funktionelle færdigheder fra munden, nærmere betegnet fra tungen. Derfor er babyen nødt til at udvikle kompenserende og adaptive bevægelser, i stedet for optimale bevægelser, for at opretholde amning og mundens funktioner. Et eksempel på en strukturel konsekvens af et stramt tungebånd er en høj gane.[64] En høj gane er ikke en optimal form i forhold til vejrtrækning gennem næsen og udviklingen af bihulerne; det fremmer oversensitivitet i mundhulen og kan være medvirkende til, at amningen går dårligt, typisk ved at baby har svært ved at danne undertryk eller holde vakuumet. Teknikker brugt ved kropsbehandling hjælper det bløde væv i kroppen til at glide bedre, hvor det er spændt, låst eller der er "klæbrige punkter". Disse punkter hindrer bevægelse og sensorimotorisk behandling, og de har god gavn af de skift og forandringer, som kommer med blid, manuel behandling og teknikker fra kropsbehandling.

Kropsbehandlere og terapeuter kan hjælpe med at vurdere, om der er stramt tungebånd, gennem validerede vurderingsmodeller som for eksempel Martinelli-protokollen[36] og HATLFF[34] (begge er omtalt tidligere i bogen), kombineret med en manuel undersøgelse, og kigge på symptomer og individuelle omstændigheder. Mange behandlere har desuden sårbehandling som en del af deres fagområde. Dette kan være en fordel for dem, der skal lave aktiv sårbehandling efter klip af tungebåndet. Anset hvilket redskab, der bruges til at løsne tungebåndet (CO_2-laser, diodelaser, saks, skalpel osv.), skal såret hele på en anden måde end det, der var udgangspunktet. Dette betyder, at i stedet for at såret lukker sig på samme måde, som vævet sad sammen før indgrebet, vil vi have såret til at danne nyt væv og på den måde beholde sin diamantform, så det nye tungebånd, som bliver dannet, vil være mere fleksibelt. Teknikker i kropsbehandling, som giver bevægelse og stræk i vævet, aktiv bevægelse af tungen og aktiv mavetid (Tummy Time!), og som støtter den optimale helingsproces.

En anden måde, kropsbehandling og blødvævsbehandling kan hjælpe på, er ved at virke beroligende, både før og efter klip af tungebåndet. Ud over at lave masser af hud-til-hud og mindske "forstyrrelser" hjemme hos dig selv, er der flere andre ting, som kan gøres for at minimere ubehag. Blandt andet regulerende aktiviteter til din babys nervesystem, hvor du bruger berøring, blide håndgreb, afspændingsøvelser og rytmiske bevægelser. Dette, og mere, kan bruges som naturligt smertestillende ved at hjælpe til at producere glædeshormoner.

Til forældrene til babyer og børn, som går igennem hele processen med at få løsnet tungebåndet: det er også en god idé, at du selv får noget kropsbehandling. Selvom det er en hel del nemmere og mindre stressende at gå igennem processen med et tværfagligt hold af fagpersoner i ryggen, så er det stadig en stor belastning. Det er ikke nemt for dig at skulle lære alle disse nye terminologier, træffe beslutninger på baggrund af spritny viden, lave øvelser, lære hvordan du skal behandle såret efterfølgende samt acceptere, at du ikke kan gå igennem det på din babys vegne, men du kan være stærk, rolig og fattet imens. Overvej at spørge, hvem i dit område som har speciale i at arbejde med voksne, og få selv en healende konsultation. Nogle kropsbehandlere arbejder med både babyer, børn og voksne, så du behøver måske ikke kigge så langt.

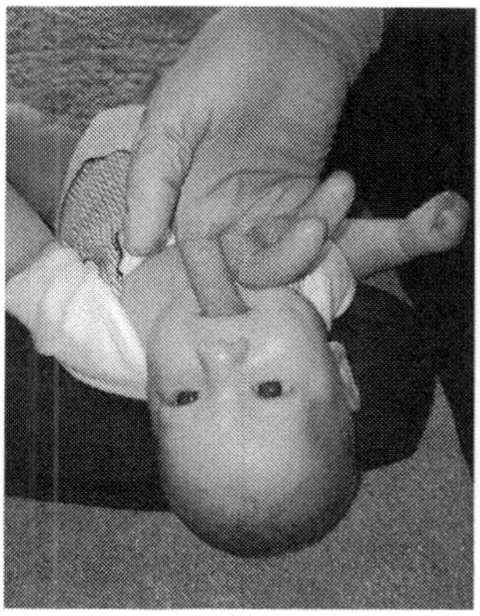

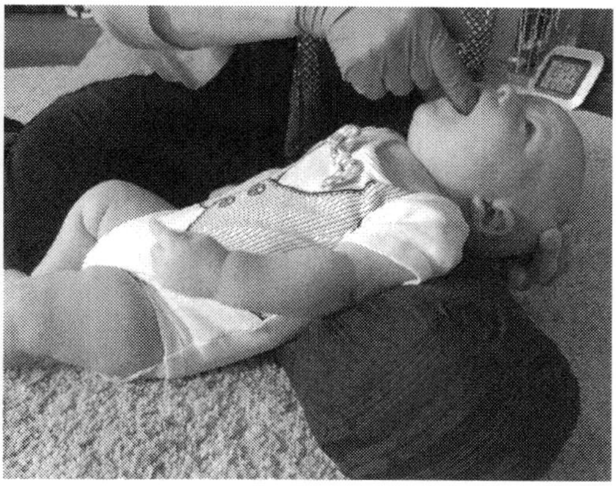

Når du tager din baby til en kropsbehandler, skal du forvente at møde et varmt, imødekommende miljø og en kompetent og omsorgsfuld fagperson. De fleste behandlere laver kropsbehandling på en massagebriks, bolde, skrå overflader eller på gulvet. En hoved-til-tå-undersøgelse skal laves i et tempo, som er tilpasset din babys naturlige rytme. Ud over at kigge efter fysiske ting, man skal tage med i overvejelserne, som for eksempel spændte områder, steder på kroppen hvor berøring udløser beskyttelsesrespons, samt nedsat bevægelse i vævet, vil behandleren desuden undersøge for, og behandle, dysregulering af nervesystemet for at baby kan få mest ud af behandlingen. Dette kan inkludere, at man afslapper babys nervesystem og væv, eller man øger energien og vitaliteten, alt efter hvilke individuelle behov din baby har. Blide, passive bevægelser, og ofte også orale reflekser, primitive reflekser og holdningsreflekser, samt andre bevægelser, benyttes til at fremme den naturlige justering og balance i babys krop. Kropsbehandlere bruger oftest langsomme, blide bevægelser for at skubbe til vævet, så det bliver justeret naturligt og i sin helhed. Det har også en positiv effekt på hele resten af kroppen. Nogle gange kan områder i kroppen føles lidt som en knækket haveslange, som man lige er nødt til at skubbe lidt til, så vandet kan løbe igennem.

De fleste babyer har god gavn af 2 til 6 behandlinger; men der kan være brug for flere, alt afhængigt af faktorer, som for eksempel om man træner videre derhjemme, hvor meget baby vil være med til ved de indledende behandlinger, og hvor hurtigt man ser forbedringer eller forandringer. Til en start skal man måske gå 1 til 2 gange om ugen, og herefter kan man langsomt optrappe tiden mellem behandlingerne.

Hvad kan jeg forvente efter en omgang kropsbehandling?

Der er mange måder, man kan reagere på efter at have fået kropsbehandling, blandt andet kan man have brug for at sove, oftere at komme på toilettet, øget bevægelighed, bedre til at komme på brystet eller at die, og nogle gange er der endda tydelige fysiske eller strukturelle ændringer, for eksempel et fladt punkt, som ikke længere ser helt så fladt ud, eller et asymmetrisk eller uens ansigtsudtryk, som bliver mere symmetrisk. Andre gange kan baby græde en kort periode eller være mere aktiv, og det kan give noget dysregulering af nervesystemet. For det meste ses en positiv respons på kropsbehandlingen. Hvis du føler dig utilpas, eller det mærkes som om, noget ikke er, som det skal være, så snak med din kropsbehandler om det eller find alternativt en anden behandler, som føles mere rigtig for dig. Når alt kommer til alt, handler det ikke kun om de værktøjer eller måder, der bliver brugt, men også om den måde, behandleren er på og interagerer med babyen og resten af familien, hvilket også spiller en kæmpe rolle i forhold til resultatet af behandlingen.

Hjernens udvikling og Terapeutisk, Intentionel Neuroudvikling og Terapeutisk, Aktiv Mavetid (TummyTime!)

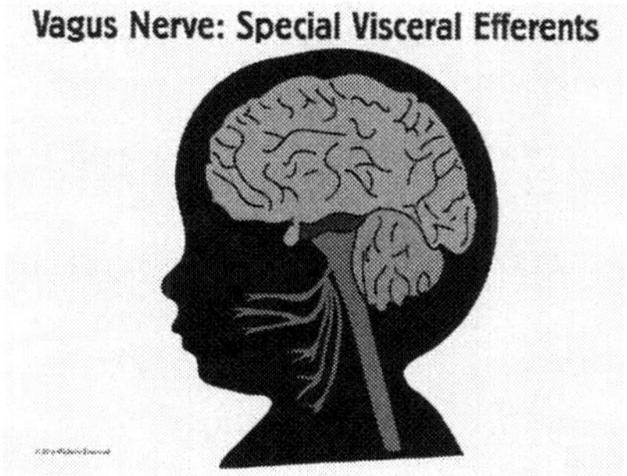

©2016 Michelle Emanuel

Kranienerverne består af 12 nerver, som findes i hjernestammen. Disse nerver giver sensoriske og motoriske evner til de muskler, der styrer vores ansigtsudtryk, tungen, larynx (strubehovedet), pharynx (svælget), den bløde gane, muskler i hovedet og skuldrene, det indre øre, kæben og de tilhørende kæbeled samt muskler og sensoriske nervebaner, der styrer øjnene. Alle de kropsdele har altafgørende betydning for en baby, der lige er blevet født. Kranienervedysfunktion (CND) er en betegnelse, som bliver brugt til at beskrive en babys nedsatte funktionalitet, med særligt fokus på kranienerverne. Det er ikke en diagnose; det er en metode, som erfarne fagfolk bruger til at vurdere en babys funktionalitet, vejlede omkring timingen for klip af tungebåndet og klarlægge, hvilke terapeutiske tiltag der er behov for. Babyer med stramme bånd i munden kan kategoriseres med mild, moderat eller signifikant kranienervedysfunktionalitet. Graden bestemmes ud fra symptomer, for eksempel om der er asymmetri, fordøjelsesproblemer (refluks, luft i maven, aerophagia m.v.), kompromitterede luftveje (hivende vejrtrækning m.v.), hvordan udtalen er (kvalitet og ræsonnans), ansigtsudtryk og meget mere.

En vigtig milepæl i alle babyers udvikling er at udvikle og opnå kontrol over deres holdning. En baby skal øve sig i at udforske og afprøve tyngdekraften, lave aktive og passive bevægelser samt reflektoriske og spontane bevægelser, samtidig med at de skal være i stand til at die effektivt nok ved brystet til, at de tager på i vægt, vokser, føler sig forbundet til sine omsorgspersoner og føler sig tryg. For babyer er en af de vigtige måder at træne holdning og neurologisk udvikling det, vi kalder "mavetid", et udtryk som de fleste nok genkender. Mavetid er tid, som baby tilbringer liggende på maven på et fast underlag, oftest på gulvet. Alle børnelæger kender og anerkender mavetid som en essentiel del af babys udvikling.

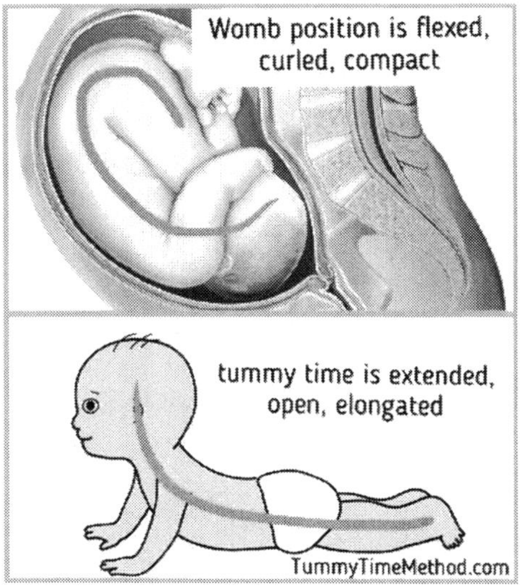

Inden for det første år efter fødslen transformerer babyer sig fra at være hjælpeløse nyfødte til at kunne kravle, trække sig op i stående position og typisk også at begynde at kunne gå. At baby har den umiddelbare evne til at kravle op ad mors mave for at finde og hæfte sig på mors bryst inden for de første 1 til 3 timer efter at være blevet født, vidner om, hvordan mavetid hjælper baby til at overleve og trives. Det er ikke muligt for den nyfødte baby at kravle mod brystet, hvis den bliver lagt på ryggen med ansigtet opad, og babyen vil ikke overleve eller trives efter fødslen i denne position. Babyer, særligt i alderen lige inden, de begynder at kravle og frem til 3 år, har et nervesystem, som udvikler sig med lynets hastighed. Ældre børn og voksne har derimod nået en relativt stabil fase, selvom neuroplasticitet og ændringer er mulige hele livet igennem. Menneskets unger er dem, der efter fødslen kræver allermest støtte og hjælp med at positionere og bevæge sig, sammenlignet med alle andre pattedyr. Babyer er afhængige af, at forældrene, eller omsorgspersonerne, placerer dem i alle de positioner, de kan være i. For eksempel kan en baby ikke selv justere på sin liggeposition og undgå at gøre yderligere skade, hvis hun er blevet lagt til at sove i en vugge, hvor hovedet ligger til den foretrukne side, og der derfor er et øget tryk, som gør den ene side af hovedet mere fladt. Betegnelsen "det fjerde trimester" er blevet betegnelsen for de første 12 uger efter fødslen for at sætte en streg under den fortsatte neurologiske modning og de processer, som er nødvendige for nyfødte mennesker at skulle igennem efter de første cirka 40 uger i livmoderen.

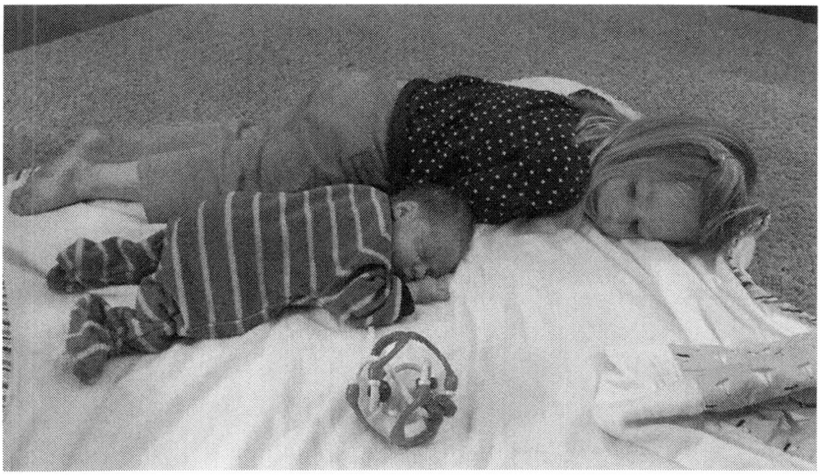

Babyer er afhængige af, at deres forældre eller omsorgspersoner positionerer dem i, og introducerer dem for, varierede bevægelser for at udfordre og stimulere nervesystemet, så de opnår en optimal fremgang i den neurologiske udvikling. Babyer har en cephalocaudal udvikling, hvilket betyder, at de udvikler sig i en rækkefølge fra hovedet (cephalo) til halen (caudal): hovedet først, halen til sidst.

Hvor babyer, som ikke har nedsat oral funktion og restriktioner, som bliver holdt og båret meget (begge dele er en form for mavetid) får masser af stimulering og input fra disse aktiviteter, så har babyer med stramme, orale bånd brug for specifikke, terapeutiske, bevidste oplevelser med mavetid for at tilgodese og afhjælpe den manglende funktionalitet i munden.

I 1992 indførte *the American Academy of Pediatrics*[43] (AAP) to vigtige anbefalinger for babyer. De blev kaldt "Back to Sleep" og "Tummy to Play"[44], og skulle sætte fokus på vigtigheden af at lave bevidst mavetid i en kultur, hvor babyer anbefales at sove på ryggen. I 2011 påpegede AAP igen, at mavetid er vigtigt, og denne gang blev det specificeret, at det er nødvendigt for at forebygge plagiocephaly, også kendt som fladt hoved på baby. Den aktuelle statistik viser, at 46%, altså knap halvdelen af alle babyer, udvikler plagiocephaly.[115] En anden klinisk observation, som har været konstant i min klinik gennem de seneste 10 år, er sammenhængen mellem stramme, orale bånd og udviklingen af fladt hoved (for eksempel plagiocephaly, brachycephaly, scaphocephaly og andre mønstre, som påvirker hovedformen). Jeg vil understrege, at dette ikke er blevet formelt undersøgt i et forskningsstudie. Det er et resultat af, at jeg ser de samme restriktioner, problemer og mønstre gennem årelang erfaring, kombineret med hvad jeg ved omkring optimal udvikling af munden på et spædbarn.

Mavetid er en nødvendig del af babys udvikling af nervesystemet og spisefærdighederne, fordi hele kroppen er involveret i skift i vægtfordelingen og i bevægelse, når baby ligger i denne stilling, og det støtter tungen og de orale funktioner. Inde i livmoderen ligger babyer sammenkrøllet eller foroverbøjet med begrænset mulighed for at rette kroppen ud, også kaldet ekstension. Fra fødslen og cirka 9 måneder frem, bruger babyer deres tid på at

43 Den Professionelle Sammenslutning af Amerikanske Børnelæger

44 De to termer er ordspil, som har et budskab om, at man skal sove på ryggen og lege på maven.

udstrække, eller ekstendere, deres krop, og dette gøres bedst, når de ligger på maven. Mavetid hjælper baby med at lære at bevæge sig og kontrollere sine bevægelser i forhold til tyngdekraften. Babys første store udviklingsmæssige mål og præstation er, ud over at forbinde sig med sine omsorgspersoner og at lære at amme, at opnå kontrol over sit hoved. Et studie om mavetid viste, at der var markante forskelle i hovedkontrol hos babyer, der tilbragte tid på maven, sammenlignet med dem der ikke gjorde.[116] For at en baby kan opnå hovedkontrol, er tungen nødt til at have sin optimale funktion, hvilket inkluderer bevægelsesfrihed, styrke og udholdenhed. Et stramt tungebånd begrænser alle disse tre parametre og giver udfordringer for den orale funktion, og ofte giver det også problemer med amningen, selvom nogle babyer med stramt tungebånd kan ammes tilstrækkeligt uden smerter eller ubehag.

Så lad os nu bare få alle babyer til at lave mavetid, ikke? Ja! Der er dog enkelte forhindringer og besværligheder for babyer med stramme bånd i munden. Din egen baby er måske ikke meget for at lave mavetid, eller også har du hørt om andres babyer, som bare "hadede" at ligge på maven. Jeg lover dig, at babyer ikke hader noget som helst, men at de vil give udtryk for det, når de oplever smerte eller ubehag. Det interessante er, at babyer med stramme, orale bånd har særligt svært ved det med at ligge på maven, hvilket både kommer til udtryk ved fysiske og funktionelle begrænsninger.

Her følger en øvelse, som kan gøre min pointe helt tydelig: Hold din tunge nede i bunden af din mund, ligesom hvis du havde et stramt tungebånd, og læg dig så på maven og prøv at løfte og dreje dit hoved. Prøv at skubbe dig op fra gulvet med armene og kom op på strakte arme, så din nakke og skuldre bliver lange. Dette er en lille del af de unikke udfordringer med mavetid, som babyer med stramme bånd står overfor. Og så har jeg ikke engang nævnt dysregulering af nervesystemet, at have hovedet til en yndlingsside samt torticollis, udviklingen af fladt hoved (plagiocephaly, brachycephaly, scaphocephaly), fordøjelsesproblemer (som for eksempel refluks, luft i maven og aerophagia) og snævre luftveje.

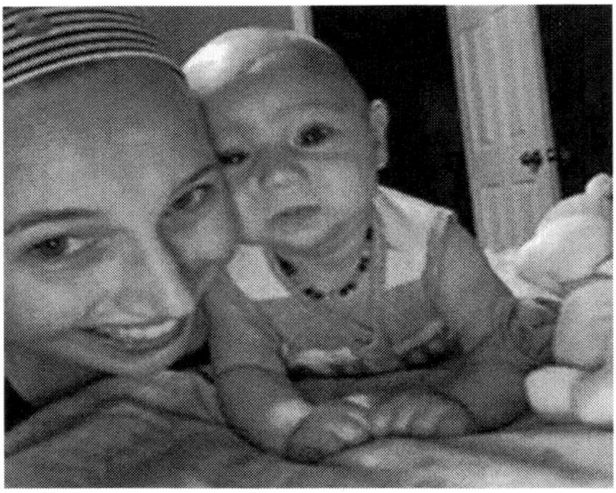

Efter at have arbejdet med mange babyer, som har bøvlet med konsekvenserne af fysiske og funktionelle begrænsninger og restriktioner, udviklede jeg metoden *TummyTime!™ Method* (TTM), som er en simpel, men effektiv, måde at hjælpe babyer og forældre med at finde sammen om at ELSKE mavetid. Ud over det, blev TTM udviklet til specifikt at:

» Fremme regulering af nervesystemet - hvordan baby bliver rolig og slapper af
» Mindske refluks
» Fremme effektiv bøvsning og udskillelse af luft i maven
» Nedsætte præferencen for at dreje hovedet til den samme side eller torticollis
» Optimere tungens og kæbernes funktion ved at eliminere kompensationer og fremme nye, funktionelle bevægelser
» Vække, udnytte og integrere primitive og posturale reflekser
» Fremme aktive og passive bevægelser for hele kroppen

TTM går skridtet videre i forhold til blot at lægge baby på maven; det er en behandlingsmetode, som udnytter den maveliggende position med det specifikke formål at berolige nervesystemet og optimere funktionen af kranienerverne, hvilket fører til optimal udvikling af de orale og neurologiske evner. TTM giver også løsninger til babyer, som kæmper med udviklingen på andre områder, som hovedkontrol, at kunne dreje hovedet til begge sider, at kunne hvile i afslappede kropsstillinger størstedelen af tiden og så videre.

Selvom mange mennesker forstår sammenhængen mellem mavetid og stramt tungebånd, når man taler om disse ting, er der på nuværende tidspunkt ikke publiceret specifikke studier på området. Dog viser et nyere studie, at babyer, som ved 6-måneders-alderen stadig ikke kan skubbe sig selv op fra gulvet på strakte arme under mavetid, er forsinkede i deres udvikling i forhold til babyer, som godt kan skubbe sig op på strakte arme.[117]

For at blive god til at skubbe sig op på armene, er en baby nødt til at få erfaringer med at ligge på maven. Ofte er der tilbragt alt for lidt tid på maven, og de fleste babyer med stramt tungebånd skubber sig enten op med for meget kraft og bliver kede af det, eller også undgår de helst at skubbe sig op fra gulvet med armene. Dette har en direkte indflydelse på deres udviling, inklusiv de mundmotoriske færdigheder. Ud over det, så har mange babyer med stramme, orale bånd en tendens til at udvikle en lang ryg eller bøje kroppen bagover, hvilket gør, at hovedet ikke kommer godt med frem, når baby bliver trukket op i siddende stilling eller lagt i en stilling, hvor hovedet skal være fremad. Begge disse bevægemønstre, forlænget eller bøjet, er tegn på, der er en ubalance i, eller dysregulering af, holdningen.

Ud fra min professionelle erfaring, er TTM effektivt i forhold til at reducere kompenserende mønstre forårsaget af et stramt tungebånd. Jeg ser også typisk øget styrke, udholdenhed og funktion af de orale og holdningsmæssige færdigheder. At have en effektiv træningsmetode, du på daglig basis kan bruge hjemme hos dig selv sammen med din baby, hjælper til at opnå terapeutiske forandringer og fremgang. At lave TTM med din baby i tiden mellem amning og kropsbehandling støtter og vedligeholder øvelser, aktiviteter og den manuelle behandling, som din baby får under selve konsultationerne. Du er hjemme med din baby 7 dage om ugen, 24 timer i døgnet, mens hun kun er sammen med ammevejlederen eller kropsbehandleren i 1 eller 2 timer et par gange om ugen. Det er gavnligt at have TTM i din værktøjskasse; find en lokal fagperson til at hjælpe dig i gang eller find min YouTube-kanal (søg efter Michelle Emanuel).

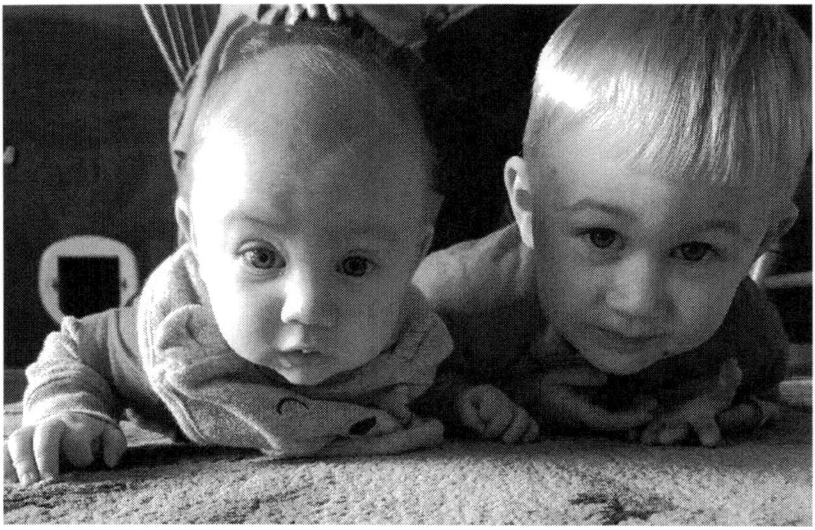

I 2015 lavede jeg et uformelt studie i min klinik, hvor jeg undersøgte 20 babyer ved at bruge et valideret skema, som bruges til at vurdere OT/PT postural responses in gravity. En erfaren og kvalificeret tandlæge diagnosticerede alle 20 babyer til at have posteriort stramt tungebånd, og de havde alle været igennem et klip af tungebåndet forud for undersøgelsen hos mig. Jeg havde, på baggrund af min erfaring, forventet at kunne konstatere en eller anden grad af holdningsmæssig sen udvikling; men jeg blev alligevel overrasket over, at 17 ud af 20 babyer scorede 2 standardafvigelser under det normale. Dette viser, at et overvældende flertal af babyerne med posteriort stramt tungebånd havde en forsinket kropslig reaktion på omsorgsgivende aktiviteter. Som ekspert i neurologisk udvikling, var dette bekymrende for mig, fordi det gav mig en større forståelse af, hvilke udfordringer babyer med stramme orale bånd står overfor. Det bekymrede mig også, at ikke én af disse babyer var blevet henvist til mig af deres børnelæge. Fordi dette studie ikke blev udført inden for de stramme retningslinjer, som et videnskabeligt eller medicinsk institut er underlagt, kan jeg ikke komme med en bred påstand om denne opdagelse, men jeg kan dog sige, at vi bør kigge nærmere på forbindelsen mellem stramt tungebånd, holdning og udviklingsmæssige færdigheder. Der er en klar udviklingsmæssig sammenhæng mellem tungefunktion og udviklingen af en stærk holdning.

Men her er den gode nyhed: 15 ud af 17 fik et resultat inden for normalen inden for 6 uger, når de brugte **4 Part Functional Movement Protocol** (FMP), som består af:

1. Reducere eller helt undgå brug af redskaber, som gør baby passiv (barnestol, gynge og andet babyudstyr) og bevægelseshæmmende redskaber (svøb og andet, der forhindrer bevægelse)
2. Implementering af metoden TummyTime!™ Method samt fremme optimale bevægelser gennem en række forskellige øvelser
3. Arbejde for forandringer i daglige aktiviteter, som understøtter den normale udvikling af mundens funktion
4. Sikre en optimal positionering under søvn, både om natten og dagen, hvilket er med til at udvikle optimale mundmotoriske færdigheder

Hvor meget terapeutisk, intentionel mavetid har babyer med TOTs brug for?

I stedet for at fokusere på *kvantiteten* af mavetid, så fokusér hellere på *kvaliteten* af mavetid og oplevelser, I kan have på gulvet. Når baby har gentagne dejlige og samhørighedsskabende oplevelser, vil komfort og lethed hjælpe baby til at nyde, og ligefrem søge at lave, maveøvelser. Mavetid behøver ikke at tage lang tid — bare 5 minutter et par gange om dagen er godt nok i starten. Baseret på min erfaring, er det nemmere for babyer at være engagerede i maveøvelserne, når man introducerer dem ofte, men i kort tid af gangen. Kravl ned på gulvet sammen med din baby, syng sange I kender, snak og skab forbindelse med din baby. Disse gentagne øvelser hjælper din baby til at tilpasse sig og modnes udviklingsmæssigt.

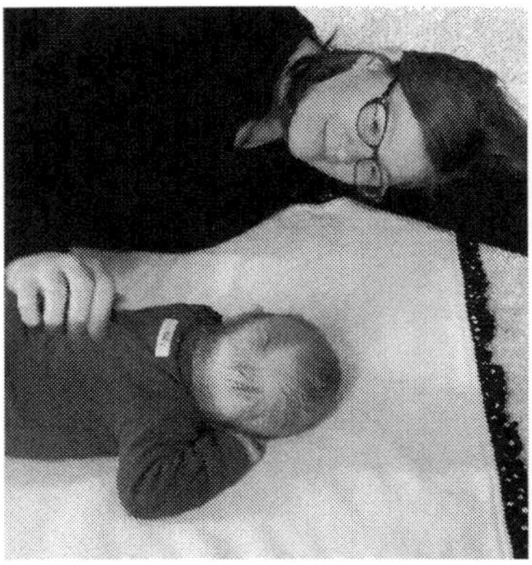

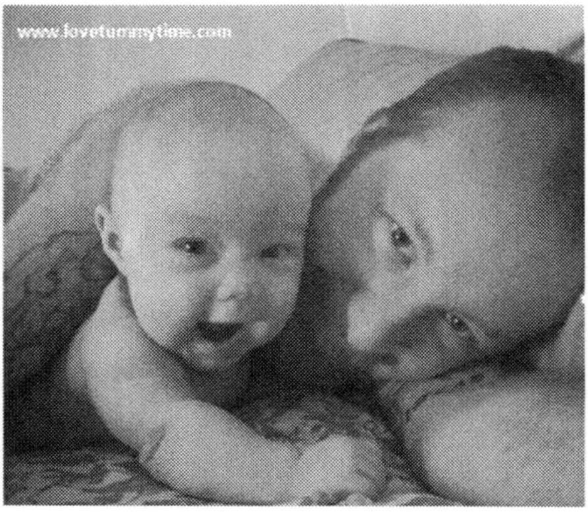

TTM TIP: Hvis du kæmper med at få lavet hyppige, korte sessioner med mavetid, kan du gøre det, at du ruller baby rundt på maven for at ligge i et minuts tid efter hvert bleskift. I løbet af en hel dag vil dette blive til mange minutter, og hver eneste lille minut hjælper.

Hvornår skal vi starte med mavetid?

Babyer har gavn af at starte med at have mavetid helt fra de bliver født. De første to leveuger tilbringes primært på brystkassen af en forælder eller værge, men efter den tid er et tæppe på gulvet det bedste sted, du kan lave mavetid med din baby. Men hvad gør du så, hvis du endnu ikke er begyndt at lave mavetid, og din baby er meget ældre? Bare start i dag. Lav en masse mindre sessioner af sjov legetid på maven.

Det er essentielt for terapeuter, som arbejder med det professionelt, at samarbejde og kommunikere med ammekonsulenten og den, der udfører klip af tungebåndet. Det behøver ikke at betyde, at de arbejder for samme firma eller bureau, men at de arbejder sammen som et hold, kommunikerer og laver passende henvisninger for at yde omfattende hjælp til din baby og familie.

Findes der nogle alternative positioner til at lave mavetid?

» Ammepude
» Hen over dit skød
» Hen over din arm
» På en trænings- eller badebold
» Babywearing (at bære dit barn med et bæreredskab, foran eller på ryggen)

Er mavetid sikkert?

Ja! Du skal altid være sammen med dit barn, når I laver aktiviteter på maven. Mavetiden er begyndelsen på, hvordan du og dit barn kan lege sammen. At øve samspillet og lege sammen, mens I ligger på gulvet sammen på maven, er en sjov, sikker og fantastisk måde at tilbringe tid sammen.

Andre aldersgrupper:

Mavetid eller tumletid er ikke kun for babyer. Tumlinge, førskolebørn, skolebørn, teenagere og voksne i alle aldre kan have gavn af at tilbringe tid på maven. Nogle mennesker går på gymnastikhold og nogle dyrker yoga eller Pilates, mens andre går til udviklende sport og dans, som alle bygger på mave-mod-jord-øvelser. Uanset hvad, så har vi alle brug for at lave vægtbæring, vægtforskydning og roterende bevægelser med vores krop for at opnå optimalt helbred og velvære.

KAPITEL 26

Voksne

Ofte er det sådan, at voksne først indser, at deres tungebånd er stramt, når behandlingen af deres barn eller baby får dem til at overveje at kigge ind i deres egen mund. Disse voksne har typisk været forbi mange sundhedsfaglige, men ingen som har kigget under deres tunge. Nogle gange møder en voksen op til en undersøgelse hos os og fortæller, at vedkommende har fået klippet tungebåndet som barn. Når dette er tilfældet, beder vi dem løfte tungen op i ganen, mens munden er vidt åben, for at se, hvor højt tungen kan løftes. Mange gange kan tungen ikke engang løfte sig 2,5 centimeter, når den egentlig skulle kunne komme helt op, eller næsten, og nå ganen. Det er en hurtig måde at undersøge det indledningsvis. En mere grundig undersøgelse, samt uddybende spørgsmål, kan laves efterfølgende for at slå fast, om den voksne patient har symptomer, som retfærdiggør et klip.

En søgning på PubMed med ordene "tongue-tie and adults" (stramt tungebånd og voksne), "tongue-tie and TMJ issues" (stramt tungebånd og TMD-problemer) og "tongue tie and migraines" (stramt tungebånd og migræne) giver kun få resultater. Kun en enkelt artikel omhandler behandling af stramt tungebånd hos voksne. I 1993 undersøgte Mukai behandlingen af 38 voksne patienter med medfødt stramt tungebånd, hvor de fleste havde en klasse III-kæberelation (underbid), skæve tænder eller høj gane. [118] De rapporterede også om subjektive symptomer som "stivhed i skuldrene, en kold fornemmelse i hænder og fødder, en følelse af at have noget siddende i halsen, søvnløshed, udmattethed (fatigue), tør hud, irritabilitet og/eller angst og nervøsitet."[118] Forsøgspersonerne meldte tilbage, at alle disse symptomer blev forbedret efter indgrebet. Desuden blev også de objektive symptomer forbedret, herunder "snorken, muskelkramper, problemer med at spille på blæseinstrumenter (og) hæshed."[118] Forkert udtale så man ikke forbedring i efter indgrebet, muligvis fordi det er nødvendigt at træne med en talepædagog efterfølgende for at genoptræne musklerne og lære nye vaner efter årtier med forkert og hæmmet muskelaktivitet og kompenserende vaner. Mens stramme tungebånd er blevet grundigt studeret ved spædbørn, er det ikke tilfældet for voksne, men forhåbentlig vil dette ændre sig.

Sundhedspersonale er sjældent uddannet i de problemer, som kan følge af stramme tungebånd hos voksne, som for eksempel spændinger eller smerter i nakken, TMD-problemer, migræne og andre former for hovedpine samt søvnforstyrrelser. Refluks og fordøjelsesproblemer kan fortsætte ind i voksenlivet, hvis maden ikke bliver ordentligt forarbejdet som konsekvens af ineffektiv tygning. Nogle gange kommer refluks af, at man sluger luft sammen med mad eller væske (aerophagia). Luft, som kommer ind i fordøjelseskanalen, skal på et eller andet tidspunkt ud igen, enten gennem munden eller gennem endetarmsåbningen. Mange har været i stand til at stoppe med at tage refluksmedicin kort tid efter at have fået klippet tungebåndet. Bruxisme, hvor man enten presser tænderne hårdt sammen eller skærer tænder om natten, bliver også ofte mindre udtalt efter et klip af tungebåndet efterfulgt af træning med myofunktionel terapi. Patientens kropsholdning kan måske bedres. Før indgrebet kan patienten have tendens til at holde hovedet i en fremadrettet position, og efterfølgende ser man, at han måske er i stand til at holde hovedet mere normalt i en neutral position.

En 37-årig kvinde kom for nylig til os med en historie i bagagen om, at hun havde stammet forfærdeligt, lige siden hun var 4 år. Hun havde været hos den ene terapeut efter den anden i forsøget på at finde nogen, som kunne hjælpe hende med den hæmmende taleforstyrrelse. Ud over at kæmpe med udtalen, havde hun også smerter i nakken og skuldrene. Hun havde aldrig overvejet, at hun måske havde stramt tungebånd, men efter at hendes baby fik klippet sit stramme tungebånd, fik hun lavet en undersøgelse med den mulighed i tankerne. Hendes tunge kunne løftes cirka halvvejs, når hun åbnede munden så meget, hun kunne. Hun havde posteriort, stramt tungebånd, som ikke var let at se, så det var aldrig blevet opdaget. Efter hun havde fået undersøgt sin tungefunktion og udtale, blev hun tilbudt at få tungebåndet klippet. Indgrebet tog omkring 1 minut, der blev ikke sat sting, det blødte ikke, og der blev ikke givet bedøvelse. Efter indgrebet kunne hun sige den amerikanske troskabsed (Pledge of Allegiance) med minimal anstrengelse og signifikant mindre stammen. En uge senere kom hun for at få en opfølgende konsultation og fortalte, at hun stadig kæmpede med sin udtale, men hun havde nu flere gode end dårlige dage, hun havde meget færre nakkesmerter, og hun havde nu en tro på, at hun en dag ville komme til at tale normalt. Hendes mand og hendes mor lagde med det samme mærke til en ændring i hendes udtale.

Denne historie er ikke et enestående eksempel. Det er en historie, som kan fortælles af mange patienter i mange klinikker rundt om i landet. Hver patient har en unik historie at fortælle. En mor (til en baby med stramt tungebånd), som kom for at få klippet sit tungebånd, havde som 5-årig været den yngste patient, der nogensinde var blevet behandlet på et stort universitetshospitals afsnit for migræne. Hun havde lidt af migræne og nakkesmerter hele sit liv. Hendes stramme tungebånd var meget tydeligt, og hæftede næsten helt ude på spidsen af hendes tunge. Efter indgrebet følte hun med det samme, at spændingerne løsnedes i hendes nakke og skuldre. Hun var endelig i stand til at vende hovedet, når hun kørte bil, uden at være i smerte. Hendes migræneanfald blev mindre i både styrke og hyppighed. Dramatiske ændringer i helt basale dagligdagsaktiviteter er almindelige. Hvis de rigtige spørgsmål bliver stillet, kan behandleren måske genkende de relaterede symptomer og sætte brikkerne sammen. Men ofte sker der det, at behandleren fokuserer på andre problematikker og slet ikke opdager det stramme tungebånd. For eksempel, hvis en person har bidfunktionsproblemer (også kaldet TMD), vil han måske tale med sin tandlæge og få en bideskinne, fordi der kan være mistanke om, at han skærer tænder i løbet af natten. I virkeligheden kan problemerne skyldes, at et stramt tungebånd (eller en anden faktor) giver søvnforstyrrelser, og han skærer derfor tænder, fordi han sover dårligt og ikke får ilt nok til hjernen. Som konsekvens af det forsøger hjernen at vække ham ved at få ham til at skære tænder, så der kan blive åbnet op for luftvejene. Dette er ikke årsagen til alle tilfælde af bruxisme, men man bør få lavet en undersøgelse af søvnen hos alle børn og voksne, som skærer tænder om natten. Personen kan bruge en bideskinne, som måske hjælper, eller han kan få ordineret muskelafslappende medicin for at få musklerne til at slappe af og derved mindske bevægelserne, men det er kun symptombehandling. Hvis disse løsninger ikke virker, kan der sættes alverdens behandlinger mod TMD i gang, men patienten risikerer stadig at opleve problemer. Typisk er det sådan, selvom man har været igennem en række forskellige behandlinger hos forskellige fagpersoner, at ingen har lavet en fuld funktionsundersøgelse af tungen, som kan være bundet til mundgulvet. Mennesker, som lider af TMD-smerter, kan opleve forbedringer i deres symptomer, hvis disse adresseres efter klip af et stramt tungebånd.

Jeg fik selv mit stramme tungebånd klippet som voksen. Jeg havde ammeproblemer som baby og udtaleproblemer som barn. Disse fortsatte op gennem mine teenageår og frem til jeg blev voksen. Jeg havde brug for en udvidelse af min overkæbe eller gane, og jeg havde bøjle på tre gange. Jeg fik foretaget en kæbeoperation for et rette underbid, som skyldtes en underudviklet underkæbe, og jeg fik opereret mit kæbeled for at forebygge ledsmerter, som, fik jeg fortalt, kunne opstå som følge af kæbeoperationen. Jeg sov med en bideskinne for at forhindre, at jeg smadrede mine tænder, som jeg hver eneste nat pressede og kørte mod hinanden i søvne. Jeg fik også ordineret muskelafslappende medicin i et forsøg på at stoppe mig fra at skære tænder. Efter kæbeoperationen havde jeg konstant bihulebetændelse, som krævede utallige runder med antibiotika og to bihuleoperationer. Deforme bihuler som konsekvens af ikke-udvidede luftveje i næsen (ganen er "gulvet" i næsehulen) kan opstå, hvis tungen hviler lavt i munden. Det var først, da jeg startede på tandlægeskolen, at mit stramme tungebånd blev opdaget af en specialtandlæge (parodontolog), fordi det fik tandkødet til at trække sig tilbage, noget man ofte ser, når der er stramt tungebånd. Han brugte en laser, men løsnede kun en lille del af tungebåndet, som hæftede lige bag ved tænderne, i stedet for at løsne den store streng, som stadig var der efter alle årene, og som ingen havde opdaget (eller ikke var uddannet i at identificere og behandle).

Flere år senere gjorde en ammekonsulent mig opmærksom på stramme tungebånd, efter vores piger var født og havde problemer med at amme. Efter at have lært alt, hvad jeg kunne komme i nærheden af, om emnet stramt tungebånd, inklusiv kurser og træning i at klippe, fik jeg min kollega til at løsne mit tungebånd med vores CO_2-laser. Min tunge føltes straks mere mobil, og det var nemmere for mig at tale og synke. Jeg kunne tale hurtigere og udtale ordene tydeligere, og jeg blev ikke længere udmattet af at snakke eller læse højt. Mine TMD-smerter, låsning af og klik i kæben, hvilket skete dagligt før klippet, forsvandt. Nakkesmerter, som jeg ikke engang var klar over, jeg havde, forsvandt også. Jeg ville ønske, det var blevet opdaget og korrigeret, da jeg var baby, eller bare da jeg var barn. Jeg havde været ved mindst 4 forskellige tandlæger, 2 talepædagoger, 3 forskellige bøjletandlæger, 2 mundkirurger og 2 børnelæger, og ikke en af dem opdagede eller behandlede det.

Der er mange mennesker, som har lignende historier. Hvis det her ligner din historie, skal du ikke kigge dig tilbage, bare bevæg dig fremad. Jeg bebrejder på ingen måde dem, der kiggede i min mund uden at se eller sige noget om stramt tungebånd. Problemet var en systemisk mangel på uddannelse af speciallæger og specialtandlæger i de potentielt alvorlige konsekvenser, et stramt tungebånd kan forårsage. Denne bog er et forsøg på at opfordre andre i den akademiske verden til at hjælpe os, der behandler disse patienter, med at undersøge feltet nærmere.

Afsnit 5: Hvad Så Nu?

Når du har læst så langt, at du er nået hertil, er du muligvis kommet til den erkendelse, at en du kender kan træffe at have et stramt tungebånd. Hvis du er sundhedsfagligt uddannet, kan du måske komme i tanke om navne på adskillige patienter, som kunne have gavn af at få løsnet tungebåndet. I dette afsnit ser vi nærmere på, hvad man skal være opmærksom på, når man vælger en behandler til at klippe tungebåndet, og vi giver forældre og behandlere nogle gavnlige spørgsmål, de kan stille den fagperson, der skal udføre indgrebet, for at sikre sig, at vedkommende er bekendt med de nyeste metoder, og hvordan der opnås et succesfuldt resultat ud fra den metode, vedkommende benytter sig af. I de følgende kapitler, som omhandler konklusioner og *god praksis*, kommer vi ind på højdepunkter og primære læringer i forhold til behandling af patienter samt hvad forældre skal vide. Vi deler også ti patienthistorier af både spædbørn, børn og voksne. Historierne illustrerer de forskellige symptomer, som stramt tunge- og læbebånd kan give, samt hvilke forbedringer patienter har oplevet efter indgrebet. Som sædvanlig vil det vise, at funktion og oplevede problemer er vigtigere parametre end udseendet. Til sidst i dette afsnit vil vi komme med et bud på, hvad næste skridt skal være for dig, der arbejder med det her felt som professionel, en liste over, hvor forældre og fagfolk kan få mere viden og hjælp samt listen over referencer, som vi har henvist til gennem denne bog. *Appendix* indeholder skabeloner til klinikdokumenter, som kan være nyttige for behandlere i forhold til at indsamle viden om patienters sygehistorie samt til at yde opfølgende behandling. Forældre kan måske også finde hjælp i spørgsmålene, da de udspecificerer de forskellige funktionelle problemer, man kan støde på.

KAPITEL 27

Sådan Vælger Du en Behandler

Der er mange forskellige måder, man kan finde frem til en behandler, som ved noget om stramme, orale bånd. Hvis du har en baby med stramt tungebånd, er det bedst at drøfte problemet med en ammevejleder, hvis du er tilknyttet sådan en, som kan pege dig i den rigtige retning i forhold til videre behandling. Men selv blandt ammevejledere er der varierende viden om, og erfaring med, stramt tungebånd. Hvis du har mistanke om, at din baby har et stramt tungebånd, så sig det til din ammevejleder. Hvis hun også ser det, men ikke mener, det er noget at bekymre sig om (men du alligevel bekymrer dig om det), så søg erfaringer hos dine venner eller mødregruppe. Med de mange sociale medier, vi har fået, som for eksempel Facebook, er der masser af erfaringer af finde online. Der er grupper, hvor der deles erfaringer med stramt tungebånd hos både babyer, børn og voksne.[45] Disse grupper kan være en fantastisk ressource, men de kan også gøre forældre unødigt bekymrede. Husk at tage det, du læser i disse grupper, med et gran salt. Led bredt efter informationer og anbefalinger af de forskellige behandlere. Stats-specifikke grupper (som for eksempel vores "*Alabama Tongue and Lip Tie Support Group*", som har omkring 1.100 medlemmer på nuværende tidspunkt) er et godt sted for mor

45 Se listen med danske facebookgrupper under kapitlet sidst i bogen, der hedder "Få Mere Viden"

at få informationer omkring disse behandlere (dem, der udfører klippet, ammevejledere, kropsbehandlere osv.). De fleste stater har stats-specifikke grupper om stramt tungebånd, som nok er de bedste at opsøge, hvis man vil have oplysninger om, hvor i den specifikke stat, man kan få hjælp. Den største gruppe, som hedder "*Tongue-Tied Babies Support Group*", er god at hente information fra, men hav i baghovedet, at den administreres af forældre og frivillige, og at det ikke kan stå i stedet for lægelig rådgivning. Hvis nogen har en dårlig oplevelse med at få tungebåndet klippet (hvilket er sjældent, men det sker), vil andre mødre måske blive bange og ikke søge hjælp til at få behandling til deres eget barn. Det er vigtigt at opsøge en fagperson, der er specialiseret i stramme, orale bånd, og få en fysisk undersøgelse så tidligt som muligt, også selvom det betyder, at man skal rejse langt for at få den. Husk på, at du ikke kan diagnosticere et stramt tunge- eller læbebånd alene ud fra et billede.

Læsere, som ikke er bosiddende i USA, har også en række ressourcer til rådighed, alt efter hvor du bor. For eksempel facebookgruppen "*Infant Tongue-Tie UK, Ireland and Europe*", som har 4.000 medlemmer. Selvfølgelig er stramme tungebånd ikke kun noget, der forekommer i enkelte lande eller geografiske områder, og opmærksomheden på diagnosen vokser i mange dele af verden. Internettet har bragt os tættere på hinanden, end vi nogensinde har været før, og er, for det meste, et støttende netværk, hvor mødre kan finde sammen og støtte hinanden og give brugbare råd. Et af formålene med denne bog er at motivere sundhedsprofessionelle til at videreformidle den nyeste information på området samt til at inkludere undersøgelsen for stramt tungebånd i deres vurdering af nyfødte og spædbørn.

I internettets tidsalder undersøger folk altid anmeldelserne, før de køber noget som helst. Hvad enten de vil købe et nyt fjernsyn, ny bil eller sågar mad fra en restaurant, så kigger folk på Amazon, Facebook, Google eller Yelp for at læse, hvad andre folk har at sige om det, de overvejer at købe. Når det kommer til at få klippet et stramt tungebånd, er det også en god idé at finde ud af, hvad andre mennesker mener. Husk blot at kigge på det generelle billede og ikke kun fokusere på én eller to enkeltstående oplevelser. Typisk er det sådan med dem, der foretager mange af den slags indgreb, at der vil være masser af anmeldelser af deres arbejde på Google, Facebook eller fra folk i de onlinegrupper, som selv har fået behandling ved dem.

Det kan være knald eller fald at spørge hospitalet eller en børnelæge, hvem man skal tage til. Børnelæger vil måske henvise til Øre-Næse-Halslæger, fordi de er vant til at sende deres patienter i den retning for at få reduceret mandler og polypper eller få lagt dræn i ørerne. De har muligvis slet ikke overvejet, at en tandlæge eller børnetandlæge kan klippe et stramt tungebånd. Du kan sagtens bede din børnelæge om en henvisning til nogen, der kan hjælpe, men husk at stille spørgsmål om, hvor de sender jer hen, kig efter anbefalinger online og spørg din lokale ammevejleder eller andre ammende mødre om deres erfaringer. De forskellige fagfolk har forskellige grader af interesse og færdigheder i forhold til at behandle og klippe stramme tungebånd. For voksne er det bedste sted at lede efter information i facebookgrupper eller via den såkaldte "liste over foretrukne behandlere".

Listen Over Foretrukne Behandlere46

Jeg havde oprindeligt planer om at nævne denne liste, men jeg mener, den er ufuldstændig og mangler nogle af de dygtige folk, som kan foretage indgrebet. Overordnet set er den en god hjælp og et skridt i den rigtige retning, og jeg er glad for, at nogen har taget sig tiden til at sammensætte al den information og hjælpe forældrene med at finde et sted, de kan starte for at finde frem til den rigtige hjælp til deres baby eller barn. Denne liste bliver ofte refereret til i facebookgrupper som "listen over anbefalede behandlere", men den må ikke forveksles med et kvalitetssikret netværk af behandlere (PPO), som bliver dækket af en sundhedsforsikring. Listen er

46 En liste over amerikanske læger og tandlæger, der udfører klip af tungebånd, som deles i de amerikanske facebookgrupper.

sammensat ud fra, at en behandler udfylder en detaljeret forklaring på, hvordan vedkommende ser på amning, hvordan de foretager indgrebet, en beskrivelse fra behandleren af, hvad et posteriort stramt tungebånd er, hvilken slags efterbehandling af såret, vedkommende anbefaler, samt andre faktorer, som hjælper til at give et billede af, om personen, som beder om at komme på listen, er opdateret på den nyeste viden inden for emnet. Listen kan findes på http://www.tt-lt-support-network.com/, og den inkluderer behandlere fra de fleste stater og endda nogle fra andre lande. Nogle stater (som for eksempel Californien) har omkring 25 behandlere på listen, mens den stat, jeg bor i, Alabama, kun har én. Der findes dog andre gode behandlere i den her stat, så det er klart for mig, at listen ikke er komplet. Det er et godt udgangspunkt, men ikke det eneste sted, man kan finde hjælp.

Spørgsmål Du Skal Stille til Den, der Skal Klippe din Babys Stramme Tungebånd

Når du er ankommet til klinikken hos den, der skal klippe tungebåndet, er der nogle spørgsmål, du med fordel kan stille. Første spørgsmål skal være, hvad de har af erfaring med at klippe tungebåndet på patienter, som har de problemer, du oplever hos dig eller dit barn, hvad enten det drejer sig om problemer med amning, udtale, spisning eller andet. Spørg ind til, hvad de har af ny, opfølgende uddannelse, hvad enten det er foregået online eller i et kursuslokale, som omhandler stramt tungebånd. Forskningen og den nyeste måde at anskue problemet er i hastig udvikling i disse år, så de bør have taget en efteruddannelse, eller i det mindste deltaget i et onlinekursus, inden for de seneste par år. Der bliver ikke undervist ret meget om stramt tungebånd på de fleste grunduddannelser, så det er essentielt, at behandleren opsøger en form for efterfølgende specialisering. Hvis du er fagperson, som læser dette, skal du vide, at det er nemt at finde disse kurser. Kig under punktet "Få Mere Viden" bagerst i bogen for at finde en liste over mulige kurser, du kan deltage i.

Det næste spørgsmål, du skal stille, omhandler det posteriort stramme tungebånd. Klipper de den posteriore/bagerste del af det stramme tungebånd? Ved de, hvad det er? Hvis du spørger til øvelser efter indgrebet, og de svarer, at aftercare/sårbehandling og øvelser er ligegyldige, eller det virker til, at de ikke har udarbejdet en protokol for, hvordan såret skal behandles efter indgrebet, er det en god idé at bede om en opfølgende konsultation eller søge hjælpen et andet sted. Såret kan nemt vokse stramt sammen igen, og det kan få symptomerne til at vende tilbage og potentielt kræve, at man gentager indgrebet. Lægen eller tandlægen bør kunne fortælle dig, hvilken metode de benytter sig af, når de løsner tungebåndet. Hvis de bruger laser, bør de vide, hvilken type de bruger, samt alle de sikkerhedsprotokoller der skal følges ved brug af denne type. For eksempel skal de sørge for, at både babyen, klinikassistenten, lægen og eventuelle tilskuere er udstyret med briller, som beskytter mod laserstrålerne, døren skal være lukket og et "laser i brug"-skilt skal være på døren. Der er mange flere parametre i forhold til sikkerhed, når man bruger laser, men dette er et par eksempler på, hvad (tand) lægen skal vide og efterkomme, når vedkommende bruger laser. Et andet godt spørgsmål, man kan stille behandleren, er, hvem de anbefaler, man tager til for at få en opfølgende konsultation. Hvem arbejder de sammen med? En ammevejleder? OMFT-terapeut? Talepædagog? Kropsbehandler? Behandling af orale bånd i munden kræver en tværfaglig indsats.

Hvis du har en aftale med en tandlæge, og du har en sundhedsforsikring, skal du sørge for, at dit barn også står i papirerne som værende dækket, enten ved at kontakte HR-afdelingen på dit arbejde eller forsikringsfirmaet direkte. Typisk har forældre 30 dage til at tilføje deres nyfødte barn til deres sundheds- eller tandforsikring. Hvis ikke det bliver gjort inden for denne tidsramme, må man vente indtil næste opskrivningsperiode for at få dækket sin baby ind under forsikringen[47]. Jo yngre, din baby er,

47 Der gælder andre regler i Danmark - spørg din arbejdsplads eller dit forsikringsselskab, hvordan du får dækket dit barn under din forsikring.

når indgrebet bliver foretaget, jo bedre vil baby typisk komme sig efterfølgende. Nogle gange vil en behandlingsplan kun dække ét indgreb af gangen (klip af enten tunge- eller læbebåndet), og ofte er indgrebet slet ikke dækket af forsikringen, fordi de mener, det er et medicinsk eller unødvendigt indgreb. Hvis dit barn har symptomer og funktionelle problemer på grund af et stramt tungebånd, bør du dog ikke lade manglen på økonomisk hjælp fra forsikringen afholde dig fra at give dit barn den nødvendige behandling. Ofte bliver nyttige indgreb af forskellige grunde afvist at blive dækket af forsikringsselskaber. Nogle gange kan disse beslutninger omstødes, hvis man fremlægger god dokumentation for, hvorfor indgrebet er nødvendigt. Forældre bliver nogle gange tvunget til at vælge kun at få foretaget klip af ét bånd, selvom babyen har brug for at få klippet både tunge- og læbebånd, eller også får de klippet begge bånd, og betaler selv for en del af indgrebet. Typisk er det bedst at løsne alt det, der er nødvendigt at få løsnet, på én gang, så barnet ikke skal igennem flere kirurgiske indgreb. Men hvis økonomien eller den manglende dækning fra forsikringen er et problem, så vil det typisk være bedst at få klippet tungebåndet som det første og herefter, ved den opfølgende konsultation en uge senere, kan man checke, om alt ser ud, som det skal under tungen, og så kan man løsne læbebåndet, hvis det er nødvendigt. Det anbefales at gøre det i denne rækkefølge, fordi det typisk er tungen, der giver de fleste problemer, og også fordi det tager såret under tungen omkring en uge længere at hele i forhold til såret ved læben. På denne måde undgår man derfor at forlænge det samlede antal uger, der skal laves aftercare efter indgrebet, i forhold til hvis begge bånd bliver klippet på samme tid.

Alt afhængig af, hvilken stat, man befinder sig i, eller forsikringsselskabernes betingelser, kan en tandlæge nogle gange sende regningen direkte til forsikringen. Andre gange kan tandlægen skrive et brev, som forældrene kan sende ind til forsikringsselskabet for at få omkostningerne dækket. De fleste tandlæger vil kunne give dig de specialekoder, som skal bruges, når du selv indsender papirerne til dit forsikringsselskab, selvom hvert selskab er forskelligt og dækker omkostningerne på forskellige måder. Hvis du har spørgsmål angående forsikring eller finansiering, er det bedst at ringe til den behandler, der skal udføre indgrebet, for at høre, hvad der er af muligheder for at få indgrebet dækket, hvad det koster og hvor meget, man skal betale, når man får foretaget indgrebet. Hvis du er usikker på, om tungebåndet er stramt, er det vigtigt at vide, at det ikke behøver at blive klippet, bare fordi du booker tid til en konsultation, og det er også bedst at høre, hvad behandleren anbefaler, efter vedkommende har undersøgt din baby. De fleste behandlere vil tilbyde at foretage indgrebet umiddelbart efter vurderingen, men det behøver absolut ikke blive gjort med det samme.

Behandlere, der Kan Klippe Større Børn og Voksne med Stramt Tungebånd

De fleste af rådene i forhold til at finde og at stille spørgsmål til den, der skal udføre indgrebet, henvender sig til babyer og mødre. Det kan være sværere at finde en behandler, som vil løsne de orale bånd på et barn i tumlingealderen, fordi de i den alder generelt ikke er samarbejdsvillige, når de sidder i tandlægestolen. Det er et hurtigt indgreb, som tager omkring 20 sekunder, men de er nødt til at sidde helt stille i de 20 sekunder. Hvis det er muligt, er det derfor bedre at udsætte indgrebet indtil en alder, hvor barnet bedre kan samarbejde, hvilket typisk er ved fireårsalderen, frem for at give barnet sløvende medicin eller lægge det i fuld narkose samt lave strækøvelser af såret. Barnet vil måske have svært ved at forstå, hvorfor man skal lave strækøvelser, eller hvorfor man skal igennem indgrebet, men hvis det kan gøres, når barnet er lidt ældre, er det måske lidt nemmere for hele familien at komme igennem. Hvis barnet kløjes i maden, når det spiser, er forsinket i sin udtale, sover dårligt eller har andre signifikante problemer i tumlingealderen, og der er et stramt tungebånd, så kan fordelene muligvis opveje risikoen ved indgrebet. Uanset alderen skal man altid vurdere i hvert enkelt tilfælde, om barnet har brug for at få foretaget indgrebet. Ved et mindre barn skal indgrebet udføres enten uden nogen form for bedøvelse eller med en minimal mængde oral lokalbedøvelse, som for eksempel midazolam (også kaldet Versed, virker ligesom Valium). Det bør kun foretages af en fagperson, som er uddannet i at lave sikker bedøvelse af børn, og som har erfaring med at løsne tungebånd i denne aldersgruppe. De fleste af de tumlinge og børn i førskolealderen, vi løsner tungebåndet på, bliver behandlet for markante spise- og taleproblemer, og de bliver sjældent givet bedøvelse. En stærkt bedøvende gelé bliver smurt på vævet, og de græder normalt under selve indgrebet (cirka 10 sekunder), men så sætter de sig op og falder hurtigt til ro og udviser minimale tegn på stressreaktion, efter de har fået en ballon og en lille gave. Stressresponsen kan sammenlignes med den, man også ser efter en vaccination. Ofte melder forældrene tilbage, at barnet senere samme dag opfører sig fuldstændig, som det plejer. Barnet kan opleve mild til moderat ubehag i et par dage efter indgrebet, men smerten kan som regel holdes nede af smertestillende som ibuprofen eller paracetamol og et par skefulde is.

Mange tandlæger, mundkirurger, børnetandlæger og ØNH-læger løsner tungebånd på børn i alle klasser af skolealderen. Unge voksne og ældre voksne kan have besvær med at finde en behandler, fordi de fleste børnelæger og børnetandlæger kun vil behandle børn. Ofte er en mundkirurg, tandlæge eller ØNH-læge et godt bud på en behandler, der kan løsne tungebåndet på en voksen, men vær opmærksom på at undersøge den behandler, du vælger, ud fra rådene i de foregående afsnit, som for eksempel ved at stille spørgsmål og finde en, som er opdateret på de nyeste teknikker og forskning. En laser er også det bedste valg, når man skal have løsnet orale bånd på større børn og voksne. Den giver et godt udsyn under indgrebet, hvilket giver de bedste betingelser for at lave et fuldstændigt klip, det er typisk mindre smertefuldt og heler hurtigt.

Ved ældre børn sætter jeg nogle gange sting (suturer), alt afhængig af, om det er sandsynligt, at patienten vil kunne gennemføre øvelser og stræk af såret efter indgrebet. Hvis du ikke mener, at du selv kan strække såret og forhindre, at det lukker sig forkert, så kan sting være en god løsning. Vær opmærksom på, at sting begrænser mobiliteten og funktionen mere end hvis man efterlader såret åbent og behandler med efterfølgende øvelser og myofunktionel terapi. Hav også i baghovedet, at blot fordi en tandlæge ejer en laser, er det ikke ensbetydende med, at vedkommende ved, hvordan man skal løsne et tungebånd ordentligt. Stil spørgsmål i stil med dem, der stilles ved behandling af spædbørn, som for eksempel: "Hvor ofte laver du klip af stramt tungebånd?" og "Hvad er dine anbefalinger for aftercare-øvelser?". Find frem til, hvilke øvelser eller myofunktionel terapi, de anbefaler, og hvem de har i deres team. Som det er tilfældet med spædbørnene, findes der også amerikanske grupper på facebook, som henvender sig til større børn og voksne med stramt tungebånd. De hedder *Tongue-Tied Kids* og *Tongue-Tied Adults Support Group*. Se listen med danske grupper under kapitlet "Få Mere Viden" bagerst i bogen.

KAPITEL 28

Konklusioner og God Praksis

Det er en vovet udmelding at komme med, hvis vi siger "Det her er måden at gøre det på", og at alle andre måder er forkerte. Så for lige at understrege det, så er det ikke, hvad der kommer til at stå i det her afsnit. Dette afsnit præsenterer vores idéer til, hvad der er den bedste metode (god praksis) til at behandle et stramt tungebånd og vores mening om, hvad der ser ud til at virke bedst for babyer, voksne og alle derimellem. Andre metoder kan være effektive og vil muligvis være at foretrække frem for dem, der er vant til at bruge dem. En anden måde at læse dette afsnit på er, at vi har et par hovedpointer, vi gerne vil opsummere for vores læsere.

Babyer er en sårbar gruppe af små mennesker, som har brug for vores hjælp. Heldigvis er der videnskabelig litteratur, som støtter, at disse babyer skal have hjælp, selvom der er brug for mere forskning og en mere udbredt viden om den eksisterende litteratur. Babyer har brug for, at et team af fagfolk hjælper dem i deres behandling. Allerede fra babys første dag i livet bør jordemoderen, børnelægen, sygeplejerskerne og ammerådgiveren samarbejde om at få lavet en indledende undersøgelse af babys tungebånd. I Brasilien er der vedtaget en lov om obligatorisk undersøgelse af tungebåndet, ligesom vi herhjemme har screening for genetiske sygdomme. Måske har vores land brug for en tilsvarende lov. Nogle hospitaler (og klinikker) i USA har givet deres ansatte mundkurv på, så de ikke kan nævne noget som helst om stramt tungebånd til forældre (med trussel om, at det er fyringsgrund). Disse forbud er videnskabeligt og etisk uacceptable og bør afskaffes. Stramt tungebånd er en ægte lidelse, som kan føre til alvorlige skader på både babyer, børn og voksne.

Hvis en baby bliver undersøgt på hospitalet, og han har et meget tydeligt helt-ud-til-spidsen-tungebånd, er det vigtigt, at man informerer forældrene om, at det er stramt. Det bør ikke blive klippet, før forældrene er blevet informeret (og det sker!), og forældrene skal sættes ind i de problemer, der potentielt kan opstå i fremtiden. Ideelt set skal klippet (frenotomi eller frenektomi) udføres af en, som er uddannet i viden om stramt tungebånd. Det er ikke et kompliceret indgreb, men hvis det udføres af en, som ikke har den nødvendige erfaring, kan det gøre mere skade end gavn — ikke fysisk (selvom det også kan ske), men mere i psykologisk forstand. Hvis forældrene tror, at tungebåndet nu er blevet ordnet, men klippet ikke har fjernet restriktionen fuldstændigt, opsøger de måske ikke hjælp, hvis der opstår ammeproblemer senere hen. Denne forsinkelse i behandlingen kan være lige så skadelig for babys og mors helbred, som hvis det stramme tungebånd aldrig var blevet diagnosticeret. Hvordan skal proceduren og undersøgelsen udføres?

Den første person, som observerer, at barnet kæmper, bør henvise forældrene til en behandler for først at forsøge sig med ikke-invasiv behandling. For babyer kan denne behandler være en ammevejleder, der skal være anføreren på holdet af behandlere, og som kan henvise til hjælp ved andre fagpersoner. Denne ammevejleder skal være opdateret på den nyeste viden om stramt tunge- og læbebånd samt deres indvirkning på funktionen. Hvis der er mistanke om et stramt tungebånd, skal ammevejlederen herefter henvise til en specialist. Løsning af tungebåndet bør foretages af en specialuddannet og erfaren fagperson, enten på et hospital eller i en klinik.

Det bør ikke være nødvendigt at påpege, at passende helbredsmæssige sikkerhedsforanstaltninger skal overholdes, som for eksempel at man bærer mundbind, har handsker på og vasker hænder, men som visse populære videoer om klip af tungebånd på YouTube afslører, er der mange klinikere, som mener, at det sagtens kan gøres uden handsker på, uden en lyskilde og uden at positionere eller svøbe baby, så man undgår bevægelse under indgrebet. Bare ind i munden, ud igen og så videre til næste patient. Så, hvis dette ikke er den rigtige måde at udføre proceduren, hvad er så den bedste måde, *god praksis*? Begynd med at få et fuldt overblik over fødslen, om der var nogle komplikationer undervejs, vitamin k-status og om der allerede er foretaget nogle indgreb eller procedurer på hospitalet. Gennemgå barnets symptomer, inklusiv om barnet har svært ved at få ordentligt fat, om det har luft i maven, kaster op, frustration ved bryst eller flaske, om der er klik- eller smaskelyde og andre problemer, som kan kortlægges ved at udfylde et spørgeskema (findes i Appendix). Gennemgå mors symptomer, som for eksempel blødning, sår eller sutteblærer på brystvorterne, hvor mange smerter hun har, om brystet kan tømmes optimalt, brystbetændelse, tilstoppede mælkekirtler, hævelse, og om det ene bryst gør mere ondt end det andet. Kombinér alle disse faktorer for at danne dig et klinisk billede af de funktionelle problemer, som et stramt tungebånd måske er skyld i. Hvis baby ikke har nogle symptomer, og mor heller ikke har nogle symptomer, så er tungebåndet ikke stramt fra et funktionelt standpunkt, og så er det ikke nødvendigt med behandling. Hvor mange symptomer skal man kunne krydse af for at have en indikation for, at tungebåndet er stramt? Hvis antallet er højere end kvadratroden af 42 ganget med faktor 8, og hvis månen står i det yderste af sin bane, længst væk fra jorden, så er tungebåndet stramt… ej, det er bare gas. Der findes ikke noget "magisk tal" eller formular, man kan følge, fordi disse patienter er rigtige mennesker med rigtige problemer, og det er det kliniske billede, som skal føres sammen med de anatomiske fund ved den kliniske undersøgelse — med andre ord: det kræver en kombination af kundskab og videnskab. I den virkelige verden er det vanskeligt at bruge et nummersystem. Hvad hvis mor oplever smerter på 10/10, men beslutningstræet siger "nej" eller "måske" baseret på udseendet eller funktionen? Hvis det, at man løsner et posteriort stramt tungebånd i sådan nogle situationer, betyder, at mors smerte forsvinder med det samme, vil mor være evigt taknemmelig for, at hun ikke blev sendt væk, fordi hendes baby kun fik en score på 12 i stedet for 15 (rent hypotetisk, ikke ud fra nogen specifik undersøgelsesmodel).

Undersøgelse

Ved den kliniske undersøgelse skal baby ligge på en undersøgelsesbriks, på skødet mellem behandleren og en forælder, som sidder knæ mod knæ eller i en tandlægestol. Først skal man undersøge stramheden eller fleksibiliteten i læberne og mærke, om der er stramt læbebånd i overmunden eller stramme kindbånd, særligt øverst i munden. Løft herefter læben. Hvis papillen lige bag de to fortænder bliver bleg eller hvid, hvis barnet tydeligt føler ubehag, når der bliver løftet, hvis der ses en fold på ydersiden af overlæben, eller den ikke krænger normalt udad, så er der højst sandsynligt et stramt læbebånd. Hvis man ved undersøgelse af undersiden af tungen finder en membran, som er enten restriktiv, stram, tyk eller for kort, så er der et stramt tungebånd, såfremt der også er definerende symptomer. Kør en finger frem og tilbage under tungen for at checke for stramhed submukøst — et posteriort stramt tungebånd. Løft op i tungen med to pegefingre, som skal indføres, mens man sidder bagved hovedet, og det stramme tungebånd vil komme til syne, hvis det er der.

Behandling

Behandling bør ske i en klinik eller på et hospital, uden sløvende medicin og uden narkose. Der er stort set ingen omstændigheder, som retfærdiggør sløvende medicin eller fuld narkose under udførelsen af dette indgreb på en baby, som er under 12 uger gammel, fordi der findes dygtige behandlere, som er villige og i stand til at udføre det sikkert og effektivt i et kliniklokale uden

den form for bedøvelse. Hvis der bruges saks, skal der foretages flere snit for at løsne hele restriktionen, så man ikke kun løsner tungebåndets "sejl". Klippene skal laves med god oversigt over, og lys på, operationsområdet. Desuden skal der bruges passende værnemidler til infektionskontrol (handsker), og baby skal holdes stille på en passende måde (enten i et svøb, med et tæppe om sig, eller ved at klinikassistenten holder hovedet og kroppen). Hvis der benyttes laser, skal alle sikkerhedsrestriktioner strengt overholdes, hvilket blandt andet omfatter beskyttende briller til baby. Babyen bør lægges til brystet hurtigst muligt efter indgrebet i et afskærmet ammeområde. Behandleren bør give passende instruktion efter indgrebet, inklusiv korrekt stræk af såret og øvelser, som skal laves efterfølgende. Disse øvelser bør laves i mindst to uger efter indgrebet og som minimum 3 eller 4 gange om dagen. Den største risiko ved indgrebet er, at såret heler stramt sammen, og at man derfor skal have lavet klippet igen. Ved at få forældrene til at tage handsker på og lave et stræk, mens man vejleder dem, kan man hjælpe til at mindske denne risiko. Der bør laves en opfølgende aftale med behandleren efter en uge for at sikre, at helingsprocessen forløber optimalt, og at der ikke er forkert sammenvoksning. Forældre skal opfordres til at kontakte behandleren, hvis symptomerne vender tilbage. Man bør optimalt set få en tid ved ammevejlederen inden for 24 timer efter klippet og herefter booke opfølgende tider efter behov. Alle andre konsultationer, som for eksempel ved kropsbehandlere, osteopater, kiropraktorer eller kranio sakral terapeuter, bør anbefales af ammevejlederen ved behov.

Tumlinge og Førskolebørn

Anbefalingerne er stort set de samme for denne aldersgruppe, som de er for babyerne. Man bør starte med en udredning af eventuelle tale- eller spiseproblemer hos en specialist, for eksempel en talepædagog eller ergoterapeut. Hvis der ved undersøgelsen ikke bliver opdaget restriktion, eller hvis der efterfølgende bliver givet øvelser, som ikke har den ønskede effekt, skal der henvises videre til en fagperson, som har en baggrund med at lave succesfulde klip af restriktivt, oralt væv, og som har den nyeste viden og uddannelse på området. Denne fagperson bør have et spørgeskema, som forældrene skal udfylde, for at afgøre de primære, sekundære og tertiære problemer, som det stramme tungebånd potentielt giver barnet (se Appendix).

Efter spørgeundersøgelsen bør man lave en grundig undersøgelse. Om man kan stikke tungen ud (protrusion) er ikke nok til at afgøre, om et barn eller en baby har stramt tungebånd. Læg barnet i en tandlægestol eller på en undersøgelsesbriks, placér dig bag ved hovedet og undersøg munden, som skal være vidt åben, ved hjælp af en pandelampe. Hvis du ikke kan få lov at kigge ind i munden, skal du henvise til en anden, som kan — højst sandsynligt en børnetandlæge, fordi de har særligt værktøj til rådighed, som for eksempel bideblokke, som de bruger til at at komme ind i munden på et barn, som ikke har lyst til at åbne op, og det er, hvad de gør hver dag, hele dagen. Barnet bør være i stand til at løfte tungen næsten helt op til ganen (eller du bør kunne løfte tungen og se, om den har mulighed for at komme op eller ej). Barnet bør kunne bevæge tungen rundt for at rense alle sine tænder. Tungen bør være i stand til at komme ud og halvvejs ned mod hagen eller længere, men hos nogle børn kan der stadig være restriktion, selvom de er i stand til at gøre sådan.

Behandling

Det er fristende at behandle denne aldersgruppe i fuld narkose eller generel anæstesi. Hvis de allerede skal have foretaget et andet indgreb, for eksempel have fjernet mandler, giver det god mening at gøre begge dele på samme tid. Men hvis der kun skal foretages klip af tungebåndet, en frenektomi, er det bedre for både barnet, forældrene og sundhedssystemet, at indgrebet foretages ambulant i lokalbedøvelse. Med en CO_2-laser tager det omkring 10 sekunder at løsne tungebåndet effektiv og sikkert. Et stramt læbebånd tager mellem 15 og 20 sekunder. Sikkerhedsbriller er påkrævet, og det er afgørende, at man har tilstrækkeligt personale til at forhindre bevægelse under indgrebet. Ideelt set bør man ikke bede en forælder om at fastholde sit barn, med mindre der ikke er andre muligheder. Forældre, som ønsker at deltage, kan holde patienten i hånden imens, men ofte venter de i et andet rum eller sidder på en stol i samme lokale. Forældrene bliver vist øvelser og stræk af såret, som skal laves efter indgrebet. Det kan hjælpe til at styrke tungens muskler og give bedst mulig funktion, hvis barnet arbejder med en OMFT-behandler både før og efter klippet.

Skolebørn og Teenagere

Skolebørn og teenagere bør, ligesom tumlingerne, først forsøge at løse udtale- og spiseproblemer med terapeutiske øvelser. Hvis det ikke virker, eller man ikke oplever fremgang, og man mistænker et stramt tungebånd, er en henvisning til en dygtig specialist inden for stramt tungebånd et godt næste skridt at tage. Efter at have gennemgået spørgeskemaet og en undersøgelse, finder man ofte frem til et posteriort stramt tungebånd. Det klassiske ud-til-tungespidsen-tungebånd bliver oftere identificeret ved fødslen eller i den tidlige barndom; men ud-til-tungespidsen-tungebånd kan også ses hos teenagere. Indgrebet foretages i denne aldersgruppe i klinikken, og ofte behøves kun lokalbedøvelse (overfladebedøvelse og injektion). Hvis barnet eller teenageren oplever meget angst ved indgrebet, kan det være nødvendigt med oralt anxiolytika[48]. Normalt virker dinitrogenoxid, også kaldet lattergas, godt på mild til moderat angst, men nogle kan have brug for noget stærkere. Det er afgørende, at der bliver løsnet fuldstændigt, og myofunktionel terapi før og efter klippet er den bedste måde at sikre sig den bedst mulige genoptræning af tungen. Normalt lader man det hele op ved sekundær sårheling[49], men hvis barnet ikke vil samarbejde om øvelserne eller stræk af såret, kan man overveje

48 Angstdæmpende medicin

49 Ved sekundær sårheling efterlades såret åbent, så det heler fra bunden, hvor der dannes granulationsvæv, så det heler indefra og ud mod kanterne.

at sætte sting med selvopløselig tråd. Hvis der ikke udføres nogle øvelser efterfølgende, vil såret hele bedre, hvis der er sat sting, frem for hvis det efterlades åbent, men hvis øvelserne kan laves, er den bedste løsning at lade såret være åbent.

Voksne

Voksne har ofte kæmpet hele deres liv med spisning, synkeproblemer, udtale, nakkespændinger, rygsmerter, at hovedet holdes for langt fremme (forward-head posture) smal gane og hovedpine. Mange indser først, at deres tungebånd er stramt, når deres børn får stillet diagnosen, og behandleren nævner, at det kan være arveligt. Ofte vil en eller begge forældre opdage, at de også har et stramt tungebånd, og oplever symptomer deraf, og vil bede om at få det løsnet. Med voksne er behandlingen meget mere kompliceret end ved børn, for de har årevis af dårlige vaner og erfaringer, og medicinske følgevirkninger, fra at have levet flere årtier med en anormal tungefunktion. Voksne skal helst behandles ved en tandlæge, en mundkirurg eller en ØNH-læge, som har indgående kendskab til mundens strukturer, og som mere effektivt kan håndtere komplekse medicinske udfordringer end en børnetandlæge eller børnelæge.

Ved voksne bør OMFT-behandling startes op før indgrebet og fortsættes efterfølgende, og der skal udarbejdes en individuel plan, som opfølges af OMFT-behandleren. Hvis det diamantformede sår efterlades åbent, bør det følges op efter indgrebet med stræk for holde det åbent, særligt om morgenen. Det er nøglen til at undgå, at det vokser stramt sammen igen, så symptomerne vender tilbage. Normalt bør der kun blive klippet i slimhinden (mucose) og bindevævet (fascia) for at løsne spændinger, ligesom ved babyer og børn. Nogle kirurger er fortalere for et dybere klip, hvor man også fjerner dele af genioglossus-musklen. Hver gang, der klippes i musklen, går oplevelsen af smerte efter indgrebet fra 3/10 til 9/10 eller højere. Det kan resultere i synkeproblemer og uudholdelige smerter, når der klippes i musklen. Det kan også resultere i nerveskader, jagende eller stikkende smerter (trigeminusneuralgi) eller følelsesløshed (paræstesi) i tungen, og risikoen for komplikationer under indgrebet øges betydeligt. Gå ikke dybt, med mindre det er absolut nødvendigt, og du har kundskaben til at imødegå enhver komplikation, der kan opstå med nerver og blodkar. For de fleste mennesker er et mere overfladisk klip af mucosa og fascia nok til at lindre symptomerne og give et funktionelt resultat.

Disse råd om *god praksis* vil uden tvivl ændre sig over tid, i takt med at ny viden bliver tilgængelig, men de er et sted at starte og bevæge sig mod en konsensus, mens denne relativt nye disciplin i at behandle en fødselsdefekt, som har historiske rødder, udvikler sig. Mere vigtigt er det, at det, at man bliver i stand til at forebygge og behandle de invaliditeter, som kan stamme fra anomale kræfter i munden, giver forhåbninger om forøget livskvalitet for en stor gruppe mennesker.

KAPITEL 29

Casestudier

De følgende casehistorier går i dybden med nogle af vores patienters historier om at leve med stramt tungebånd.

Case 1

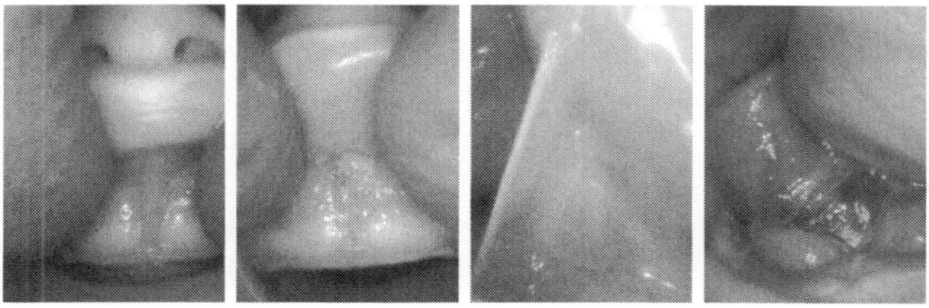

Før og umiddelbart efter klip af læbe- og tungebånd.

En lille dreng, som ved fødslen vejede 3120 gram, kom til vores klinik tre uger efter fødslen med en vægt på bare 3317 gram. Mor spurgte børnelægen, om der var stramt tungebånd, til hvilket børnelægen havde svaret, at det var der ikke. Mor kom til os, efter en ven havde foreslået at få ham undersøgt her. Hun fortalte, at hun oplevede smerte under hver amning, som hun ville give 9 ud af 10. Hun var begyndt at bruge en ammebrik af silikone, hvilket gjorde smerten mindre, men det var stadig meget ubehageligt. Hendes baby fik dårligt fat om brystet, faldt i søvn og faldt af brystet under amning og lavede klik-lyde, både under amning og hvis hun gav mælk af flaske. Mor fortalte, at han havde refluks og ofte kastede store mængder mælk op. Han blev undersøgt for mavemundsforsnævring (pyloric stenosis) med ultralyd, men alt så normalt ud. Han gummede eller bed også mors brystvorte, kunne ikke holde en sut i munden og vågnede med forstoppelse og tung vejrtrækning. Alle disse faktorer gjorde, at mor følte, det var et fuldstidsjob at amme sin baby. I de tre uger havde mor fået klemt sine brystvorter flade, så de sprækkede og var læbestiftformede, og det gjorde voldsomt ondt, når hun ikke brugte ammebrik under amningen. Hun fik at vide af sin læge, at det var normalt at have ømme brystvorter.

5. Has your infant experienced any of the following?

- ✓ Poor latch
- ✓ Falls asleep while attempting to nurse
- ✓ Slides off the nipple when attempting to latch
- ___ Colic symptoms
- ✓ Reflux symptoms
- ✓ Clicking noises when nursing or taking bottle
- ✓ Spits up often
- ___ Gassy / Fussy often
- ___ Poor weight gain (Good wt. gain)
- ✓ Gumming or chewing your nipple when nursing
- ✓ Unable to hold a pacifier in his or her mouth
- ___ Short sleeping requiring feedings every 1-2hrs
- ✓ Snoring, heavy breathing or any sleep apnea
- ✓ Feels like a full time job just to feed baby
- ✓ Waking up congested

Other: Currently using nipple shield

6. Is your infant taking any medications? ___ Reflux ___ Thrush Name of medication: N/A

7. Has your infant had a prior surgery to correct the tongue or lip tie? If yes, when and where?

No

7. Do you have any of the following signs or symptoms?

- ✓ Creased, flattened or blanched nipples
- ___ Blistered or cut nipples
- ___ Bleeding nipples
- ___ Severe pain when your infant attempts to latch
- ✓ Mild pain when your infant latches
- ___ Poor or incomplete breast drainage
- ___ Infected nipples or breasts
- ___ Plugged ducts or mastitis
- ___ Nipple thrush
- ___ None of the above

Desværre er dette en historie, som gentages på daglig basis i klinikker overalt i landet (og verden), hvor man tilbyder hjælp til babyer og mødre med ammeproblemer. Ofte stammer problemerne fra et udiagnosticeret, stramt tungebånd og læger med enten forkert eller for lidt viden. Denne historie kunne være enslydende med historien for mange mødre, som læser denne bog, og den er ret sikkert en, der er oplevet af mange af de fagpersoner, der læser med. Alt for ofte bliver disse babyer tilbudt refluksmedicin som Nexium®, og fordi de ikke tager på, vil de blive givet modermælkserstatning. Denne mor hævdede, at hun ikke havde fået at vide, at hendes baby havde problemer med at tage på i vægt.

Babyens tunge- og læbebånd blev løsnet, og straks efter indgrebet blev han ammet. Hans mor fortalte, at amning virkede mere behageligt, og at han fik bedre fat. Klik-lydene var væk. Den eneste forklaring på dette resultat var, at klippet af tunge- og læbebåndet gjorde en forskel. Babyen kom tilbage for en opfølgende konsultation 2 uger senere. Her vejede han 4224 gram, og havde altså taget 907 gram på over to uger, sammenlignet med kun 197 gram på de første tre uger! Mor fortalte os, at hun ikke længere behøvede at bruge suttebrik, og at hendes mælkeproduktion var blevet fordoblet! Ofte tror mødre, at problemer med at producere mælk er deres skyld, men det er i virkeligheden et resultat af udbud og efterspørgsel. Hvis babyen ikke kan trække mælk ud af brystet, vil kroppen ikke reagere og lave mere mælk.

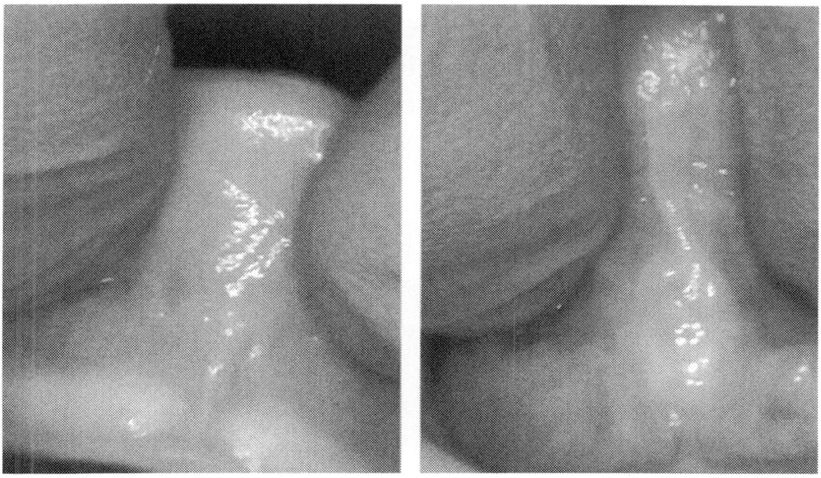

Heling efter klip af læbe- og tungebånd, to uger efter indgrebet.

Disse resultater — vægtøgning, mindre smerte, øget mælkeproduktion og mindre gylp — er noget, der ofte ses på klinikker, hvor der bliver foretaget kompetente klip af tungebånd. Proceduren foretages uden at lægge patienten i fuld narkose eller sløvende midler, der er lille eller ingen risiko, og der er store fordele at opnå for mødre og deres babyer.

Case 2

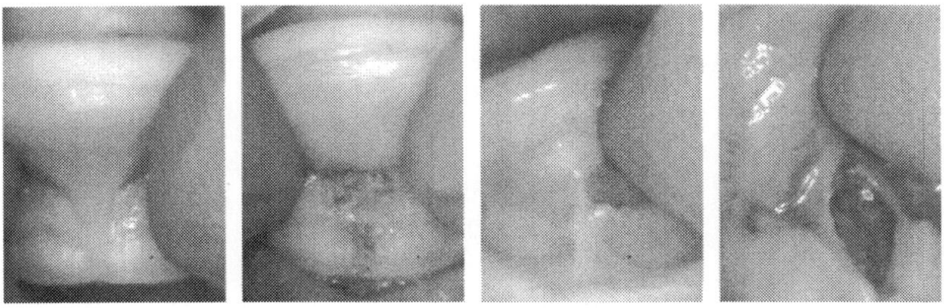

Før og umiddelbart efter klip af læbe- og tungebånd.

Denne lille dreng blev klippet af en børnelæge på et hospital, men i stedet for at klippe tungebåndet (frenum), klippede lægen i selve tungen lige over tungebåndet. Ikke overraskende havde dette mislykkede klip ingen effekt på ammeproblemerne. Han kom til vores klinik, da han var 6 uger gammel og spiste konstant. Han var meget urolig, aldrig tilfreds eller mæt, det tog en hel time at amme, og det gav markante smerter hos hans mor, som derfor var nødsaget til at bruge ammebrikker. Straks efter klippet var der betydelig mindre smerte hos mor, som kunne droppe brugen af ammebrikkerne, og baby var mindre urolig, havde mindre luft i maven og spiste ved normal hastighed.

Ofte, hvis der er foretaget et snit eller et klip i tungebåndet, bliver ammeproblemerne ikke løst, og moren melder stadig om smerte og problemer med at give mad. Som vi har slået fast tidligere, er klippet nødt til at være dybt nok (ofte skal der foretages flere mindre klip frem for ét stort), og der skal laves øvelser/stræk af såret efterfølgende for at undgå, at det vokser stramt sammen igen.

Case 3

En knap 3 uger gammel dreng, som vejede 2892 gram ved fødslen og led af laryngomalacia[50], kom til klinikken med en vægt på 2977 gram. Han tog ikke meget på og havde problemer med at amme. Han kastede det meste af mælken op efter hvert måltid, og han spiste ikke effektivt, så han forbrændte for mange kalorier, når han spiste, og kastede næsten det hele op igen af det, han fik ind. Han havde meget luft i maven og slugte luft under hver amning. Han var urolig, fordi han hele tiden var sulten, og fordi han havde så meget luft i maven. Han havde været ved en ØNH-læge for at blive behandlet for sin laryngomalacia, og både børnelægen, ØNH-lægen og andre fagpersoner mente, at det måtte være grunden til, at han ikke tog på i vægt. Mor havde fået klemt brystvorterne flade, så de sprækkede, havde vabler og sår, og hendes smerteoplevelse var 6 ud af 10. IBCLC-ammevejlederen henviste babyen til en undersøgelse, og vi vurderede, at han havde posteriort stramt tungebånd, et stramt læbebånd (Kotlow Class 3), som hæftede på gummen. De to små strenge var, hvad der skabte problemer for denne baby.

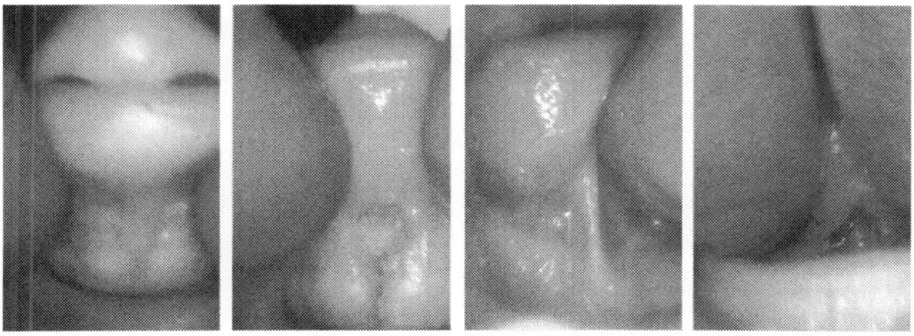

Før og umiddelbart efter klip af læbe- og tungebånd.

50 En unormalitet, hvor vævet lige over stemmebåndene er særligt blødt.

Læbebåndet på overlæben og det posteriort stramme tungebånd blev vaporiseret[51] af en CO_2-laser, begge steder blev der lavet et diamantformet sår, og mor lagde med det samme mærke til, at baby fik bedre fat og fik mere af brystet ind i munden, og at det gjorde meget mindre ondt. Hendes baby stoppede med at kaste mælk op, og hun var ovenud lykkelig. En uge senere tog hun til ØNH-lægen for at få evalueret hans laryngomalacia, fordi lægen ville udføre en operation, hvis drengen stadig ikke havde taget på. Ved besøget hos lægen, en uge efter klip af tungebåndet, vejede han 3232 gram, en stigning på 255 gram på én uge. Denne baby havde stort set ikke taget et gram på i de første tre uger af sit liv, men nu tog han mere på, end hvad der er gennemsnitligt — bare ved at få lavet et klip af tunge- og læbebåndet. Ingen af de to restriktioner var blevet opdaget ved undersøgelser hos andre fagpersoner. En uge efter konsultationen hos ØNH-lægen, to uger efter klippet, var hans vægt steget til 3586 gram — en forskel på 354 gram på 7 dage og i alt 609 gram på 2 uger. Mor fortæller, at han før klippet kunne spise 57 gram af gangen, og at han kastede det meste af det op igen. To uger efter indgrebet i vores klinik kunne han spise 114 gram ved hver amning og kastede overhovedet ikke op. Det lykkedes at undgå invasiv kirurgi og fuld narkose, fordi han havde det så meget bedre og var begyndt at tage på i vægt efter at have fået foretaget et 15-sekunders indgreb.

51 Lasermetode, der får vævet til at fordampe.

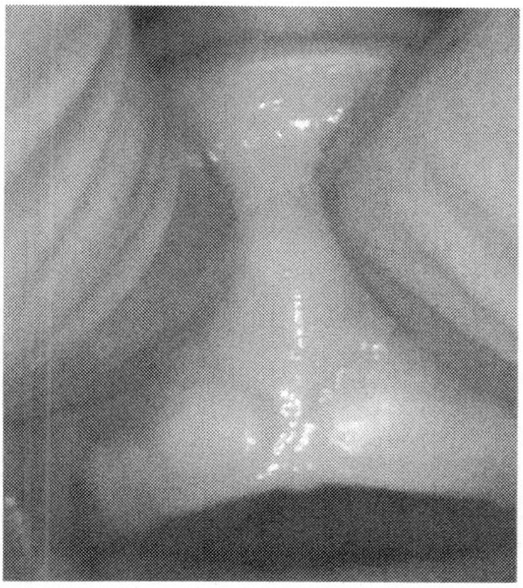

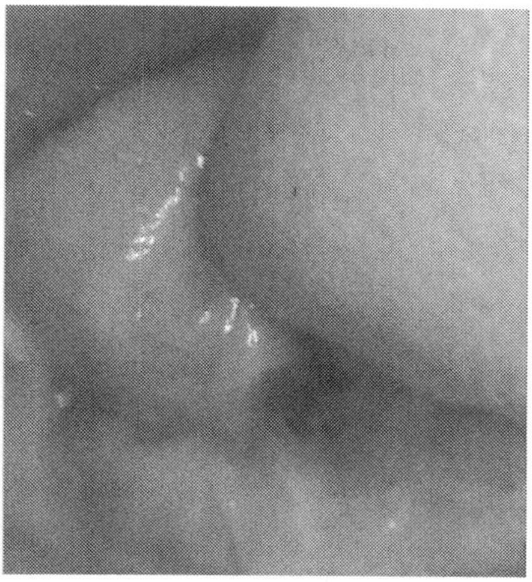

2-ugers opfølgning efter klip af læbe- og tungebånd

Et år senere kom drengen tilbage til vores klinik for at få en tandrensning. Hans mor kunne fortælle, at han var kommet op på den normale vækstkurve, hans laryngomalacia var forsvundet, og han havde ammet godt i et år. Ved undersøgelsen kunne vi konstatere, at han havde normal mobilitet af tunge og læbe, og hans mor var dybt taknemmelighed for hans udvikling.

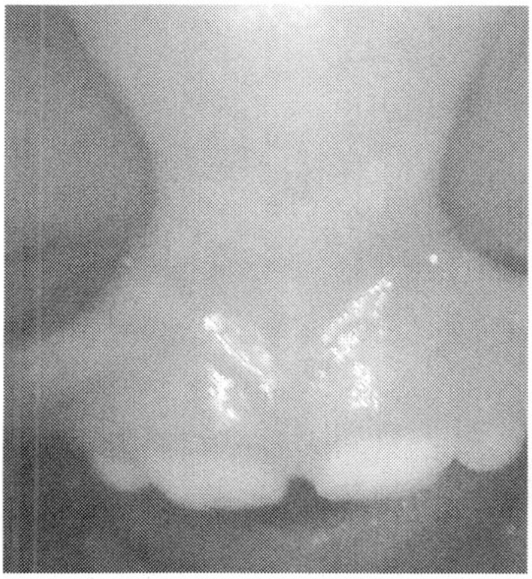

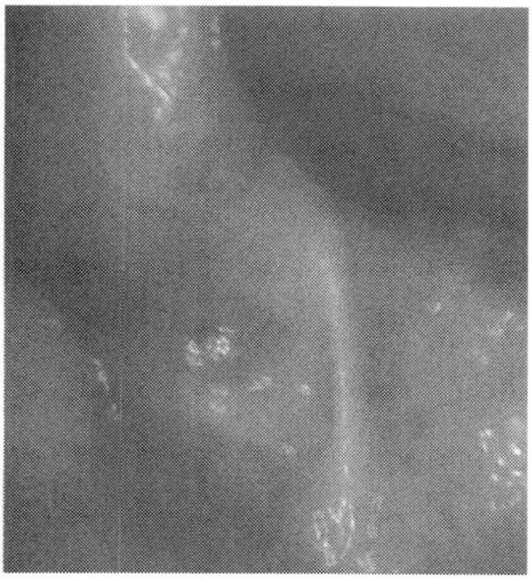

1 år efter klip af læbe- og tungebånd. Bemærk, at der stadig ses et læbebånd og et tungebånd, men de er mere fleksible og ikke længere stramme.

Case 4

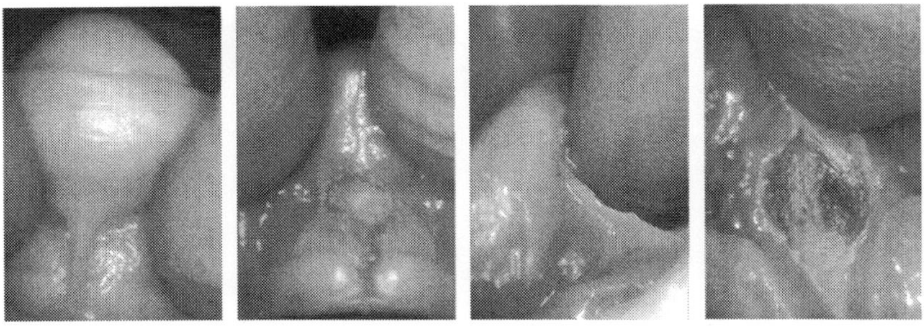

Før og umiddelbart efter klip af læbe- og tungebånd.

Denne tre-uger-gamle dreng vejede 3459 gram ved fødslen og vejede nu 3274 gram. Han havde allerede fået et klip på det lokale hospital på dag 3, efter han havde kæmpet med amningen og havde fået konstateret stramt tungebånd. Mor oplevede ikke nogen ændring i amningen efter klippet. Et 1mm snit var blevet lavet i tungebåndet, og et stort stykke restriktivt væv sad tilbage. Det er meget normalt at se, at babyer har behov for et fuldstændigt klip efter at have fået klippet tungebåndet tidligere. I dette tilfælde gav mor sin udpumpede mælk på flaske efter hver eneste amning (tripple feeding), men havde alligevel ikke formået at få ham op på sin fødselsvægt tre uger efter fødslen, på trods af at hun kæmpede bravt. Han lavede klik-lyde, når han spiste, og mor havde voldsomme smerter, hver gang hun ammede.

Vi lavede et fuldstændigt klip med diamantformet sår på både læbebåndet og tungebåndet, og efter indgrebet meldte mor om, at hun ikke længere følte smerte under amning. Baby ammede i kortere tid og spiste faktisk 255 gram under den vægtkontrollede amning umiddelbart efter indgrebet i vores klinik. Mor oplevede en dramatisk bedre mælkeoverførsel.

Case 5

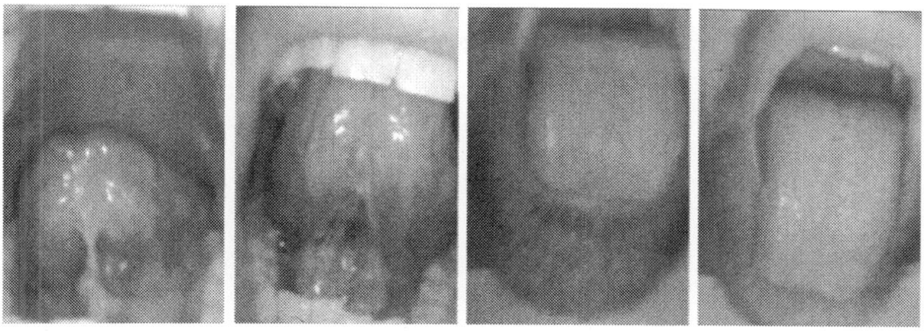

Før og umiddelbart efter indgrebet, løft og tungen ud af munden.

Denne 36-årige mand havde fået konstateret stramt tungebånd ved fødslen og havde fået klippet tungebåndet på hospitalet. Som vi har set, gør et klip muligvis ikke meget gavn, hvis det ikke er udført som et fuldstændigt klip. Mange tror, at børn "vokser fra" et stramt tungebånd, og at strengen vil strækkes længere med alderen. Som dette eksempel med al tydelighed demonstrerer, så var det ikke tilfældet med dette stramme tungebånd. Hvis det er restriktivt i spædbarnsalderen, eller klippet utilstrækkeligt i en tidlig alder, vil det vedblive at være stramt, indtil det bliver løsnet korrekt. Denne mand havde problemer med at tale hurtigt og blev hurtigt træt, når han talte, så han lærte at tale i korte sætninger. Han mumlede også eller talte lavt, når han sagde noget.

Umiddelbart efter sit klip var det nemmere for ham at tale, han blev ikke træt, når han snakkede, og han havde klart forbedret mobilitet. Han havde også fejl i sin tandstilling (malokklusion), hvor hans nederste fortænder blev trukket indad, som man ser det på billedet. Det er umuligt at rense dine tænder godt nok med denne grad af restriktion.

Case 6

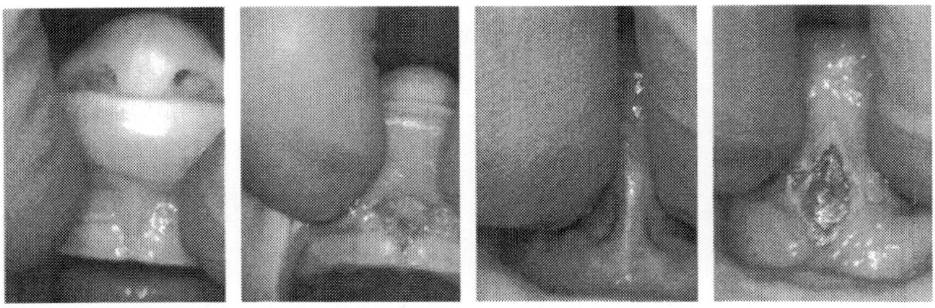

Før og umiddelbart efter klip af læbe- og tungebånd.

En fire-dage-gammel dreng kom til os med problemer med at få ordentligt fat på brystet, refluks, kolik, snorken, tung vejrtrækning, korte søvnintervaller (han vågnede hver 1 til 2 timer), faldt af brystet, når han blev lagt til, samt klik- og smaskelyde, når han ammede. Mor fik klemt brystvorterne flade, så de sprækkede, blødte og fik suttevabler, hun oplevede voldsomme smerter under amning, tilstoppede mælkegange og begyndende brystbetændelse. Børnelægen sagde, at der "ikke var noget galt" og "ikke noget stramt tungebånd", da moren spurgte til, om der måske kunne være tale om stramt tungebånd. Mor er talepædagog og gav derfor sig selv en henvisning til os. Denne baby havde stramt læbebånd ved overlæben samt et posteriort, eller submukosalt, stramt tungebånd.

Straks efter indgrebet, mens de stadig var i vores klinik, observerede den nybagte mor, at hendes babys symptomer forsvandt. Hun var ikke i stand til at amme på grund af de voldsomme smerter forårsaget af brystbetændelsen, men baby kunne få mere af flasken ind i munden, lavede ikke flere klik-lyde, var ikke urolig under måltidet, kastede ikke op og drak hele flasken med 118 ml på 10 minutter. Tidligere måltider havde varet 60 minutter.

Case 7

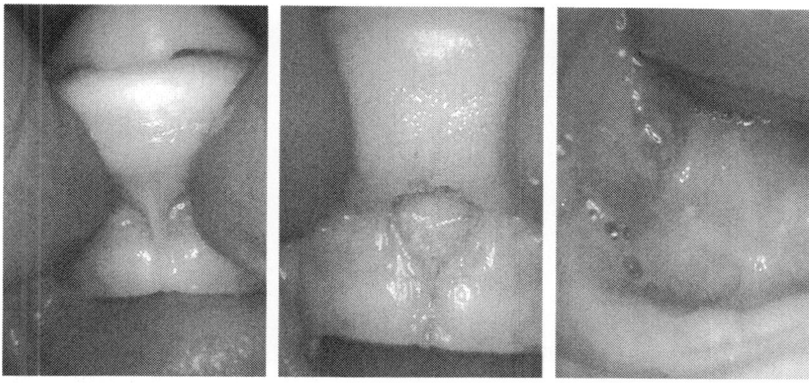

Før og umiddelbart efter klip af læbebånd, normalt tungebånd..

Denne baby havde kun et stramt læbebånd og ikke nogen stramhed i tungebåndet. Der var ikke noget "fartbump", når man strøg fingeren under tungen; hun havde et godt løft af tungen og ingen problemer med, at den blev skålformet. Hendes læbe var hæmmet i mobilitet, vævet blev hvidligt, og det gjorde ondt, når man løftede læben. Hendes læbe blev krænget indad, når hun ammede. Hendes stramme læbebånd fik hende til at gylpe og få luft i maven, og det gjorde hende urolig. Hendes mor meldte om, at hun fik dårligt, overfladisk fat om brystet, at det gjorde ondt at amme, at mors brystvorte var blevet deform, og at hun var nødt til at bruge ammebrikker for at kunne amme sin baby.

Umiddelbart efter indgrebet forsvandt hendes problemer. Babyen kunne få bedre fat, og moren kunne amme mere komfortabelt og uden at skulle bruge ammebrik. Det lille spædbarn tog 482 gram på hen over de efterfølgende 7 dage. En normal vægtøgning havde været i omegnen af 200 gram. Hendes skema fra den opfølgende konsultation ved 1 uge ses nedenfor. Ikke alle frenulum, som hæfter lavt, er stramme, men hvis der er restriktion, og baby og mor har symptomer, bør en fagperson med godt kendskab til emnet undersøge det. En simpel 15-sekunder lang procedure, med stort set ingen risici, reddede amningen og befriede både mor og baby for smerter.

Birth weight 6lb 13oz Weight at initial visit 8lb 6oz Weight today 9lb 7oz

Did you continue to stretch the surgical sites well each day? ✓ yes ___ no

Did you have follow up with your lactation consultant? ✓ yes ___ no ___ N/A

1. Have you noticed any difference in your baby's latch? Any improvement in other symptoms like gassiness, fussiness, reflux, choking, milk dribbling out, spitting up, sleeping better, holding a pacifier better, no clicking noise, etc.?
   yes, latching better, gassiness, fussiness, spitting up all improved

2. Have you noticed any differences for you? If baby is not breastfeeding please write N/A. (more comfortable, less pain, increased supply, normal nipple shape, no nipple shield needed etc.)

3. Anything else you have noticed since the surgery?
   no

4. Additional comments concerning your experience at our office or with the surgery?
   great experience, would recommend highly

Dr. Notes: didn't even need tongue — gained one pound since procedure

Thank you, Noticed differences right off bat.

Case 8

En pige på 3 år og 4 måneder led under tale-, spise- og søvnproblemer. Som spæd havde hun haft problemer med at blive ammet, og hendes mor havde været nødsaget til at opgive amningen og give flaske i stedet. Men også dette viste sig at være problematisk, og mor måtte bruge fortykkelsesmiddel og en særligt flaskesut for at kunne give hende mad. Hun fik lavet en tilpasset synketest, da baby var 6 måneder gammel, og hun kæmpede med at synke rigtigt i de første 2 år af sit liv. Da hun kom til vores klinik, som 3-årig, kløjedes hun i maden, havde svært ved at blive færdig med at spise, småspiste mad hele dagen igennem, havde problemer med selv at spise, spyttede sin mad ud igen og spiste langsomt, og det var, ifølge mor, en "daglig kamp" at få næring i hende. Når hun talte, var det svært for hende at tale hurtigt, og nogle gange stammede hun. Hendes søvn var et kæmpe problem. Hun sparkede og væltede en del rundt i løbet af natten, vågnede træt og var ikke udhvilet, sov med munden åben, snorkede og gispede endda efter luft, når hun sov. Hun trak desuden vejret gennem munden i løbet af dagen og led af forstoppelse (højst sandsynligt, fordi hun ikke fik tygget maden grundigt nok, og den derfor var svær at fordøje).

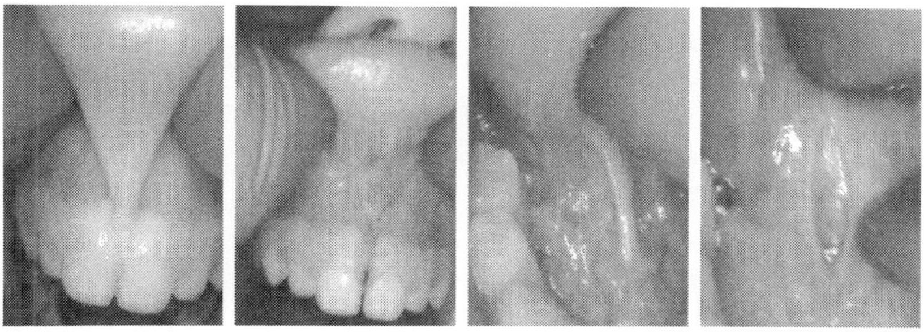

Før og umiddelbart efter klip af læbe- og tungebånd.

Ved undersøgelsen så vi, at denne lille pige havde et stramt læbebånd, som hæmmede overlæbens mobilitet, og at vævet blev hvidligt, når læben blev løftet, på trods af at tænderne sad tæt sammen uden mellemrum. Ud over det havde hun et posteriort stramt tungebånd, som ikke var synligt ved første øjekast, men som trådte tydeligt frem, da tungen blev løftet med to fingre. Tungebåndet var stramt og gav både nedsat mobilitet og funktion. Indgrebet foregik uden komplikationer, der var ikke brug for hverken sløvende midler, lattergas eller narkose, og efter cirka 15 sekunders laserbehandling af læbebåndet og 10 sekunders laserbehandling af tungebåndet, var det fuldført. Den eneste form for bedøvelse, der blev brugt, var lokalbedøvende gel bestående af en blanding af lidokain, prilocain og tetracain. Hun græd i omkring et minut og faldt herefter hurtigt til ro. Om aftenen lagde mor mærke til, at der var en ændring i datterens udtale, og det var nemmere for hende at spise og synke. Hun sov også meget dybere og roligere. Ved 1-uges-opfølgningen fortalte mor, at pigen talte mere og tydeligere, virkede stadig mere selvsikker, når hun selv skulle spise, og at hun ikke længere kløjedes i mad, hvilket skete dagligt før indgrebet. Hun spiste nu æg og hamburgere, hvilket hun ikke havde kunne tolerere tidligere. Hendes søvn var forbedret i høj grad, der var mindre bevægelse, snorken og mundånding. Mor havde også lagt mærke til, at pigen savlede mere, end hun havde gjort tidligere, men dette gik over efter cirka tre uger. Mor og barn fortsatte med at lave stræk af såret samt OMFT-øvelser i tre uger efter indgrebet.

Denne patients historie illustrerer, at spædbørn, der lider af forkert synketeknik, refluks og et behov for at få fortykningsmidler blandet i deres flasker, bør undersøges for et posteriort stramt tungebånd og stramt læbebånd. Det er meget nemmere, og billigere, at korrigere disse abnormiteter, fremfor at disse babyer skal vokse op og slås med udtale, spisning og søvnkvalitet. Ved klip af tunge- og læbebånd løser man grunden til problemerne i stedet for at fokusere på lindring af symptomer. Den hurtigste og mest konsekvente forbedring, der ses efter klip af tungebånd i denne aldersgruppe (1 til 4 år) er bedre søvnkvalitet, som giver bedre humør og mere energi. Spisningen forbedres ofte hurtigt, men funktionel terapi er nødvendig for helt at løse problemerne med at synke. Udtale forbedres ofte i løbet af den første uge, men også her ses de bedste resultater efter noget tid og funktionel terapi.

Case 9

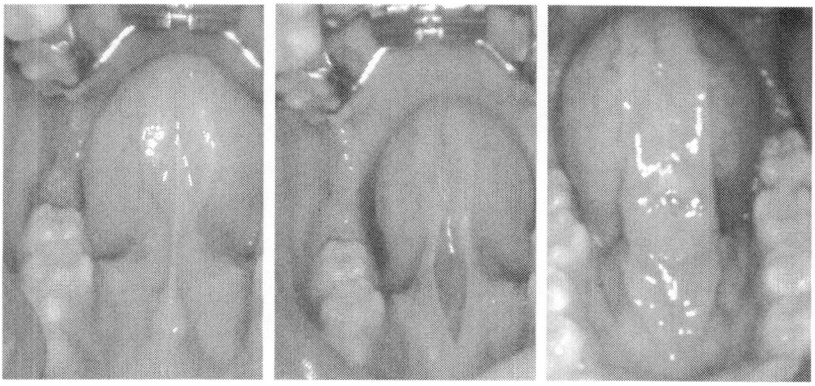

Før klip af tungebånd, umiddelbart efter klip og såret ved opfølgende konsultation 1 uge efter klip.

Denne dreng på 12 år og 7 måneder var blevet diagnosticeret med ADHD, angst og nogle forsinkelser i udviklingen, selvom han var meget intelligent og vittig. Han havde ikke mange problemer med udtalen, men han havde også allerede været tilknyttet en talepædagog i 4 år. Han havde en forhistorie med refluks som spæd og led stadig af refluks her 12 år senere. Hans mandler og polypper blev fjernet, da han var lille. Han klagede over daglige smerter i nakke og skulder, trak vejret gennem munden, havde ofte forstoppelse og knækkede konstant sine knoer og andre led. Han var kræsen med hensyn til konsistenser som kød, kogte grøntsager, mosede kartofler og mælk. Han spyttede maden ud og kastede straks op, hvis det ikke var den rigtige tekstur. Han havde flere problemer med søvn, inklusiv mærkelige sovestillinger, skæren tænder, vejrtrækning gennem munden og snorken. Han havde høj grad af skæve tænder og ganebøjle.

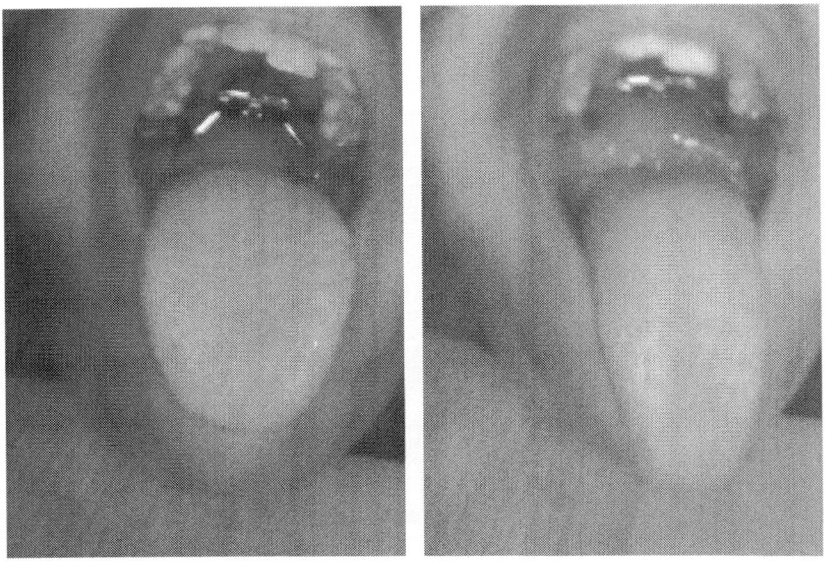

Tungen rækkes ud af munden hhv. før og efter klip. Før klippet kunne han række tungen ud normalt (inden for normalområdet), men det, at tungen var hæmmet i sit løft, sammenholdt med hans sygehistorie, gjorde ham til kandidat til et klip.

Ved undersøgelsen konstaterede vi, at hans tungebånd var posteriort stramt, og ved første øjekast virkede frenum fuldstændig normalt. Men med de symptomer, han havde, var en grundigere undersøgelse nødvendig. Under den manuelle undersøgelse føltes den submukosale del af frenum strammere og mere restriktiv end normalt. Han kunne stikke sin tunge ud cirka halvvejs ned til hagen, hvilket er inden for det normale spektrum, men han havde mange symptomer, som indikerede, at restriktionen gav problemer. Mor blev informeret om, at et klip sandsynligvis som minimum kunne hjælpe med nogle af hans problemer med tekstur, men der var ingen garanti. Mor valgte, at vi skulle gennemføre indgrebet, hvilket forløb uden problemer og blev udført i vores klinik med CO_2-laser, lattergas og lidocain.

Ved det opfølgende besøg fortalte moren, at indgrebet havde givet en stor forbedring i forhold til spisning og søvn. Efter klippet lagde hun mærke til, at han faldt i søvn, forblev i søvnen og vågnede mere udhvilet, han han gjorde tidligere. Før indgrebet var han vågnet op mindst én gang hver nat for at få noget at spise. Hans spisevaner blev markant forbedrede, og han havde ikke længere aversioner mod teksturer eller grøntsager. Han spurgte endda om at få grøntsager i en sandwich, hvilket han aldrig tidligere havde gjort. Han stoppede med at småspise hele tiden, spiste færdigt ved måltiderne, fyldte ikke længere kinderne med mad og var mere afslappet, når han spiste, hvilket indikerede, at han havde lettere ved at synke. Desuden stoppede han med at knække sine knoer, nakke og andre led lige så ofte, og klagede ikke længere over smerter i skuldrene. Han fortalte, at det var "lettere at bevæge nakken". Han havde ikke haft hovedpine, hvilket ellers havde været normalt for ham at have et par gange om ugen; hans forbedrede tyggeevne (og derfor mere fuldkomne fordøjelsesproces) lindrede hans forstoppelse. Denne drengs livskvalitet blev i høj grad påvirket af at få klippet et normalt udseende tungebånd, som i dette tilfælde var for stramt rent funktionelt.

Case 10

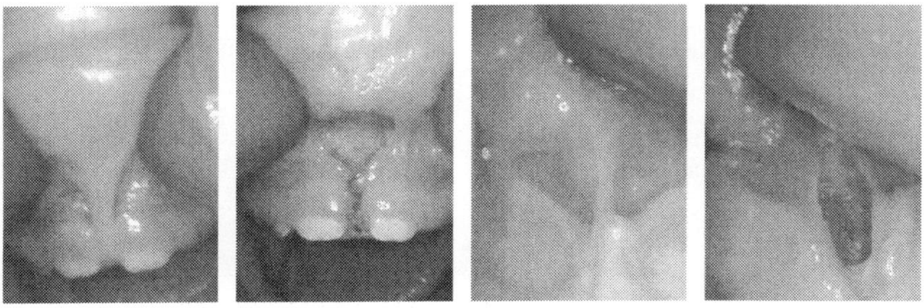

Før og umiddelbart efter klip af læbe- og tungebånd.

Denne 10 måneder gamle dreng blev henvist til os af en talepædagog for at få undersøgt sit tunge- og læbebånd. Han og hans mor kæmpede bravt for at kunne amme, men de havde været nødt til at opgive amningen efter 1 måned på grund af, at han havde svært ved at få fat om brystet, havde kolik, refluks og luft i maven. Mor ammede ham, pumpede mælk ud efterfølgende og gav ham sin udpumpede mælk på flaske (triple feeding), men han havde stadig svært ved at øge sin vægt. Hans læbe krængede indad, når han diede, og hvert måltid varede en time. Han havde refluks og blev medicineret med ranitidin (Zantac®), men med ringe effekt. Han havde tilbagevendende øreinfektioner, som gjorde det nødvendigt med dræn. Problemerne forsvandt desværre ikke, da mor skiftede til at give ham flaske, og han kæmpede også med at spise fra flaske. Hans mor var den eneste, som kunne give ham mad, og da han blev sendt i dagpleje, ville han kun spise 30-60 mL i løbet af en hel dag, fordi han var så frustreret og ikke kunne spise fra flasken. Han sov dårligt og vågnede gerne 3 eller 4 gange om natten, hver nat, i 10 måneder. Hans forældre var udmattede og udkørte, følelsesmæssigt og fysisk. Han blev undersøgt og fik diagnosticeret stramt læbebånd (Kotlow Class 4) og et submukøst, posteriort stramt tungebånd (Kotlow Class 1). Tungebåndet var ikke ret synligt stramt, men det gav restriktion, som forhindrede et normalt løft af tungen og normal mobilitet for dette barn.

Efter det 15 sekunder lange indgreb af læbebåndet og 10 sekunder lange indgreb af tungebåndet, blev han hurtigt trøstet og spiste med det samme af sin flaske, hurtigere og uden at protestere. Den første nat efter indgrebet sov han hele natten uden en eneste opvågning. Han fortsatte med at sove igennem om natten alle nætter fremover, hvilket var livsændrende for hans forældre. Han kunne nu spise hele sin flaske i dagplejen, hvor han før kun kunne spise en fjerdedel. Det blev nemmere for ham at synke fast føde. Han begyndte at pludre mere, og sagde endda et nyt ord lige efter sin opfølgende konsultation 1 uge efter klippet: "dada".

> ***Funktion og symptomer er vigtigere end udseendet.***

Disse er ikke nødvendigvis de "bedste" patienthistorier, men disse historier ses gentagne gange hver eneste dag i mange klinikker overalt i verden. Hver eneste kunne laves til et casestudie, som kunne sætte fokus på den livsændrende effekt, det kan give, når man fjerner den lillebitte streng under et barns — eller endda en voksens — tunge.

KAPITEL 30

Næste Skridt For Professionelle

Hvis du ønsker at lære mere om emnet stramt tungebånd, er der en række ressourcer tilgængelige. Hjemmesider, onlinekurser og masser af referencer, inklusiv artikler fra videnskabelige tidsskrifter, som vil blive oplistet på de næste par sider. Der er en hel del forskningsbaserede publikationer tilgængelige omkring, hvordan et stramt tungebånd påvirker amning, færre omhandlende udtale, en lille smule omkring spisning og næsten ingen om, hvordan det påvirker voksne med andre sammenfaldende problemer. Feltet er modent til at blive forsket i af enhver med et ønske i at spæde til vores samlede viden om emnet.

Denne bog er et ydmygt forsøg på et servere de mest up-to-date og nyeste tanker om dette felt, men de fleste af forslagene, som bliver præsenteret i denne bog, vil måske vise sig at være ufuldstændige, eftersom evidensbaseret behandling er et evigt foranderligt paradigme. Men det er også sådan, vi mennesker bevæger os fremad. Som Charles Sidney Burwell, forhenværende dekan ved Harvard Medical School, er kendt for at have sagt: "Halvdelen af det, vi kommer til at lære jer, er forkert, og den anden halvdel er rigtigt. Problemet er, at vi ikke ved, hvad der er hvad." Når vi nu forstår de mange funktionelle anormaliteter, et stramt tungebånd kan forårsage, står det klart, at børn og voksne, der har problemer med udtale, spisning og søvn, fortjener at blive undersøgt af mennesker med uddannelse i de færdigheder, vi har beskrevet her.

Et stramt tungebånd hos et barn har stor indflydelse på, hvilken livskvalitet familien kan have gennem mange vigtige udviklingsstadier i barnets liv. Både forældre og børn bliver påvirkede af den dysfunktion, som opleves af den, der har stramt tunge- eller læbebånd. At løsne det stramme væv kan lindre mange flere stressorer, end hvad de fleste mennesker er klar over er en del af syndromet med stramt, oralt væv. Få at få mere viden om hvilke problemer, disse forældre og patienter lever med, er her en liste over anbefalede kurser og ressourcer. Dette er ikke en blåstemling af alt, hvad der er skrevet på disse hjemmesider eller sagt i disse kurser, men det er et godt sted at starte. Tak for at følge med os på denne rejse. Vi er taknemmelige for, at vi har mulighed for at give disse patienter og familier en stemme, mange af dem har kæmpet i mange år og bare ventet på at få deres historier fortalt. Lad os aktivt søge mere forskning, viden og erfaring sammen inden for dette udviklende emnefelt og opfordre andre patienter, forældre og fagfolk til at lære mere om, hvordan man bedst hjælper dem, der har stramt, oralt væv.

Få Mere Viden

Tongue-Tied Academy, Dr. Baxters omfattende onlinekursus, som hjælper dig til med selvsikkerhed at kunne identificere og behandle tunge- og læbebånd, kan findes på: www.TongueTiedAcademy.com

På Alabama Tongue-Tie Centers hjemmeside kan du browse igennem vores videobibliotek, downloade alle vores patientformularer og en liste over de materialer, vi bruger i vores klinik. Se mere på: www.TongueTieAL.com/Professionals

Hvis du ønsker at bestille større partier af *Tongue-Tied* (25+) i den engelske version, kan dette gøres via www.TongueTieAL.com/Book

Tongue-Tied er i den engelske version tilgængelig som lydbog på Audible og Amazon.

Andre Udvalgte Ressources for Professionelle

TOTS (Tethered Oral Tissues Specialty) Training Course af Autumn R. Henning, MS, CCC-SLP, COM http://www.chrysalisfeeding.com

IBCLC Master Class: Oral Rehabilitation of the Breastfeeding Dyad Course https://iparentllc.wixsite.com/ibclcmasterclass

Cranial Nerve Dysfunction and Oral Restrictions in the Precrawling Infant: A Multidisciplinary Class for TOTs Professionals af Michelle Emanuel, OTR/L http://www.TummyTimeMethod.com

The Breathe Institute afholder flere fantastiske, evidensbaserede kurser, inklusiv The Breathe Course med Dr. Soroush Zaghi og The Breathe Baby Course med Dr. Chelsea Pinto, hvor der fokuseres på de forskelligartede behandlingsmuligheder for hhv. voksne og babyer. http://www.TheBreatheInstitute.com

GOLD Online Learning har knap 30 kurser omhandler stramt tungebånd med mange forskellige undervisere og forskellige tilgange til emnet. Kurserne er målrettet børnelæger, ammekonsulenter, tandlæger og andre, som beskæftiger sig med stramt tungebånd. https://www.goldlearning.com

Drs. Kaplan og Convissar sammen med Alison Hazelbaker, PhD, IBCLC, og Peter Vitruk, PhD, har forfattet bogen *Color Atlas of Infant Tongue-Tie and Lip-Tie Laser Frenectomy*, som er den første lærebog om, hvordan man bruger laserbehandling ved klip af tungebånd.

https://www.laserfrenectomybook.com

Tongue-Tie Morphogenesis, Impact, Assessment and Treatment af Allison Hazelbaker, PhD, IBCLC, CST, RCST, er en god ressource til at blive klogere på stramt tungebånds indvirkning på primært amning, set i et historisk perspektiv. Den gennemgår også hendes anerkendte undersøgelsesmetode, the HATLFF. http://www.alisonhazelbaker.com/tongue-tie-book/

Tongue-Tie—From Confusion to Clarity af Carmen Fernando, en audiologopæd, er tilgængelig som e-bog og paperback, og gennemgår spise- og udtaleproblemer associeret til stramt tungebånd i et historisk perspektiv samt hvordan man undersøger for det. https://tonguetie.net/the-book/

Dr. Larry Kotlow er en pioner inden for feltet af stramt tungebånd, som har udviklet mange værdifulde, mindre publikationer sammenfattet fra kurser og videnskabelige artikler. Disse kan findes på http://www.kiddsteeth.com. Hans seneste bog, *SOS 4 TOTS,* er en god ressource med fokus på babyer med stramt, oralt væv og de kampe, mødre må tage for at få deres børn behandlet.

Find eller slut dig til det omfattende TOTs Bodywork team www.AnkyloglossiaBodyworkers.com, som indeholder mange forskellige forskningsartikler og information om manuel terapi for forældre. Du kan finde dem, der er tættest på dig, via hjemmesiden.

Dr. Bobby Ghaheris blog og Facebookside bliver opdateret løbende med brugbar information. http://www.drghaheri.com/blog/ og https://www.facebook.com/DrGhaheriMD/

www.Talktools.com tilbyder Oral-Placement Therapy (OPT)-teknikker, træning og værktøjer til deres klienter, terapeuter og forældre. Deres terapeutiske teknikker tilføjer en taktil komponent til spisning og taleterapi, hvilket gør klienterne i stand til at "føle" de bevægelser, som er nødvendige for at udvikle tydelig udtale.

Danske kurser om OMFT, mundmotoriske dysfunktioner og stramt tungebånd udbydes blandt andet via www.omftakademiet.dk, som drives af de to OMFT- og ergoterapeuter, Hanne Bundgaard (www.ergofordig.dk) og Mie Søndergaard (www.funktionelterapi.dk)

Professionelle Organisationer med Relation til Stramt Tungebånd

IATP (International Affiliation of Tongue-Tie Professionals) https://tonguetieprofessionals.org/

ICAP (International Consortium of Oral Ankylofrenula Professionals) http://www.icapprofessionals.com/

ALSC (American Laser Study Club)
http://www.americanlaserstudyclub.org

Ressourcer til Myofunktionel Terapi

The International Association of Orofacial Myology (IAOM)
http://iaom.com

The Academy of Myofunctional Therapy (AOMT)
https://aomtinfo.org

The Applied Academy of Myofunctional Sciences (AAMS)
https://aamsinfo.org/

The Coulson Institute https://coulsoninstitute.com/

The Graduate School of Behavioral Health Sciences
https://www.bp.edu/

Ressourcer for Forældre

Dr. Baxters hjemmeside www.TongueTieAL.com og blog serverer den nyeste viden for forældre og fagfolk, som gerne vil vide mere om stramt tungebånd. www.TongueTieAL.com/Blog

Dr. Bobby Ghaheris blog and Facebookside er gode ressourcer til mere viden. www.drghaheri.com/blog/ og www.facebook.com/DrGhaheriMD/

Charlotte Johannsen, som har oversat denne bog, står bag den danske hjemmeside www.stramttungebaand.dk. Her kan du finde artikler, der forklarer, hvad stramt tungebånd er, og hvad du kan gøre for at finde frem til den rette behandling. Hun har også en tilhørende facebookgruppe - TungebåndsKlubben - og en instagram: @stramttungebaand.

Hos Foreningen for Mundmotoriske Problemer (FOMP) kan du få hjælp og støtte fra både fagfolk og forældre, som har erfaring og/eller uddannelse i udfordringerne, som kommer af stramt tungebånd. Se mere info på www.fomp.dk

Dansk facebookgrupper:

TungebåndsKlubben - for forældre, der vil have mere viden om stramt tungebånd: www.facebook.com/groups/tungebaandsklubben

Foreningen for Mundmotoriske Problemers gratis gruppe, hvor du kan få sparring fra fagpersoner, der arbejder med det hver dag: www.facebook.com/groups/fompgratisgruppe

Dansk støttegruppe for stramt tungebånd - her kan du finde erfaringer fra andre forældre, som har gået vejen allerede eller er på den samme vej som du er på lige nu.

Udenlandske facebookgrupper:

Tongue Tie Babies Support Group
Tongue Tie Lip Tie Baby Support Group
Tongue Tie Kids
Tongue Tied Adults Support Group

"Preferred-Provider List"
https://www.tt-lt-support-network.com/

www.AnkyloglossiaBodyworkers.com er en kilde til inspiration, videnskabelige studier og til at finde en kropsbehandler, som beskæftiger sig særligt med at vurdere og behandle babyer for stramt tungebånd.

www.TummyTimeMethod.com er en kilde til undervisning i mavetid for din baby samt støtte.

www.Pathways.org er en kilde til gratis information til forældre og fagfolk om barnets udvikling.

Kildehenvisninger

1. Marasco L. Letter to the editor regarding N. Sethi, et al., benefits of frenulotomy in infants with ankyloglossia, IJPO (2013), http://dx.doi.org/10.1016/j.ijporl.2013.02.005. Int J Pediatr Otorhinolaryngol 2014;78(3):572.

2. Hong SJ, Cha BG, Kim YS, Lee SK, Chi JG. Tongue Growth during Prenatal Development in Korean Fetuses and Embryos. J Pathol Transl Med 2015;49(6):497–510.

3. Pompéia LE, Ilinsky RS, Ortolani CLF, Faltin K Júnior. ANKYLOGLOSSIA AND ITS INFLUENCE ON GROWTH AND DEVELOPMENT OF THE STOMATOGNATHIC SYSTEM. Rev Paul Pediatr 2017;35(2):216–21.

4. Obladen M. Much ado about nothing: two millennia of controversy on tongue-tie. Neonatology 2010;97(2):83–9.

5. Fernando C. Tongue Tie--from Confusion to Clarity: A Guide to the Diagnosis and Treatment of Ankyloglossia. Tandem Publications; 1998.

6. Ip S, Chung M, Raman G, Chew P, Magula N, DeVine D, et al. Breastfeeding and maternal and infant health outcomes in developed countries. Evid Rep Technol Assess 2007;(153):1–186.

7. Stuebe A. The risks of not breastfeeding for mothers and infants. Rev Obstet Gynecol 2009;2(4):222–31.

8. Kramer MS, Kakuma R. Optimal duration of exclusive breastfeeding. Cochrane Database Syst Rev 2012;(8):CD003517.

9. Messner AH, Lalakea ML. Ankyloglossia: controversies in management. Int J Pediatr Otorhinolaryngol 2000;54(2-3):123–31.

10. Buryk M, Bloom D, Shope T. Efficacy of neonatal release of ankyloglossia: a randomized trial. Pediatrics 2011;128(2):280–8.

11. Berry J, Griffiths M, Westcott C. A double-blind, randomized, controlled trial of tongue-tie division and its immediate effect on breastfeeding. Breastfeed Med 2012;7(3):189–93.

12. Geddes DT, Langton DB, Gollow I, Jacobs LA, Hartmann PE, Simmer K. Frenulotomy for breastfeeding infants with ankyloglossia: effect on milk removal and sucking mechanism as imaged by ultrasound. Pediatrics 2008;122(1):e188–94.

13. O'Callahan C, Macary S, Clemente S. The effects of office-based frenotomy for anterior and posterior ankyloglossia on breastfeeding. Int J Pediatr Otorhinolaryngol 2013;77(5):827–32.

14. Ghaheri BA, Cole M, Fausel SC, Chuop M, Mace JC. Breastfeeding improvement following tongue-tie and lip-tie release: A prospective cohort study. Laryngoscope 2017;127(5):1217–23.

15. Ghaheri BA, Cole M, Mace JC. Revision Lingual Frenotomy Improves Patient-Reported Breastfeeding Outcomes: A Prospective Cohort Study. J Hum Lact 2018;890334418775624.

16. Hogan M, Westcott C, Griffiths M. Randomized, controlled trial of division of tongue-tie in infants with feeding problems. J Paediatr Child Health [Internet] 2005;Available from: http://onlinelibrary.wiley.com/doi/10.1111/j.1440-1754.2005.00604.x/full

17. Kotlow LA. Oral diagnosis of abnormal frenum attachments in neonates and infants: evaluation and treatment of the maxillary and lingual frenum using the Erbium: YAG laser. J Pediatric Dent Care 2004;10(3):11–4.

18. Kotlow L. Diagnosis and treatment of ankyloglossia and tied maxillary fraenum in infants using Er:YAG and 1064 diode lasers. Eur Arch Paediatr Dent 2011;12(2):106–12.

19. Kotlow LA. Ankyloglossia (tongue-tie): a diagnostic and treatment quandary. Quintessence Int 1999;30(4):259–62.

20. Emond A, Ingram J, Johnson D, Blair P, Whitelaw A, Copeland M, et al. Randomised controlled trial of early frenotomy in breastfed infants with mild-moderate tongue-tie. Arch Dis Child Fetal Neonatal Ed 2014;99(3):F189–95.

21. Smith GCS, Pell JP. Parachute use to prevent death and major trauma related to gravitational challenge: systematic review of randomised controlled trials. BMJ 2003;327(7429):1459–61.

22. Osband YB, Altman RL, Patrick PA, Edwards KS. Breastfeeding education and support services offered to pediatric residents in the US. Acad Pediatr 2011;11(1):75–9.

23. Siegel SA. Aerophagia Induced Reflux in Breastfeeding Infants With Ankyloglossia and Shortened Maxillary Labial Frenula (Tongue and Lip Tie). International Journal of Clinical Pediatrics 2016;5(1):6–8.

24. Coryllos E, Genna CW, Salloum AC, Others. Congenital tongue-tie and its impact on breastfeeding. Breastfeeding: Best for Mother and Baby 2004;1–6.

25. de Castro Martinelli RL, Marchesan IQ, Gusmão RJ, de Castro Rodrigues A, Berretin-Felix G. Histological characteristics of altered human lingual frenulum. International Journal of Pediatrics and Child Health 2014;2:5–9.

26. Pransky SM, Lago D, Hong P. Breastfeeding difficulties and oral cavity anomalies: The influence of posterior ankyloglossia and upper-lip ties. Int J Pediatr Otorhinolaryngol 2015;79(10):1714–7.

27. Kotlow LA. Diagnosing and understanding the maxillary lip-tie (superior labial, the maxillary labial frenum) as it relates to breastfeeding. J Hum Lact 2013;29(4):458–64.

28. Flinck A, Paludan A, Matsson L, Holm AK, Axelsson I. Oral findings in a group of newborn Swedish children. Int J Paediatr Dent 1994;4(2):67–73.

29. Ghaheri B. Lip-Tie vs. Normal Frenum [Internet]. Bobby Ghaheri MD Facebook Blog Post2017 [cited 2018 May 29];Available from: https://www.facebook.com/DrGhaheriMD/photos/a.451553228339392.1073741829.329432813884768/807144299446948/?type=3

30. Santa Maria C, Aby J, Truong MT, Thakur Y, Rea S, Messner A. The Superior Labial Frenulum in Newborns: What Is Normal? Glob Pediatr Health 2017;4:2333794X17718896.

31. Centers for Disease Control and Prevention. Breastfeeding Report Card, 2016. CDC; 2016.

32. Section on Breastfeeding. Breastfeeding and the use of human milk. Pediatrics 2012;129(3):e827–41.

33. Odom EC, Li R, Scanlon KS, Perrine CG, Grummer-Strawn L. Reasons for earlier than desired cessation of breastfeeding. Pediatrics 2013;131(3):e726–32.

34. Hazelbaker AK. The assessment tool for lingual frenulum function (ATLFF): Use in a lactation consultant private practice. 1993;

35. Srinivasan A, Dobrich C, Mitnick H, Feldman P. Ankyloglossia in breastfeeding infants: the effect of frenotomy on maternal nipple pain and latch. Breastfeed Med 2006;1(4):216–24.

36. Martinelli RL de C, Marchesan IQ, Berretin-Felix G. Lingual frenulum protocol with scores for infants. Int J Orofacial Myology 2012;38:104–12.

37. Lopes de Castro Martinelli R, Queiroz Marchesan I, Berretin-Felix G. Protocolo de avaliação do frênulo lingual para bebês: relação entre aspectos anatômicos e funcionais. Revista CEFAC [Internet] 2013;15(3). Available from: http://www.redalyc.org/html/1693/169327929012/

38. Martinelli RL de C, Marchesan IQ, Lauris JR, Honório HM, Gusmão RJ, Berretin-Felix G. Validade e confiabilidade da triagem: "teste da linguinha." Rev CEFAC 2016;18(6):1323–31.

39. FDA. FDA review results in new warnings about using general anesthetics and sedation drugs in young children and pregnant women [Internet]. FDA Drug Safety Communications2016 [cited 2018 May 29];Available from: https://www.fda.gov/downloads/Drugs/DrugSafety/UCM533197.pdf

40. Reddy SV. Effect of general anesthetics on the developing brain. J Anaesthesiol Clin Pharmacol [Internet] 2012;Available from: https://www.ncbi.nlm.nih.gov/pmc/articles/PMC3275974/

41. Rhoades DR, McFarland KF, Finch WH, Johnson AO. Speaking and interruptions during primary care office visits. Fam Med 2001;33(7):528–32.

42. Romanos GE, Belikov AV, Skrypnik AV, Feldchtein FI, Smirnov MZ, Altshuler GB. Uncovering dental implants using a new thermo-optically powered (TOP) technology with tissue air-cooling. Lasers Surg Med 2015;47(5):411–20.

43. Georgios E. Romanos D. Diode Laser Soft-Tissue Surgery: Advancements Aimed at Consistent Cutting, Improved Clinical Outcomes. Compend Contin Educ Dent [Internet] 2013 [cited 2018 Jun 18];Available from: https://cced.cdeworld.com/courses/20875-Diode_Laser_Soft-Tissue_Surgery:Advancements_Aimed_at_Consistent_Cutting-Improved_Clinical_Outcomes

44. Shavit I, Peri-Front Y, Rosen-Walther A, Grunau RE, Neuman G, Nachmani O, et al. A Randomized Trial to Evaluate the Effect of Two Topical Anesthetics on Pain Response During Frenotomy in Young Infants. Pain Med 2017;18(2):356–62.

45. Ovental A, Marom R, Botzer E, Batscha N, Dollberg S. Using topical benzocaine before lingual frenotomy did not reduce crying and should be discouraged. Acta Paediatr 2014;103(7):780–2.

46. Shah PS, Herbozo C, Aliwalas LL, Shah VS. Breastfeeding or breast milk for procedural pain in neonates. Cochrane Database Syst Rev 2012;12:CD004950.

47. Simonse E, Mulder PGH, van Beek RHT. Analgesic effect of breast milk versus sucrose for analgesia during heel lance in late preterm infants. Pediatrics 2012;129(4):657–63.

48. So T-Y, Farrington E. Topical benzocaine-induced methemoglobinemia in the pediatric population. J Pediatr Health Care 2008;22(6):335–9; quiz 340–1.

49. Haytac MC, Ozcelik O. Evaluation of patient perceptions after frenectomy operations: a comparison of carbon dioxide laser and scalpel techniques. J Periodontol 2006;77(11):1815–9.

50. Woolridge MW. The "anatomy" of infant sucking. Midwifery 1986;2(4):164–71.

51. Elad D, Kozlovsky P, Blum O, Laine AF, Po MJ, Botzer E, et al. Biomechanics of milk extraction during breast-feeding. Proc Natl Acad Sci U S A 2014;111(14):5230–5.

52. Chu MW, Bloom DC. Posterior ankyloglossia: a case report. Int J Pediatr Otorhinolaryngol 2009;73(6):881–3.

53. Kotlow LA. The influence of the maxillary frenum on the development and pattern of dental caries on anterior teeth in breastfeeding infants: prevention, diagnosis, and treatment. J Hum Lact 2010;26(3):304–8.

54. Hearnsberger D. Eat-Drink-Be Nourished: Development and Disorder in Pediatric Feeding [Internet]. Available from: https://www.eatdrinkbenourished.com/

55. Hazelbaker A. Lactation Education Resources - Alison Hazelbaker: Online Video Conference [Internet]. [cited 2018 Jun 29];Available from: https://www.lactationtraining.com/our-courses/online-conferences/alison-hazelbaker-conference

56. Gatto K. Understanding the Orofacial Complex: The Evolution of Dysfunction. Outskirts Press; 2016.

57. Bahr D. Nobody Ever Told Me (or my Mother) That!: Everything from Bottles and Breathing to Healthy Speech Development. 1 edition. Sensory World; 2010.

58. Potock M. Personal Communication. 2018.

59. Henning A. Tethered Oral Tissues Specialty Training. 2017.

60. Silva MC, Costa MLVCM da, Nemr K, Marchesan IQ. Lingual frenulum alteration and chewing interference. Rev CEFAC 2009;11:363–9.

61. Baxter R, Hughes L. Speech and Feeding Improvements in Children After Posterior Tongue-Tie Release: A Case Series. International Journal of Clinical Pediatrics [Internet] 2018 [cited 2018 Jun 28];0(0). Available from: http://www.theijcp.org/index.php/ijcp/article/view/295/254

62. articulation | Definition of articulation in English by Oxford Dictionaries [Internet]. Oxford Dictionaries | English [cited 2018 Jun 29];Available from: https://en.oxforddictionaries.com/definition/articulation

63. Definition of Articulation [Internet]. Merriam-Webster Dictionary [cited 2018 Jun 29];Available from: https://www.merriam-webster.com/dictionary/articulation

64. Yoon AJ, Zaghi S, Ha S, Law CS, Guilleminault C, Liu SY. Ankyloglossia as a risk factor for maxillary hypoplasia and soft palate elongation: A functional - morphological study. Orthod Craniofac Res 2017;20(4):237–44.

65. Messner AH, Lalakea ML. The effect of ankyloglossia on speech in children. Otolaryngol Head Neck Surg 2002;127(6):539–45.

66. Ito Y, Shimizu T, Nakamura T. Effectiveness of tongue-tie division for speech disorder in children. Pediatrics [Internet] 2015;Available from: http://onlinelibrary.wiley.com/doi/10.1111/ped.12474/full

67. Walls A, Pierce M, Wang H, Steehler A, Steehler M, Harley EH Jr. Parental perception of speech and tongue mobility in three-year olds after neonatal frenotomy. Int J Pediatr Otorhinolaryngol 2014;78(1):128–31.

68. Dollberg S, Manor Y, Makai E, Botzer E. Evaluation of speech intelligibility in children with tongue-tie. Acta Pædiatrica [Internet] 2011;Available from: http://onlinelibrary.wiley.com/doi/10.1111/j.1651-2227.2011.02265.x/full

69. Webb AN, Hao W, Hong P. The effect of tongue-tie division on breastfeeding and speech articulation: a systematic review. Int J Pediatr Otorhinolaryngol 2013;77(5):635–46.

70. Chinnadurai S, Francis DO, Epstein RA, Morad A, Kohanim S, McPheeters M. Treatment of ankyloglossia for reasons other than breastfeeding: a systematic review. Pediatrics 2015;135(6):e1467–74.

71. Lalakea ML, Messner AH. Ankyloglossia: the adolescent and adult perspective. Otolaryngol Head Neck Surg 2003;128(5):746–52.

72. Lalakea ML, Messner AH. Ankyloglossia: does it matter? Pediatr Clin North Am 2003;50(2):381–97.

73. Mattar SEM, Anselmo-Lima WT, Valera FCP, Matsumoto MAN. Skeletal and occlusal characteristics in mouth-breathing pre-school children. J Clin Pediatr Dent 2004;28(4):315–8.

74. Harari D, Redlich M, Miri S, Hamud T, Gross M. The effect of mouth breathing versus nasal breathing on dentofacial and craniofacial development in orthodontic patients. Laryngoscope 2010;120(10):2089–93.

75. Yoon A, Zaghi S, Weitzman R, Ha S, Law CS, Guilleminault C, et al. Toward a functional definition of ankyloglossia: validating current grading scales for lingual frenulum length and tongue mobility in 1052 subjects. Sleep Breath 2017;21(3):767–75.

76. Palmer B. The Importance of Breastfeeding As It Relates to Total Health [Internet]. Brian Palmer, DDS For Better Health 2002 [cited 2018 May 29];Available from: http://www.brianpalmerdds.com/pdf/section_A.pdf

77. Lin S. Dental Diet: The Surprising Link Between Your Teeth, Real Food, and Life-Changing Natural Health The. Hay House, Incorporated; 2019.

78. Moss ML, Salentijn L. The primary role of functional matrices in facial growth. Am J Orthod 1969;55(6):566–77.

79. Trabalon M, Schaal B. It takes a mouth to eat and a nose to breathe: abnormal oral respiration affects neonates' oral competence and systemic adaptation. Int J Pediatr 2012;2012:207605.

80. Eltzschig HK, Carmeliet P. Hypoxia and inflammation. N Engl J Med 2011;364(7):656–65.

81. Izuhara Y, Matsumoto H, Nagasaki T, Kanemitsu Y, Murase K, Ito I, et al. Mouth breathing, another risk factor for asthma: the Nagahama Study. Allergy 2016;71(7):1031–6.

82. Yamaguchi H, Tada S, Nakanishi Y, Kawaminami S, Shin T, Tabata R, et al. Association between Mouth Breathing and Atopic Dermatitis in Japanese Children 2-6 years Old: A Population-Based Cross-Sectional Study. PLoS One 2015;10(4):e0125916.

83. Hang WM, Gelb M. Airway Centric® TMJ philosophy/Airway Centric® orthodontics ushers in the post-retraction world of orthodontics. Cranio 2017;35(2):68–78.

84. Huang YS, Quo S, Berkowski JA, Guilleminault C. Short lingual frenulum and obstructive sleep apnea in children. Int J Pediatr Res [Internet] 2015;1(003). Available from: http://orofacialintegrity.com/wp-content/uploads/2015/05/short-ling-frenum-and-sleep-apnea.pdf

85. Palmer B. Otitis Media: An Anatomical Perspective [Internet]. Brian Palmer, DDS For Better Health 2001 [cited 2018 May 29];Available from: http://www.brianpalmerdds.com/pdf/Otitis_media.pdf

86. Sexton S, Natale R. Risks and benefits of pacifiers. Am Fam Physician 2009;79(8):681–5.

87. CDC - Data and Statistics - Sleep and Sleep Disorders [Internet]. 2017 [cited 2018 Jun 26];Available from: https://www.cdc.gov/sleep/data_statistics.html

88. Kostrzewa-Janicka J, Jurkowski P, Zycinska K, Przybyłowska D, Mierzwińska-Nastalska E. Sleep-Related Breathing Disorders and Bruxism. Adv Exp Med Biol 2015;873:9–14.

89. Jokubauskas L, Baltrušaitytė A. Relationship between obstructive sleep apnoea syndrome and sleep bruxism: a systematic review. J Oral Rehabil 2017;44(2):144–53.

90. Chervin RD, Dillon JE, Bassetti C, Ganoczy DA, Pituch KJ. Symptoms of sleep disorders, inattention, and hyperactivity in children. Sleep 1997;20(12):1185–92.

91. Wu J, Gu M, Chen S, Chen W, Ni K, Xu H, et al. Factors related to pediatric obstructive sleep apnea-hypopnea syndrome in children with attention deficit hyperactivity disorder in different age groups. Medicine 2017;96(42):e8281.

92. Philby MF, Macey PM, Ma RA, Kumar R, Gozal D, Kheirandish-Gozal L. Reduced Regional Grey Matter Volumes in Pediatric Obstructive Sleep Apnea. Sci Rep 2017;7:44566.

93 Macey PM, Kheirandish-Gozal L, Prasad JP, Ma RA, Kumar R, Philby MF, et al. Altered Regional Brain Cortical Thickness in Pediatric Obstructive Sleep Apnea. Front Neurol 2018;9:4.

94. McNamara JA Jr, Lione R, Franchi L, Angelieri F, Cevidanes LHS, Darendeliler MA, et al. The role of rapid maxillary expansion in the promotion of oral and general health. Prog Orthod 2015;16:33.

95. Guilleminault C, Monteyrol P-J, Huynh NT, Pirelli P, Quo S, Li K. Adeno-tonsillectomy and rapid maxillary distraction in pre-pubertal children, a pilot study. Sleep Breath 2011;15(2):173–7.

96. Lehmann KJ, Nelson R, MacLellan D, Anderson P, Romao RLP. The role of adenotonsillectomy in the treatment of primary nocturnal enuresis in children: A systematic review. J Pediatr Urol 2018;14(1):53.e1–53.e8.

97. Oral health in America: a report of the Surgeon General. J Calif Dent Assoc 2000;28(9):685–95.

98. Bishara SE. Management of diastemas in orthodontics. Am J Orthod 1972;61(1):55–63.

99. Khoury MJ, Cordero JF, Mulinare J, Opitz JM. Selected Midline Defect Associations: A Population Study. Pediatrics 1989;84(2):266–72.

100. Hirsch S, Sanchez H, Albala C, de la Maza MP, Barrera G, Leiva L, et al. Colon cancer in Chile before and after the start of the flour fortification program with folic acid. Eur J Gastroenterol Hepatol 2009;21(4):436–9.

101. Troen AM, Mitchell B, Sorensen B, Wener MH, Johnston A, Wood B, et al. Unmetabolized folic acid in plasma is associated with reduced natural killer cell cytotoxicity among postmenopausal women. J Nutr 2006;136(1):189–94.

102. Mills JL. Fortification of Foods with Folic Acid — How Much is Enough? N Engl J Med 2000;342(19):1442–5.

103. Brandalize APC, Bandinelli E, dos Santos PA, Roisenberg I, Schüler-Faccini L. Evaluation of C677T and A1298C polymorphisms of the MTHFR gene as maternal risk factors for Down syndrome and congenital heart defects. Am J Med Genet A 2009;149A(10):2080–7.

104. Imbard A, Benoist J-F, Blom HJ. Neural tube defects, folic acid and methylation. Int J Environ Res Public Health 2013;10(9):4352–89.

105. CDC. Data and Statistics | Autism Spectrum Disorder (ASD) | NCBDDD | CDC [Internet]. Centers for Disease Control and Prevention 2018 [cited 2018 Jun 25];Available from: https://www.cdc.gov/ncbddd/autism/data.html

106. Rogers AP. Exercises for the development of the muscles of the face, with a view to increasing their functional activity. Dental Cosmos LX 1918;59(857):e76.

107. Bonuck K, Freeman K, Chervin RD, Xu L. Sleep-disordered breathing in a population-based cohort: behavioral outcomes at 4 and 7 years. Pediatrics 2012;129(4):e857–65.

108. Camacho M, Certal V, Abdullatif J, Zaghi S, Ruoff CM, Capasso R, et al. Myofunctional Therapy to Treat Obstructive Sleep Apnea: A Systematic Review and Meta-analysis. Sleep 2015;38(5):669–75.

109. Mindell JA, Owens JA. A Clinical Guide to Pediatric Sleep: Diagnosis and Management of Sleep Problems. Lippincott Williams & Wilkins; 2015.

110. Proffit WR, Fields HW Jr, Sarver DM. Contemporary Orthodontics. Elsevier Health Sciences; 2006.

111. Chiropractic care for children: Controversies and issues. Paediatr Child Health 2002;7(2):85–104.

112. Lee AC, Li DH, Kemper KJ. Chiropractic care for children. Arch Pediatr Adolesc Med 2000;154(4):401–7.

113. Fry LM. Chiropractic and breastfeeding dysfunction: A literature review. Journal of Clinical Chiropractic Pediatrics 2014;14(2):1151–5.

114. Page P. Cervicogenic headaches: an evidence-led approach to clinical management. Int J Sports Phys Ther 2011;6(3):254–66.

115. Mawji A, Vollman AR, Hatfield J, McNeil DA, Sauvé R. The incidence of positional plagiocephaly: a cohort study. Pediatrics 2013;132(2):298–304.

116. Pérez-Machado JL, Rodríguez-Fuentes G. [Relationship between the prone position and achieving head control at 3 months]. An Pediatr 2013;79(4):241–7.

117. Senju A, Shimono M, Tsuji M, Suga R, Shibata E, Fujino Y, et al. Inability of infants to push up in the prone position and subsequent development. Pediatr Int [Internet] 2018;Available from: http://dx.doi.org/10.1111/ped.13632

118. Mukai S, Mukai C, Asaoka K. Congenital ankyloglossia with deviation of the epiglottis and larynx: symptoms and respiratory function in adults. Ann Otol Rhinol Laryngol 1993;102(8 Pt 1):620–4.

Appendix

Dette er de formularer, vi benytter ved diagnosticering, undersøgelse, instruktioner forud for indgrebet og ved opfølgende konsultationer for at hjælpe dem, der behandler disse babyer og børn.

Spørgeskema for Spædbørn

(Tilpasset fra skema af Dr. Larry Kotlow (DDS))

Patient's Name ____________________Birth date __________ Today's Date ____________

Medical problems: _____ Heart disease _______ Bleeding disorders _______ Other____________

____Male ____Female Birth Weight _______ Present Weight _______ Birth Hospital__________

____Vaginal birth _____C-Section Birth Any birth complications? ____________________

Are you presently breastfeeding ___Yes ___No If no, how long since you stopped breastfeeding ________

Medical History:

1. Infants are usually given vitamin K at birth. Did your child receive the vitamin K shot? ___yes ____no
2. Was your infant premature? ___ Yes ___ No If yes, how many weeks? ________
3. Does your infant have any heart disease ___ Yes ___ No
4. Has your infant had any surgery? ___ Yes ___ No

5. Has your infant experienced any of the following? Please check / circle / elaborate as needed.

___ Shallow latch at breast or bottle
___ Falls asleep while eating
___Slides or pops on and off the nipple
___ Colic symptoms / Cries a lot
___ Reflux symptoms
___ Clicking or smacking noises when eating
___ Spits up often? Amount / Frequency_________
___ Gagging, choking, coughing when eating
___ Gassy (toots a lot) / Fussy often
___ Poor weight gain
___ Hiccups often
___ Lip curls under when nursing or taking bottle

___Gumming or chewing your nipple when nursing
___Pacifier falls out easily, doesn't like, won't stay in
___ Milk dribbles out of mouth when nursing/bottle
___ Short sleeping requiring feedings every 1-2hrs
___Snoring, noisy breathing or mouth breathing
___Feels like a full time job just to feed baby
___ Nose congested often
___ Baby is frustrated at the breast or bottle
How long does baby take to eat? _________
How often does baby eat? _____________

6. Is your infant taking any medications? ___ Reflux ___Thrush Name of medication: __________

7. Has your infant had a prior surgery to correct the tongue or lip tie? If yes, when, where, and by whom?

____

7. Do you have any of the following signs or symptoms? Please check / circle / elaborate as needed.

___ Creased, flattened or blanched nipples
___ Lipstick shaped nipples
___ Blistered or cut nipples
___ Bleeding nipples
Pain on a scale of 1-10 when first latching _____
Pain (1-10) during nursing: _____

___ Poor or incomplete breast drainage
___ Infected nipples or breasts
___Plugged ducts / engorgement / mastitis
___Nipple thrush
___ Using a nipple shield
___Baby prefers one side over other ___ (R/L)

Pediatrician ____________________________Phone number: ______________

Lactation Consultant _______________________Phone number:______________

Who referred you to us? _______________

Doctor's Signature __________________

ALABAMA TONGUE-TIE CENTER

Undersøgelsesskema for Spædbørn
(Tilpasset fra skema af Dr. Marty Kaplan (DDS))

Alabama Tongue-Tie Center Infant Assessment

Patient name : ______________________________ Date: ____________

(To Be Completed by Doctor)

Lip-Tie : 1 2 3 4
Presentation: Thin / Thick Fibrous /Fleshy Corded / Triangular

Lip evaluation:

- Callus or blisters present on upper lip? Y / N Blisters on all lips? Y / N
- Upper lip curls up and out (flanges)? Y / N
- Upper lip stretches and rolls to the tip of the nose? Y / N
- Gums blanch when raising lip? Y / N
- Muscle tone: tight / flexible

Buccal Ties: None Speed bump in cheek R / L Limiting movement R / L

Tongue evaluation:
Classification of Tongue-Tie: 1- submucosal 2- sl. visible 3-almost to tip 4- to the tip
Anterior Tongue-Tie

- *Frenum Width*: None - slight- <1mm - moderate 2-5mm - severe > 5mm
    1. Barrier to finger sweep: small speed bump / moderate bump / fence
    2. Blanches gum when tongue retracts Y / N
    3. Sore or blister on tip of tongue Y / N
- Shape of Tongue: Notched / forked / cupped / heart-shaped / folds down / square / blades / rounded / blunted

Posterior Tongue-Tie:

Finger Sweep - speed bump, moderate bump, fence, tenting, Eiffel tower, cord
Appearance

1. None
2. Short < 5mm. / Medium 5-10 mm. /long > 10 mm.
3. Lingual fiber: Thin/ Thick
4. Fiber Inserts: anterior 1/3, middle 1/3 , posterior 1/3
5. Deep /Hidden (seen with retraction / *Submucosal*)

- Finger suction: None - weak - strong -// clamp or bite - disorganized
- Retains pacifier? Y / N
- Tongue cycle: continuous progressive wave - short burst with prolonged rest - humping push - pistons in and out – tremors - disorganized
- Tongue : posterior elevation - anterior point - sides curl – blades - cups
- Palate: Flat - Normal - High Arched - Bubble Palate
- Cleft : soft tissue/ boney

Efter-Indgreb-Instruktioner for Spædbørn

(Tilpasset fra skema af Dr. Greg Notestine (DDS))

POST-OP INSTRUCTIONS FOR INFANT TONGUE-TIE RELEASE

Your goal is to have the frenum heal and re-form as far back as possible. You should do the stretches with the baby laying down on a bed or couch facing away from you like during the exam. There is a video on our website at www.TongueTieAL.com. Please follow-up within 7-10 days. **Begin doing the stretches the DAY AFTER the procedure.** Gloves (preferred) or clean hands with nails trimmed should be used for stretches.

1. If the lip was revised also, first put your fingers all the way in the fold of the lip and pull the lip up and out as high as possible, so you can see the white diamond and cover the nostrils. It may bleed slightly the first day or two, this is not a concern.
2. With one or two fingers, lift the tongue up and back just above the white diamond to put tension on the wound and hold for 10 seconds. It may bleed slightly the first day or two, this is not a concern.
3. The main issue is to open the "diamond" all the way up on the lip and especially the tongue. If you notice it is becoming tight, then stretch a little more to open it back up.
4. Repeat this ideally 6 times a day (4 minimum) (change up the time during the day).
5. Repeat this for 3 weeks.
6. At other times, play in your child's mouth a few times a day with clean fingers to avoid causing an oral aversion. Tickle the lips, the gums, or allow your child to suck your finger.
7. Tummy-Time as much as possible. Visit www.TummyTimeMethod.com for helpful tips.
8. The released area will form a wet scab after the first day. It will appear white and soft. It may change color to yellow or even green. This is not infection, but is just a scab in the mouth. The white / yellow area will get smaller each day lengthwise, but HEALING IS STILL HAPPENING! So even though the white scab will heal you must continue stretching or the new frenum will not be as long as possible and the surgery may need to be repeated. If you have any concerns, please contact our office.

Follow up with a lactation consultant is critical if nursing. Bottle-feeding babies will benefit from visiting a feeding therapist. A bodyworker (chiropractor, CST, etc.) is also very helpful. You should expect one better feed a day (two better feeds the second day, etc.). Sometimes there's an immediate difference in feeding, and sometimes it takes a few days. Skin to skin, warm baths, and soothing music can be very beneficial to calm the baby.

For pain make sure to give CHILDREN'S TYLENOL (160mg / 5mL) starting WHEN YOU GET HOME and for the next 2-3 days every 4-6 hours. For babies who weigh 6-8lbs give 40mg or 1.25mL, 9-11lb give 2mL. Babies 12-14lb can have 80mg or 2.5mL, 15-17lb give 3mL. If your child is 6mo old and 12-17lbs, you can give Infant's Motrin (ibuprofen) at 1.25mL (50mg). If your baby is refusing to nurse or seems to be in pain, please make sure the Tylenol dose is correct.

Your child's lip will swell up slightly that evening or the next day. It is normal and will go down after a day or two. The area will be sore for a few days, at one week look much better, and at two weeks look much better and almost normal.

If you have any questions, please call us at 205-419-4333, or Dr. Baxter's cell at ########.

Spørgeskema ved Stramt Tungebånd hos Børn

Patient's Name ______________________ Birthday __________ Age____ Today's Date __________

Medical issues: ______________________ Medications taking: ______________________

Allergies: ______________________ Previous clip or release of tongue? ______________(date)

1. Has your child experienced any of the following issues? Please check or elaborate as needed.

Speech
__ Frustration with communication
__ Difficult to understand by parents
__ Difficult to understand by outsiders
__ % Percent of time you understand your child
__ Difficulty speaking fast
__Difficulty getting words out (groping for words)
__ Trouble with sounds (which?)______________
__ Speech delay (when?)______________
__ Stuttering
__ Speech harder to understand in long sentences
__ Speech therapy (how long)______________
__ Mumbling or speaking softly
__"Baby Talk"

Feeding
__ Frustration when eating
__ Difficulty transitioning to solid foods
__ Slow eater (doesn't finish meals)
__ Grazes on food throughout the day
__ Packing food in cheeks like a chipmunk
__ Picky with textures (which?)______________
__ Choking or gagging on food
__ Spits out food
__ Other:

Nursing or Bottle-Feeding Issues as a Baby
__ Painful nursing or shallow latch
__ Poor weight gain
__ Reflux or spitting up
__ Unable to hold pacifier
__ Milk dribbling out of mouth
__ Poor Supply
__ Nipple shield required for nursing
__ Clicking or smacking noise when eating
__ Other:

Sleep issues
__ Sleeps in strange positions
__ Kicks and flails around at night
__ Wakes easily or often
__ Wets the bed
__ Wakes up tired and not refreshed
__ Grinds teeth while sleeping
__ Sleeps with mouth open
__ Snores while sleeping (how often)__________
__ Gasps for air or stops breathing (sleep apnea)

Other related issues
__ Neck or shoulder pain or tension
__ TMJ Pain, clicking, or popping
__ Headaches or migraines
__ Strong gag reflex
__ Mouth open /mouth breathing during the day
__ Tonsils or adenoids removed previously
__ Ear tubes previously
__ Reflux (medicated or not)
__ ADHD / ADD
__ Constipation

Anything else we need to know:

Pediatrician ______________________

Speech Therapist ______________________

Who referred you to us? ______________________

Doctor's Signature ______________________

ALABAMA TONGUE-TIE CENTER

Efter-Ingreb-Instruktioner for Børn

(Tilpasset fra info af Dr. Greg Notestine (DDS))

POST-OP INSTRUCTIONS FOR FRENECTOMY

Lingual Frenectomy (tongue-tie):

Your goal is to have the frenum heal and re-form as far back as possible.

1. With a clean or gloved finger, lift the tongue at the top of the diamond in the middle of the tongue. Your goal is to see the whole diamond open up and lengthen. It may bleed slightly when it is stretched or re-opened. This is not a concern. Begin doing this the morning after treatment. Try to make a game of it if possible and keep it playful.
2. Repeat this 3 times a day, at various times during the day for 3 weeks.
3. Encourage the child to move the tongue as much as possible by sticking it out and holding for 10 sec, out to the left, right, open wide and lift up, make clicking noises, and clean off the teeth. Do these exercises as often as possible, but try for 4 times a day.
4. The released area will form a wet scab after the first day. It will appear white or yellow and soft because it is wet. This area is what you will be pressing against. The healing will be happening under the scab, just like a scrape anywhere else on your body. The white area will get smaller each day, but healing is still happening! So even though the white scab will heal you MUST continue the stretching or the new frenum will not be as long as possible and the surgery may need to be repeated.

Labial Frenum (lip-tie):

The goal is for the frenum to heal and re-form as high as possible.

1. Pull the lip up as high as possible, high enough to press against the nose. You want to see the whole white diamond open up. Press gently but firmly against the wound to massage it and keep the diamond open. It may bleed slightly when this is done, but this is not a concern. Try to make a game of it if possible and keep it playful.
2. Repeat 3 times a day, at various times during the day for 3 weeks.
3. The released area will form a wet scab after the first day. It will appear white or yellow and soft because it is wet. This area is what you will be pressing against. The healing will be happening under the scab, just like a scrape anywhere else on your body. The white area will get smaller each day, but healing is still happening! So even though the white scab will heal you MUST continue the stretching or the new frenum will not be as long as possible and the surgery may need to be repeated.

The child can eat whatever foods he or she can tolerate. Pain relief is needed the first few days. Give Motrin (ibuprofen) or Tylenol as directed on the package based on weight. If the lip-tie was released, the child's lip may swell up slightly that evening or the next day. It is normal and will go down after a day or two. The wound will be sore for a few days, at one week look much better, and at two weeks look almost normal. A slight fever is normal the first day. They should eat and sleep normally. If you're concerned it is growing back together, come back for a visit or email a picture. Follow-up with a myofunctional therapist and bodyworker (Chiropractor, CST) is recommended for full rehabilitation.

If you have any questions, please call us at 205-419-4333, or Dr. Baxter's cell at ##########.

Opfølgende Spørgeskema for Børn

Patient's Name ____________________ Date of Birth: __________

Today's Date ____________________ Days Since Procedure : _____

ALABAMA TONGUE-TIE CENTER

Has your child experienced improvement or changes in any of the following issues?

INSTRUCTIONS: Please mark any previous issues that saw improvement.

Speech
- __ Easier to communicate
- __ Easier to understand by parents
- __ Easier to understand by outsiders
- __ Understand more words your child says.
- __ Easier to speak fast
- __ Easier to get words out (not groping for words)
- __ Easier with sounds (which?)__________
- __ New words? __________
- __ Less Stuttering
- __ Speech easier to understand in long sentences
- __ Less mumbling or speaking softly
- __Less "Baby Talk"

Feeding
- __ Less frustration when eating
- __ Easier to eat solid foods
- __ Eating faster
- __ Finishing meals better
- __ Less grazing on food throughout the day
- __ Less packing food in cheeks like a chipmunk
- __ Less picky with textures (which?)__________
- __ Less choking or gagging on food
- __ Less spiting out food
- __ Other:

Sleep issues
- __ Less sleeping in strange positions
- __ Less kicking and moving around at night
- __ Sleeping deeper and waking less
- __ Less wetting the bed
- __ Wakes up less tired and more refreshed
- __ Less grinding teeth while sleeping
- __ Less sleeping with mouth open
- __ Less snoring while sleeping
- __ Less gasping for air or stopping breathing

Other related issues
- __ Less neck or shoulder pain or tension
- __ Less TMJ Pain, clicking, or popping
- __ Less headaches or migraines
- __ Less strong gag reflex
- __ Less mouth open/mouth breathing during the day
- __ Less reflux
- __ Better attention span
- __ Less hyperactivity issues
- __ Less constipation

How much improvement did you see from the release? (circle one):

Speech

Significant improvement / Moderate improvement / Slight Improvement / No Change N/A

Feeding

Significant improvement / Moderate improvement / Slight Improvement / No Change N/A

Sleep

Significant improvement / Moderate improvement / Slight Improvement / No Change N/A

Om Forfatterne

Richard Baxter, DMD, MS

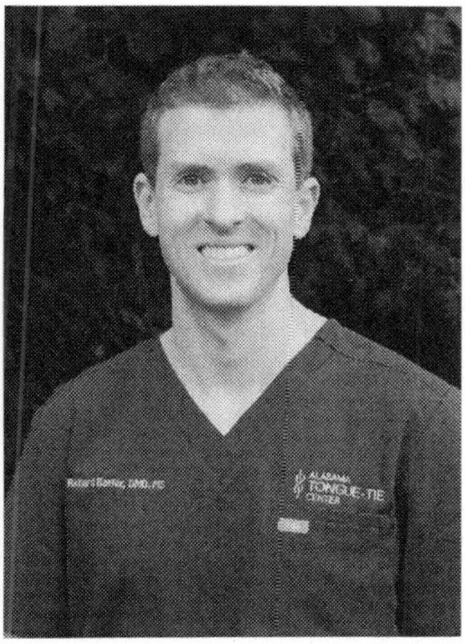

Dr. Richard Baxter er certificeret børnetandlæge og laserkirurg. Han bor i Birmingham i Alabama, USA, sammen med sin kone, Tara, og deres tvillingepiger, Hannah og Noelle. Han er stifter og indehaver af klinikkerne *Shelby Pediatric Dentistry* og *Alabama Tongue-Tie Center*, hvor han bruger en CO_2-laser til at løsne restriktivt, oralt væv, som giver problemer med amning, udtale, søvn og spisning. Han har selv levet med et stramt tungebånd, og begge hans tvillingepiger fik klippet tunge- og læbebånd ved fødslen, så for ham er dette interessefelt meget personligt. I sin fritid nyder han at tilbringe tiden med sin familie, at læse og at lave udendørsaktiviteter. Dr. Baxter deltager også i mange oversøiske missionsture i tandlægeregi, og han arbejder i øjeblikket på adskillige projekter, som omhandler stramt tungebånd, herunder også research og undervisning.

Megan Musso, MA, CCC-SLP

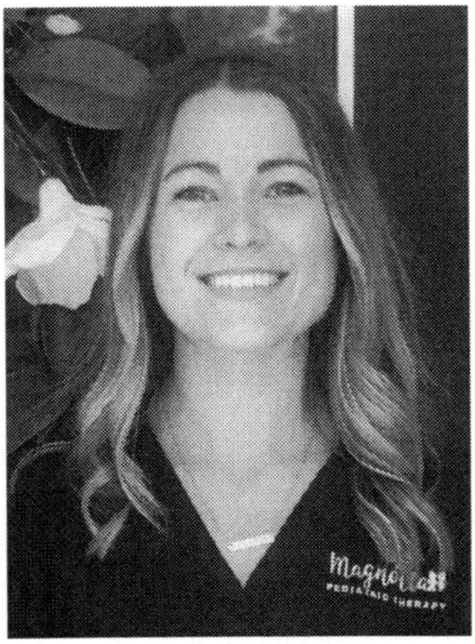

Megan Musso er certificeret talehørepædagog (audiologopæd) samt stifter og ejer af *Magnolia Pediatric Therapy* i Lake Charles, Louisiana, USA. Hun fuldførte sin bachelor- og masteruddannelse ved Louisiana State University og har siden fulgt sin passion for, hvordan spædbørn spiser samt tidlig indgriben. Megans erfaring med at arbejde med børn omfatter at afhjælpe spiseproblemer hos spædbørn og større børn med restriktion af oralt væv, medicinsk skrøbelige babyer, teenagere med særlige behov samt børn i normal udvikling, som har orale aversioner eller er såkaldt "kræsne børn". I sin fritid nyder hun gerne en god kop kaffe, rejser sammen med sin mand og er gymnastiktræner på den lokale skole, Barbe High School.

Lauren Hughes, MS, CCC-SLP

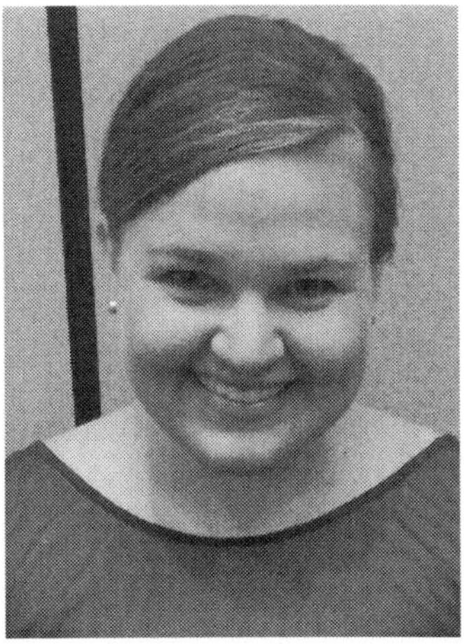

Lauren Hughes er certificeret talehørepædagog (audiologopæd) og ejer af *Expressions Pediatric Therapy* i Birmingham, Alabama, USA. Hun fuldførte sin masteruddannelse ved University of Southern Mississippi og har siden modtaget undervisning for at udvide sin forståelse for spisning, orale færdigheder, udtale og sprogproblemer for at kunne tilbyde den bedste hjælp og service til sine klienter. I sin fritid elsker Lauren at læse, tilbringe tid med sine venner, se en god film og rejse til nye steder.

Lisa Lahey, RN, IBCLC, COMS

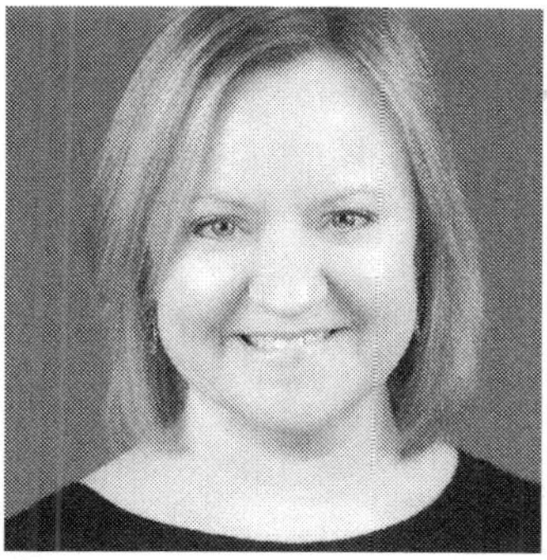

Lisa har arbejdet med sundheden omkring mor og barn som uddannet sygeplejerske og ammekonsulent gennem 22 år, først i hospitalsregi på fødegangen, barselsgangen, neonatalafdelingen og afdelingen for nyfødte. I 19 år har Lisa været internationalt certificeret ammekonsulent (IBCLC) og har haft særlig interesse i restriktivt, oralt væv og myofunktionel terapi, og hun har taget en række efteruddannelser og kurser ud over sin uddannelse som sygeplejerske for at kunne give sine klienter eksperthjælp. Lisa tilbyder nu ammekonsultationer og en helhedsorienteret tilgang til komplekse ammeproblemer i sin private praksis, *Advanced Breastfeeding Care*. Lisa arbejder desuden ved en specialtandlæge i tandregulering (ortodonti), som har klinik i Indianapolis i Indiana, USA, hvor hun udbyder myofunktionelle undersøgelser og terapi til babyer, børn og voksne. Lisa underviser på en IBCLC-masteruddannelse i undersøgelse af restriktioner og genoptræning af orale vaner sammen med sine kollegaer. Hun nyder at tage ud til nationalparker sammen med sin mand og deres fem børn for at trække stikket og nyde naturen.

Paula Fabbie, RDH, BS, COM

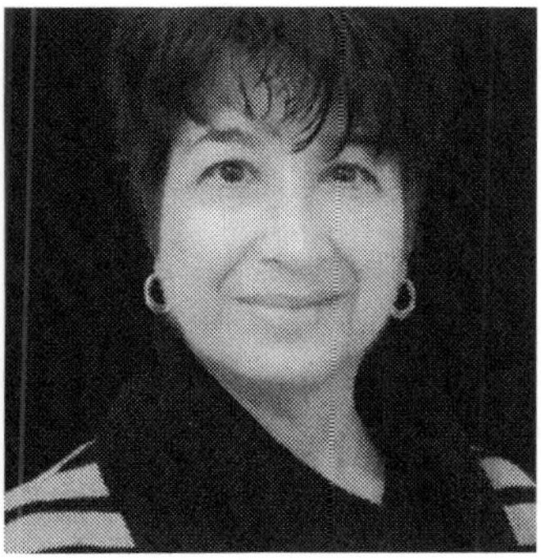

Paula Fabbie er tandklinikassistent, Bachelor of Science og certificeret OMFT-terapeut. Hun tilbyder konsultationer, holder foredrag og skriver artikler om orofaciale, myofunktionelle problemer, og hvordan de påvirker det generelle helbred og søvn. Paula tilbyder et unikt perspektiv på principperne om mundmuskulaturens hvilepositioner, kombineret med evidensbaseret forskning, for at hjælpe sine patienter med at nå deres myofunktionelle mål og en funktionel vejrtrækning. Hun har firmaet *Paula Fabbie, LLC*, hvor hun tilbyder myofunktionelle services.

Marty Lovvorn, DC

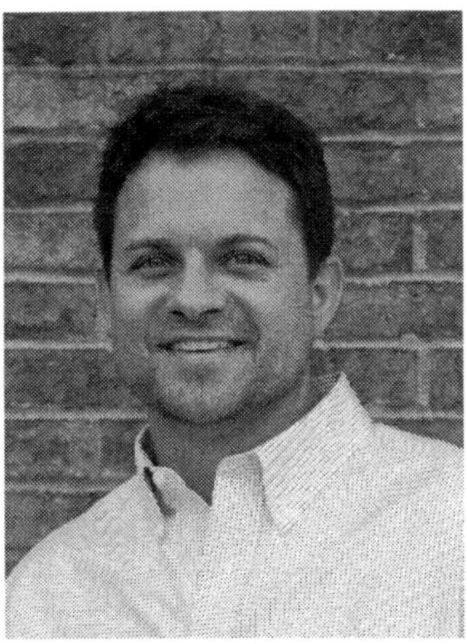

Dr. Marty Lovvorn har stiftet og leder klinikken *Gonstead doctor of Precision Chiropractic of Alabama*. Dr. Lovvorn er uddannet fra Auburn University (B.S.) og Life University (D.C). Han har dedikeret sin tid til at blive specialiseret i den internationalt anerkendte teknik Gonstead Technique, og fokuserer på udviklingen hos børn, på gravide og behandling efter graviditet, atletikskader og voksnes helbred. Han er passioneret omkring at skabe vedvarende indflydelse gennem undervisning og indførelse af principiel, kiropraktisk behandling. Dr. Lovvorn, hans kone og deres to børn bor i Birmingham, Alabama, USA, hvor de nyder rekreative aktiviteter i naturen og at være sammen som familie.

Michelle Emanuel, OTR/L, NBCR, CST, CIMI, RYT200

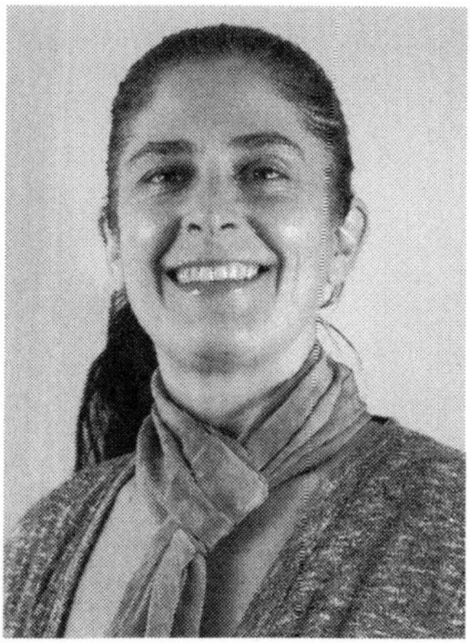

Michelle er ergoterapeut, som arbejder med spædbørn og børn, hun er certificeret reflexologist, kranio-sakral-terapeut og spædbarnsmassør samt registreret yogalærer med speciale i spædbørn, som endnu ikke har lært at kravle. I 17 år arbejdede hun på *Cincinnati Children's Hospital Medical Center*, både på neonatalafdelingen og på dagsafsnittet. I løbet af sin tid her, har Michelle udviklet programmet TummyTime!™ Method (TTM) som en hjælp til forældre og babyer med udfordringerne ved mavetid, så man kommer til at elske det. Desuden underviser, uddanner og vejleder hun fagpersoner i metoden, så de kan bruge TTM i praksis. Gennem de seneste par år har Michelle arbejdet fuld tid i sin private praksis, hvor hun har undersøgt og behandlet babyer med dysfunktion i kranienerverne (CND), stramhed i oralt væv (TOTs) og babyer før kravlealderen, hvor der er en bekymring omkring deres mundmotoriske eller generelle udvikling. Hun rejser meget for at undervise i sit materiale, samarbejder og gæsteunderviser med andre TOTs-professionelle og er med på holdet af undervisere ved *Academy of Orofacial Myofunctional Therapy*. Michelle bor i Cincinnati, USA, sammen med sine tre børn, hendes søn går på college og hendes to døtre går begge i high school.

Charlotte K. Johannsen, Jour.BA, CertBBM, OMFT-terapeut

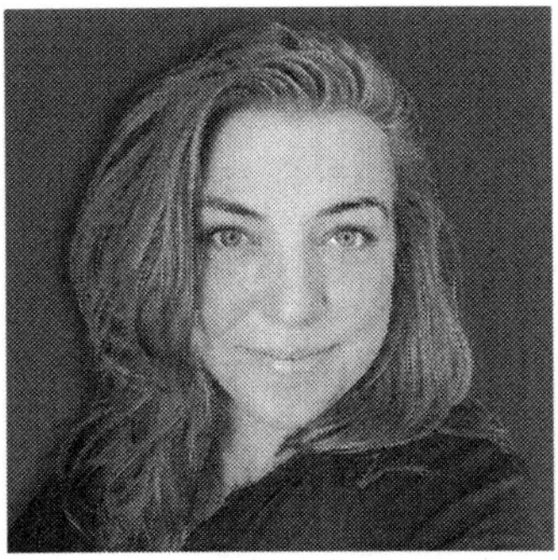

Charlotte er certificeret Buteyko-vejrtrækningsterapeut og OMFT-terapeut. Det er Charlotte, der har oversat denne bog til dansk. Hun har siden 2017 drevet hjemmesiden www.stramttungebaand.dk, hvor hun har delt viden om stramt tungebånd og været i kontakt med mange tusinde forældre, som hun har hjulpet med at blive klædt godt på, så de har kunne tage en informeret beslutning om, hvorvidt de ville få klippet deres børns stramme tungebånd eller ej. Hun har selv fået klippet sit tungebånd som voksen. Charlotte har tidligere arbejdet som journalist på blandt andet DR, forskellige dagblade og magasiner, og hun har studeret engelsk på Københavns Universitet. Hun bor i Herning sammen med sin mand, deres to drenge og et svingende antal katte. Ud over at nørde stramt tungebånd, elsker hun også at læse biografier og at vandre i naturen.

Made in the USA
Middletown, DE
26 January 2022

59766121R00227